Wolfgang G. A. Schmidt

Handbuch der chinesischen Heilkunst

Wolfgang G. A. Schmidt

Handbuch der chinesischen Heilkunst

Von Akupunktur
bis Zungendiagnostik

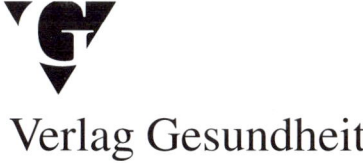

Verlag Gesundheit

Im VERLAG GESUNDHEIT sind weitere Titel
zum Thema Heilkunde erschienen.
Fragen Sie Ihren Buchhändler.
Zum Thema der chinesischen Heilkunst ist im
VERLAG GESUNDHEIT bereits erschienen:
Chinesische Gesundheitslehren aus zwei Jahrtau-
senden – Die Geheimnisse der Meister
zusammengestellt von Zong Wu und Li Mao

Die Deutsche Bibliothek – CIP-Einheitsaufnahme

Schmidt, Wolfgang G. A.:
Handbuch der chinesischen Heilkunst: Von Aku-
punktur bis Zungendiagnostik – Berlin: Verlag
Gesundheit, 1995
ISBN 3-333-00745-2
NE: HST

ISBN 3-333-00745-2

Umschlaggestaltung: Theodor Bayer-Eynck
Abbildungen Bildteil: Wolfgang Schedler
Satz und Repro: LVD GmbH, Berlin
Druck und Bindung: Wiener Verlag, Himberg

Gedruckt auf alterungsbeständigem Papier mit
chlorfrei gebleichtem Zellstoff

Inhaltsverzeichnis

Danksagung

An dieser Stelle möchte ich meinem Kollegen Andreas Noll für die vielen nützlichen Hinweise und die konstruktive Kritik während der verschiedenen Arbeitsphasen am Manuskript danken. Andreas Noll praktiziert die Traditionelle Chinesische Medizin (TCM) in Berlin-Lichterfelde und ist Leiter des Arbeitskreises Ost der bundesweiten Arbeitsgemeinschaft für Klassische Akupunktur und Traditionelle Chinesische Medizin e.V. sowie Leiter der Schule für Traditionelle Chinesische Medizin (Ausbildungszentrum Ost) in Berlin und Potsdam. Ihm ist die Verbindung zwischen Theorie und Praxis der TCM und den einschlägigen originalsprachlichen Quellen der alten chinesischen Klassiker zur Akupunktur und den sonstigen Gebieten der TCM dank seiner sinologischen Vorbildung in einer vorbildlichen Weise gelungen. Ihm und seinen Kollegen haben wir auch die ersten Bemühungen und Ansätze zur Vereinheitlichung der TCM-Fachterminologie im Deutschen zu verdanken – bislang variiert dieser Terminigebrauch immer noch von Autor zu Autor, was der allgemeinen Fachdiskussion unter den Kollegen und innerhalb der einschlägigen deutschen Fachliteratur wenig dienlich ist.

Wolfgang G. A. Schmidt

Das Dao wurde von den Weisen befolgt, von den Unwissenden zwar befürwortet, jedoch nicht in die Tat umgesetzt. Wenn man die Gesetze von Yin und Yang befolgt, bedeutet dies Leben; deren Nichtbeachtung hat den Tod zur Folge. Die Befolgung der Gesetzmäßigkeiten von Yin und Yang wird Frieden bringen …
Ich möchte mehr über die Ursachen, die für Leben und Tod ausschlaggebend sind, erfahren und darüber, wie man damit insgesamt umgehen muß …

Der Gelbe Kaiser,
Huangdi Neijing Suwen

Die Anfangsgründe der chinesischen Medizin finden sich in den schamanistischen, mit Magie und Geomantik verbundenen und heute als Aberglauben verstandenen Traditionen der Shang- und Zhou-Zeit (zwischen dem 16.–11. Jh. v. Chr.), wobei sich im Laufe der Zeit immer mehr ein rationaler und empirischer Ansatz einer vornaturwissenschaftlichen Medizin, stimuliert durch die rationale Orientierung der konfuzianischen Staatsphilosophie, herauskristallisierte.

Wolfgang G. A. Schmidt,
Der Klassiker des Gelben Kaisers
zur Inneren Medizin, Freiburg 1993

Vorwort

Patienten, Heilpraktiker, Ärzte und Krankenkassen sehen in der chinesischen Heilkunst zunehmend eine alternative und ergänzende Heilmethode zur westlichen Schulmedizin. Der Bedarf an Informationen ist groß. Eine vollständige Übersicht der über 2000jährigen chinesischen Medizin und ihrer Heilmethoden, alphabetisch in Stichwörtern, verständlich und nutzerfreundlich, ist ein absolutes Novum im deutschen Sprachraum.

Das vorliegende Werk enthält die wichtigsten Stichworte der Traditionellen Chinesischen Medizin (TCM) mit Informationen zu Geschichte, Theorie, Körper- und Krankheitslehre, Diagnostik und den klassischen Therapieformen (Akupunktur, Moxibustion). Es soll vor allem Lesern, die allgemein an der TCM interessiert sind, als Wegweiser dienen, aber auch den Angehörigen der Heilberufe kann es von Nutzen sein. Dieses Lexikon versteht sich als Einführung in die TCM. Zur Vertiefung und Ergänzung steht eine ganze Reihe von Spezialliteratur zur Verfügung, auf die hier auch verwiesen werden soll. Für alle deutschen Stichworteinträge wurden bis auf wenige Ausnahmen die zugrunde liegenden chinesischen Originalbegriffe in der Lateinumschrift **Hanyu Pinyin** angegeben. Im Anhang erscheinen diese Originalbegriffe alphabetisch in der Lateinumschrift mit den entsprechenden chinesischen Schriftzeichen. Bei der Uneinheitlichkeit der Termini zur TCM im Deutschen bietet der Bezug auf die chinesischen Ursprungsbegriffe die Gewähr einer gewissen Einheitlichkeit im fachsprachlichen Gebrauch.

Einen ersten Überblick über die Kernthemen gibt die Stichworttabelle auf Seite 17 ff. Die Tabellen im Anhang zu den chinesischen Maßeinheiten und Gewichten, den Himmelsstämmen und Erdzweigen sowie eine chronologische Tabelle zur Geschichte Chinas (nach Dynastien geordnet) geben zusätzliche Hintergrundinformationen, die für ein tieferes Verständnis der TCM unerläßlich sind.

Das Literaturverzeichnis enthält Hinweise auf empfehlenswerte Spezialliteratur.

Die chinesische Pharmakologie, die in China über Jahrhunderte hinweg ein Eigenleben führte und nicht in den klassischen Therapiekanon der TCM (Akupunktur, Moxibustion) integriert war, wird in diesem Lexikon nur hinsichtlich ihrer theoretischen Grundlagenkonzepte berücksichtigt; für die Aufnahme einzelner Arzneimittelsubstanzen und verschiedener Rezepturen ist noch die Auswertung einer umfangreichen Originalliteratur zu leisten, deren Ergebnisse erst in einer späteren Auflage berücksichtigt werden können.

Die in diesem Lexikon enthaltenen Informationen sind u. a. der neuesten verfügbaren Spezialliteratur (Chinesisch, Japanisch, Koreanisch, Englisch und Französisch) entnommen. Stellenweise spiegelt sich dabei der Entwicklungsstand der TCM auf dem heutigen chinesischen Festland wider, wonach eine strikte Trennung zwischen TCM und westlicher Medizin als überholt gilt. Vielfach wird der pragmatische Versuch gemacht, das Beste aus beiden heilkundlichen Systemen zu übernehmen und in ein neues Synthesekonzept von Gesund- und Krankheitsverständnis und in das weite Feld der Therapieansätze einzubringen. Manch alte Konzepte der TCM wurden entsprechend dem heutigen naturwissenschaftlichen Stand labortechnisch streng nach wissenschaftlichen Kriterien überprüft. Stellenweise schlägt sich auch dies in den Stichwortartikeln nieder.

Die Anfänge der TCM verhüllen sich uns im Dunkel der Urzeit und des Altertums. Archäologische Funde deuten z. B. auf eine Vorläuferform der Akupunktur bereits in der Altsteinzeit vor ca. 10 000 Jahren auf dem heutigen chinesischen Territorium hin. Die schriftliche Dokumentation an Hand der ersten und ältesten Werke zur TCM sind hingegen nicht viel älter als 2500 Jahre. Das Kontinuum von einer schamanistisch geprägten und mit Aberglauben und geomantischen Zügen versehenen Volksmedizin hin zu einer vornaturwissenschaftlichen, aber rational und empirisch begründeten Heilkunde sind auch heute noch nicht zu übersehen und ein Ergebnis der allgemeinen soziokulturellen Entwicklung der chinesischen Gesellschaft und ihrer ethnischen Vorläufer. Das Alte

wird mit dem Neuen verbunden und so eine neue Einheit hergestellt. Dies entspricht dem grundsätzlichen Streben nach Harmonie, das in der chinesischen Kultur nicht nur philosophisch oder im Volksglauben, sondern auch in der sozialen Kultur (Konfuzianismus, Sozialstruktur, Sozialetikette) tief verwurzelt ist. Für dieses Harmoniestreben steht auch der nicht nur im Daoismus verwurzelte Begriff des Dao: Das Dao ist ein Naturprinzip, das alles, was in Kosmos und Universum existiert, umfaßt und in ein als vorgegebenes Ordnungsgefüge empfundenes Verhältnis zueinanderbringt: Danach hat alles seinen Platz. So wie der Mensch als zwischen Himmel und Erde stehend verstanden wird, so sind Vorgänge und Einheiten des Körpers ein Abbild dieses umfassenden Ordnungsgefüges. Derjenige, der über seinen ihm zugewiesenen Platz hinausstrebt, verletzt nach diesem Verständnis eben das Prinzip des Dao. Krankheit und Tod können nach diesem uralten Verständnis die Folge sein. Aber auch Gesundheit und Leben selbst sind relativierbare Werte: Sie sind zwar denen verheißen, die das Prinzip des Dao befolgen und die Gesetzmäßigkeiten von Yin und Yang beachten. Doch sie stellen sich auch in ihrer Endlichkeit, weil jeder einmal krank werden kann, selbst wenn er dem Prinzip des Dao Folge leistet. Genauso steht am Ende der Lebensspanne der Tod. Nur der Lebensatem selbst, der von Generation zu Generation weitergegeben wird, ist in dieser Kette des ständigen Wandels unendlich. Dabei schwingt unterschwellig die Hoffnung mit, daß damit das eigene Ich in den folgenden Generationen weiterlebt. In diesem Bewußtsein kann man so auch seine eigene Endlichkeit mit mehr Gelassenheit begreifen und hinnehmen. Sie entspricht den Gesetzmäßigkeiten der Natur vom Wandel, von Werden und Vergehen – dem ständigen Kreislauf, der niemals endet. Vielleicht ist dies die typisch chinesische Variante des Prinzips Hoffnung, die ein Weiterleben nach dem Tode, wie es im Juden- und Christentum, aber auch im Islam den Menschen in Aussicht gestellt wird, als Verheißung nicht kennt. Eine gewisse Gelassenheit ist das Zentrum dieser chinesischen Sichtweise; erst durch sie ist es uns möglich, das Leben mit all seinen mehr oder minder großen Beschwernissen aktiv in die Hand zu nehmen und das Beste daraus zu machen.

Wolfgang G. A. Schmidt
Nijmegen, NL

Hinweise zur Benutzung des Lexikons

Stichwörter

Die Stichwörter sind in alphabetischer Reihenfolge geordnet. Zahlreiche Querverweise (→) ergänzen die in den Stichwortartikeln enthaltenen Informationen. Leser, die sich zunächst nach inhaltlich-systematischen Gesichtspunkten informieren wollen, seien auf die systematische Stichwortübersicht zu Kernthemen der TCM hingewiesen.

● In der Regel steht der chinesische Originalbegriff kursiv hinter dem Stichwort. Hinweise zur Aussprache und zur Schreibung siehe Kapitel „Hinweise zur Aussprache der chinesischen Eigennamen und Termini" bzw. im Schriftzeichenindex.

Die Stichwörter sind **halbfett** gedruckt.

Hat ein Stichwort mehrere Bedeutungen, so werden diese im Stichwortartikel nacheinander numeriert aufgeführt.

Für die Übersetzung der chinesischen Stichwörter gelten folgende Grundsätze:

● Soweit wie möglich wurde wortgetreu übersetzt und ein entsprechendes deutsches Äquivalent angegeben.

● Stellenweise konnte dies nicht durchgehalten werden, weil kein entsprechender deutscher Ausdruck zur Verfügung steht oder die Bedeutung nicht adäquat wiedergegeben wird und so Mißverständnisse entstehen können. So wurden z. B. die Leitbahnen der Akupunktur mit „Meridian"

wiedergegeben (im Chinesischen wird entweder *jing* oder *mai* verwandt). Die quer verlaufenden Leitbahnen, für die im Chinesischen *luo* steht, wurden mit „Luo-Leitbahnen" übersetzt.

● Manchmal wurde auch der ursprüngliche chinesische Begriff im Sinne eines ins Deutsche entlehnten Fremdworts übernommen, z. B. das → Qi, die Lebensenergie der TCM. Man sollte sich unbedingt von Anfang an zwecks einer richtigen Aussprache solcher Lehnworte mit den Konventionen der Lateinumschrift Hanyu Pinyin vertraut machen (siehe Kapitel „Hinweise zur Aussprache der chinesischen Eigennamen und Termini").

● Für die Wiedergabe der Akupunkturpunktnamen hat sich in der westlichen Literatur zur Akupunktur bereits eine Nomenklatur eingebürgert, weil westliche Praktiker, die die chinesische Sprache und Schrift nicht beherrschen, in der Regel Schwierigkeiten mit den chinesischen Vollbezeichnungen haben. Akupunkturpunktnamen werden nach dieser Nomenklatur unter Bezeichnung des entsprechenden Meridians und einer Ziffer für eine bestimmte Punktstelle auf diesem Meridian angegeben: z. B. steht „Ma1" für die Punktstelle 1 des Magenmeridians. Diesem Schema folgt das Lexikon weitgehend bei der Angabe von Akupunkturstellen. Die Kenntnis der vollen chinesischen Punktbezeichnung ist ohnehin nur einer kleinen Minderheit von ausgewiesenen Praktikern mit chinesischen Sprachkenntnissen vorbehalten.

● Stichworteinträge, die doppelt vorkommen, sind mit Zusätzen wie 1, 2, … hinter dem jeweiligen Stichworteintrag markiert, um anzudeuten, daß es sich hier um gleichlautende Wörter, jedoch in unterschiedlicher Bedeutung, handelt. In der Regel entspricht ihnen im Chinesischen auch ein ganz anderer originalsprachlicher Terminus.

● In Fällen wie z. B. Abdomen → Bauchhöhle/Unterleib wird auf die deutschen Synonyma verwiesen. Es kann nämlich durchaus sein, daß Leser unter dem Stichwort „Abdomen" eine Erklärung suchen, während andere eher unter den ihnen geläufigeren Begriffen wie „Bauchhöhle" oder „Unterleib" nachschlagen würden. Diese Verweise wurden eingebaut, um das Finden bestimmter Stichwörter, zu denen es mehrere Einträge gibt, zu erleichtern.

Abbildungen

Das Lexikon enthält einen Bildteil mit den Akupunktur-Meridianen.

Anhang

Der Anhang umfaßt den chinesischen Zeichenindex, Tabellen zu den chinesischen Maßen und Gewichten, den Zehn Himmlischen Stämmen, den Zwölf Erdzweigen sowie wichtige Daten der chinesischen Geschichte.

Diese Daten sollen zu einem besseren Ver-

ständnis der TCM beitragen, denn die TCM ist ein Produkt des chinesischen Kulturkreises, der den meisten Westeuropäern fremd ist.

Besonderheiten

● Chinesische Arzneimittelkunde
Die in diesem Lexikon verwendeten Begriffe der traditionellen chinesischen Arzneimittelkunde bereiten z. T. einige terminologische Probleme, soweit – vor allem in der heutigen chinesischen Originalliteratur zur Pharmakologie der TCM – sie aus der westlichen Pharmazie entlehnt wurden. Deshalb sind an dieser Stelle einige grundsätzliche Begriffsklärungen erforderlich.

● Grundbegriffe der westlichen Arzneimittelkunde im Verhältnis zu denen der chinesischen Arzneimittelkunde
Die in diesem Lexikon verwendeten Termini zur chinesischen Arzneimittelkunde, wie sie insbesondere für die Begriffe Pharmakologie und Tropismus (z. B. → Meridian-Tropismus) verwendet werden, weichen von dem in der westlichen Pharmazie üblichen fachsprachlichen Gebrauch z. T. erheblich ab. Die ganz andere historische und kulturelle Tradition der Termini der Arzneimittelkunde der TCM sowie die heute in China übliche Verwendung von Fachbegriffen westlicher Pharmazie auch innerhalb der Arzneimittelkunde der TCM machen daher im Vorfeld folgende Begriffsklärungen notwendig:

● Pharmazie, Pharmakologie
Im westlichen Sprachgebrauch ist Pharmazie die Bezeichnung für die „Wissen-

schaft von den Arzneimitteln und der Praxis ihrer Herstellung" (HUNNIUS, 1993: 1075), während Pharmakologie als die „Lehre von den Wechselwirkungen zwischen Arzneistoffen und dem Organismus" definiert ist (ebd., S. 1074). Demnach ist die Pharmakologie ein Teilgebiet der westlichen Pharmazie.

Für die TCM ist die chinesische Arzneimittelkunde in diesem Lexikon als Pharmakologie so definiert, daß hierunter die Lehre von den in der TCM bekannten Arzneimitteln, ihrer Herstellung und Zubereitung sowie ihrer Wechselwirkung zwischen Arzneimittelsubstanz und dem Organismus verstanden wird.

• Drogenkunde (Pharmakognosie)
Im westlichen Sprachgebrauch wird unter Drogenkunde (Pharmakognosie) die „Lehre von den biogenen (pflanzlichen, tierischen u. a.) Arzneimitteln" verstanden, einschließlich der Drogenanalyse (quantitative/qualitative Wirkstoffbestimmung), der Zubereitung, ihrer „Standardisierung, Anbau/Zucht von Arzneipflanzen, Wirkstoffsuche" (HUNNIUS, 1993:1073).

Der westliche Begriff der Drogenkunde entspricht weitgehend den der traditionellen Arzneimittelkunde der TCM. Bekannte Nebenwirkungen/Unverträglichkeiten bestimmter Arzneisubstanzen im Rahmen einer Rezeptur sind nicht oder nur unvollständig erfaßt, ebenso wie die Zusammenhänge zwischen Arzneimittelsubstanzen und deren Wirkungen auf den Organismus. Wir haben daher in diesem Lexikon die weitergehende Bezeichnung Pharmakologie der TCM in dem oben angedeuteten Sinne vorgezogen.

• Drogen
Im westlichen Sprachgebrauch wird darunter verstanden „1. Pflanzliche oder tierische Rohstoffe, 2. Arzneipflanzen oder deren Teile (Wurzel, Rinde …) …" (HUNNIUS, 1993:451). Das unter 2. angeführte Begriffsverständnis ist für Droge nur im Deutschen üblich; der englische Terminus drug ist hingegen nur auf Rauschmittel beschränkt.

Die Drogenkunde der chinesischen Arzneimittellehre in der TCM entspricht weitgehend den zitierten Begriffsverständnissen unter 1. und 2., ist aber noch unter 1. auf mineralische Rohstoffe zu erweitern. Danach ist die Drogenkunde ein wesentliches Teilgebiet der Pharmakologie der TCM.

• Tropismus
Im westlichen Sprachgebrauch, so u. a. auch in der Pharmazie, wird darunter „eine Krümmungsbewegung auf Grund eines äußeren Reizes" (HUNNIUS, 1993:1435) verstanden. Wichtig ist hierbei auch die Differenzierung von Tropismus als
– „auf die Reizquelle zu (positiver Tropismus)" und
– „von der Reizquelle weg (negativer Tropismus)" (ebd.).

Unter den „negativen Tropismus" fallen u. a. auch „Krümmungsbewegungen auf Grund … chemischer Substanzen" (ebd.), was ja für Arzneimittel und ihre Wirkung wesentlich sein dürfte.

In der Arzneimittelkunde der TCM und auch in diesem Lexikon wird der negative Tropismusbegriff zur Erklärung der Wirkungsweise von Arzneimittelsubstanzen auf die inneren Organe, das Meridiansystem u. a. verwendet (→ Meridian-Tropismus/Farben- und Geschmacks-Tropismus). Er wurde aus dem westlichen Sprachgebrauch entlehnt. Die chemischen Substanzen von Arzneimitteln, die in der chinesischen Arzneimittelkunde traditionell keine Rolle spielen, sind nicht berücksichtigt.

● Botanische Fachbezeichnungen verschiedener Arzneimittelsubstanzen in der TCM
Botanische Fachbezeichnungen werden nur in sehr beschränktem Umfang erwähnt (→ Achtzehn Unverträglichkeiten/Neunzehn Gegensätze). Sie sind zur einwandfreien Identifizierung der betreffenden Arzneipflanzen unbedingt erforderlich und entsprechen im Deutschen bzw. Chinesischen den jeweiligen einheimischen Bezeichnungen. Solche volkstümlichen Bezeichnungen sind vorerst nicht in dieses Lexikon aufgenommen worden, da z. B. die Zuordnung der botanischen Fachtermini zu den entsprechenden deutschen Bezeichnungen nicht immer einwandfrei möglich ist; zum Teil kommen die betreffenden Pflanzen in Mitteleuropa gar nicht vor, so daß es keine entsprechenden deutschen Bezeichnungen dafür gibt. In den einschlägigen chinesischen Arzneimittellexika ist die jeweilige botanische Fachbezeichnung neben der volkstümlichen Bezeichnung heute durchaus üblich.

Die Verwendung von Fachbegriffen der TCM

Im Deutschen ist die Verwendung von Fachbegriffen der TCM immer noch nicht einheitlich und variiert vielfach von Autor zu Autor. Erste Impulse für die Entwicklung zu einem einheitlichen, „autorübergreifenden" Standard gehen auch von den Arbeitskreisen Ost und Nord der Arbeitsgemeinschaft für Klassische Akupunktur und Traditionelle Chinesische Medizin e.V. mit folgenden Konventionen aus:

● Aus dem Chinesischen übernommene Lehnworte

Entlehnter chinesischer Begriff	für
Xue	→ Blut (TCM)
Qi	→ Qi, auch: Lebensenergie (TCM)
zongqi, weiqi, yingqi, yongqi, yuanqi, Jingqi	verschiedene Manifestationen des → Qi
zangfu	→ innere Organe
jingluo	→ Meridiane und Luo-Leitbahnen
Luo-Gefäße	Luo-Leitbahnen
sanjiao	Dreifacher Erwärmer

Diese Liste erhebt keinen Anspruch auf Vollständigkeit.

● Abkürzungen für die zwölf Regulären Meridiane der Akupunktur
Folgende Unterschiede bzw. Gemeinsamkeiten gibt es zwischen den von der Arbeitsgemeinschaft vorgeschlagenen und den in diesem Lexikon verwendeten Abkürzungen:

Arbeitsge-meinschaft	im Lexikon	Bezeichnung für
Ma	Ma	Magenmeridian
MP (Milz-Pankreas)	Mi	Milz/Pankreas-meridian (verein-fachend hier „Milz-meridian" genannt)
H	He	Herzmeridian
Dü	Dü	Dünndarmmeridian
Le	Le	Lebermeridian
Gb	Ga	Gallenblasen-meridian
Pc (Peri-cardium)	P	Herzbeutelmeridian
SJ (sanjiao)	DE	Dreifacher-Erwärmer-Meridian
Ni	Ni	Nierenmeridian
Bl	Ha	Harnblasenmeridian
Lu	Lu	Lungenmeridian
Di	Di	Dickdarmmeridian

● Warum diese Unterschiede in der Terminologie im vorliegenden Lexikon?
Auch wenn die genannten Konventionen des Terminologiegebrauchs durch die Arbeitskreise Ost/Nord der Arbeitsgemeinschaft einen ersten wichtigen Schritt hin zu einer Terminologievereinheitlichung darstellen, so haben sich diese Vorschläge immer noch nicht allgemeingültig durchgesetzt. Gewisse Modifikationen im Usus sind also immer noch möglich. Viel wesentlicher ist aber folgender Gesichtspunkt: Dieses Lexikon ist nicht ausschließlich für Spezialisten der TCM, sondern auch für allgemein interessierte, fachlich unvoreingenommene Leser. Letztgenannte Zielgruppe kann in der Regel gar nichts mit Stichwörtern, die aus dem Chinesischen entlehnt wurden, oder mit zumindest für sie verwirrenden Abkürzungen wie MP für den Milz-(Pankreas-)Meridian etwas anfangen. Vielmehr müssen, soweit vertretbar, deutsche Bezeichnungen verwendet werden, die es auch diesem Benutzerkreis ermöglichen, zu entscheiden, unter welchem Stichwort die gewünschte Information nachgeschlagen werden kann.

Überarbeitung des Lexikons

Inhalt und Qualität eines solchen Lexikons leben vor allem von der aktiven Rezeption durch die Benutzer; nichts ist so gut, als daß es nicht noch besser gemacht werden könnte. Lexikograph und Verlag bitten daher vor allem die fachkundigen Praktiker unter den Benutzern um konstruktive Hinweise auf Errata und Addenda und auf wünschenswerte Erweiterungen des Stichwortinventars. Ein solches Lexikon wie in der vorliegenden Form bedeutet keinen Stillstand; will es seinem Anspruch auf eine wissenschaftlich fundierte, dabei aber auch allgemeinverständliche Sachinformation des Benutzers gerecht werden, muß es durch ständige Überarbeitung mit Leben erfüllt werden. Hinweise und sachdienliche Kritik daher bitte an den Lexikographen über den Verlag.

Hinweise zur Aussprache der chinesischen Eigennamen und Termini

Die Lateinumschrift für die chinesischen Eigennamen und Termini ist die amtlich in der VR China anerkannte chinesische Lateinumschrift **Hanyu Pinyin**. Im folgenden wird nur auf die wichtigsten und vom Deutschen abweichenden Buchstaben und Buchstabenkombinationen Bezug genommen. Die durch zusätzliche Diakritika markierten Töne über den Auslautteilen einzelner Silben bleiben hier außer Betracht.

B, D, F, G, K, L, M, N, P und **T** entsprechen in ihren Lautwerten in etwa dem Deutschen.

Abweichend vom Deutschen ist auf die Lautwerte folgender Konsonanten und Konsonantenbündel hinzuweisen:

Konsonant	Aussprache
c	wie **tz** in Sitzhöhe
ch	wie **tschh** in Patschhand
h	wie **ch** in Buch
j	wie **j** in engl. jeep
q	wie **tj** in Tja
r	wie **r** in engl. right
s	wie **ß** in muß
sh	wie **sch** in Schnee
x	wie **ch** in ich
z	wie **zz** in Pizza
zh	wie **dsch** in Maharadscha

Für die Vokale und Vokalkombinationen gelten folgende vom Deutschen abweichende Aussprachehinweise:

Vokale	Aussprache
i	wie **i** in Fieber; nach **c, ch, r, s, sh, z** und **zh** nicht gesprochen
u	wie **u** in Hut; nach **j, q, x, y** wie „ü" in über
ie	wie **je**
ue	wie „ü" + „e"
ai	wie **ai** in Mai
uai	wie engl. **why**
ei	wie **eh** in Reh
ui	wie engl. **way**
ao	wie **au** in Raum
ou	wie **ow** engl. low
iu	wie **eo** in engl. Leo
ian	wie **jen** japan. Yen
en	wie **en** in Namen
eng	etwa wie **öng**
ong	wie **ung** in Adelung
iong	wie **jung**

Die *Anlaute* einer Silbe sind in der Regel Konsonanten. Wo dies nicht der Fall ist, spricht man von *anlautlosen* Silben. Im letzteren Fall, wenn solche Silben mit einem **w** oder einem **y** beginnen, wird das **w** gerundet wie im Englischen **way** gesprochen und das **y** wie im Englischen **you**. Dies hängt damit zusammen, daß die beiden letztgenannten Buchstaben nicht wie im Deutschen als Halbkonsonanten aufgefaßt werden, sondern als reine Vokale im Chinesischen: Eine *anlautlose* Silbe mit **u** am Anfang und darauf folgendem Vokal bzw. Vokalkombination wird am Silbenanfang nach den orthographischen Regeln der Lateinumschrift Hanyu Pinyin mit **w** geschrieben. Analog gilt: Beginnt eine anlautlose Silbe mit einem Vokal **i** und folgt darauf ein weiterer Vokal bzw. eine Vokalkombination, wird **i** am Silbenanfang **y** geschrieben.

Themenorientierte Übersicht zu Kernthemen der Traditionellen Chinesischen Medizin

Wenn Sie sich zusammenhängend zu einem Themenkreis informieren wollen, lesen Sie bitte die Stichwortartikel in der hier angegebenen Reihenfolge.

Theorie, Kultur

Fuxi (persönlicher Name Taihao); Gelber Kaiser *(Huangdi);* Shennong, Qi Bo, Acht Trigramme *(bagua);* Buch des Wandels *(Yijing);* Yin-Yang-Konzept *(yinyang shuo);* Fünf Wandlungsphasen, Theorie der – (auch: Theorie der Fünf Elemente, *wuxing shuo);* Gegenseitiges Hervorbringen und Vernichten *(xiang sheng xiang ke);* Erde *(tu);* Feuer *(huo);* Metall *(jin);* Wasser *(shui);* Holz *(mu);* Fünf Verbote *(wu jie);* Taiji; TCM und westliche Schulmedizin; Fachwortschatz der TCM.

Geschichte der TCM (Werke, Autoren)

1. Entwicklungen
Geschichte der TCM, Berufsbild des Arztes, Shanghan-Schule *(shanghanpai),* Wenbing-Schule *(wenbingpai),* Dreizehn medizinische Fachgebiete *(shisanke),* Vier medizinische Schulen der Tang-Dynastie *(Tangdai Sike),* Vier medizinische Schulen der Jin- und Yuan-Dynastie *(Jinyuan si da jia),* Neun Spezialgebiete der Song-Dynastie *(Song Jiuke),* Neun Spezialgebiete der Qing-Dynastie *(Qingdai Jiuke),* Pockenschutzimpfung *(rendou jiezhongfa).*

2. Werke
Neijing, auch Klassiker der Inneren Medizin; Klassiker der Schwierigkeiten *(Nanjing);* Klassiker der Akupunktur und Moxibustion *(Zhenjiu jiayijing);* Historische Aufzeichnungen *(Shiji),* Pulsklassiker *(Mai Jing),* Verschreibungen im Wert von Tausend Goldstücken *(Qianjin Yaofang),* Wahre Bedeutung des Klassikers der Schwierigkeiten *(Nanjing benyi),* Handbuch der Akupunktur und Moxibustion *(Zhenjiu Dacheng),* Handbuch zur chinesischen Materia Medica *(Bencao Gangmu),* Abhandlung über die Verbreitung von Fieberkrankheiten *(Wenyi Lun),* Fragen und Antworten zu Akupunktur und Moxibustion *(Zhenjiu Wenda),* Systematische Zusammenstellung des Neijing *(Lei Jing),* Bin Hus Studien zur Pulslehre *(Bin Hu Maixue),* Abhandlung über Fieber und verschiedene andere Krankheiten *(Shanghan Za Bing Lun),* Abhandlung über Fieberkrankheiten *(Shanghan Lun).*

3. Autoren
Bian Que, auch Qin Yueren (ca. 500 v. Chr.), Hua Tuo (141–212), Zhang Ji (150–219 ?), Wang Shuhe (210–285), Huangfu Mi (214 bis 282), Sun Simiao (581–682), Wang Weiyi (987–1067), Xu Shuwei (1079 bis 1154), Hua Shou (1304–1386), Wang Ji (1463–1539), Chen Shigong (1555–1636), Li Shizhen auch Binhu (1518–1593),

Zhang Jiebin (1563–1640), auch → Befragung *(wenzhen)*, Wu Youxing (1582 bis 1652).

Körper, Organe
1. Organe
Innere Organe
Innere Organe *(zangfu)*, Zang-Organe *(wuzang)*, Äußere Erscheinung der inneren Organe *(xiang)*, Fu-Organe *(liufu)*, Neun Körperöffnungen *(jiuqiao)*, Kornkammer *(canglin)* ein anderer Ausdruck für → Magen, Gallenblase (dan [nang]), Herz *(xin)*, Herzbeutel *(xinbao, xiaoxin)*, Nieren *(shen)*, Dickdarm *(dachang)*, Dünndarm *(xiaochang)*, Lungen *(fei)*, Leber *(gan)*, Milz *(pi)*, Magen *(wei)*, Dreifacher Erwärmer *(sanjiao)*, Harnblase *(pangguang)*.

Sonstige Organe/Körperteile
Drei Körperzonen und Neun Unterbezirke *(sanbu jiuhou)*, Fünf Sinnesorgane *(wuguan)*, Außerordentliche Organe *(qiheng zhi fu)*, Abdomen, Acht Gelenknahtstellen *(baxi)*, Gehirn *(nao)*, Kardia → Mageneingang/Cardia, Knochen *(gu)*, Körperzonen → Drei Körperzonen und Neun Unterbezirke, Mageneingang *(ben men)*, After → Anus/Pomen, Ohren *(er)*, Tor des Lebens *(mingmen)*, Unterleib → Abdomen/Bauchhöhle, Vordere Privatzonen *(qianyin)*, Zwerchfell *(ge)*, Augen *(yan)*, Bauchhöhle *(fu)*, Blutkammer *(xueshi)*, Cardia → Mageneingang/Kardia, Acht Gelenknahtstellen *(baxi)*, Haar *(maofa)*, Kopf *(tou)*, Lippen *(chun)*, Mund *(kou)*, Nase *(bi)*, Haut *(pifu)*, Zähne *(ya)*, Sehnen *(jin)*, Zwölf Gelenke *(shi' er jie)*, Gebärmutter *(zigong)*.

2. Ernährung
Fünf Getreide *(wugu)*.

3. Qi
Qi, Dreifacher Erwärmer *(sanjiao)*, Kollabiertes Qi *(qixian)*, Kornqi *(guqi)*, Organqi, Organyang, Organyin, Qi erhalten/bekommen *(de qi)*, rein *(qing)*, Aktives Qi *(qihua)*, Reines Qi *(qing qi)*, Elterliches Qi *(zong qi)*, Essenz des Lebens *(jing, jing qi)* → Lebenskraft, Gegenläufiges → Qi *(ni qi)*, Mittags-Mitternachts-Beziehung *(zhengwu yeban guanxi)*, Mutter-Kind-Beziehung *(muzi guanxi)*, Übles Qi *(liqi/yiqi/xieqi)*.

4. Sonstige flüssige Substanzen
Körperflüssigkeit *(jinye)*, Lebenskraft *(jing, jingqi)* → *Essenz des* Lebens, Mark → Medulla *(sui)*, Medulla → Mark, Vier Meere *(sihai)*, Blut *(xue)*, Galle *(danzhi)*, Schleim *(tan)*, Speichel *(xian)*.

Geist und Seele
Geist des Lebens *(po)*, Gesichtsausdruck → Geist, Pomen (chinesisch auch *gangmen)* für → Geist des Lebens, Anus → After/Pomen, Fontanelle *(xinmen* [in der westlichen Medizin eine Knochenlücke am kindlichen Schädel]), Fünf Gemütszustände *(wuzhi)*, Äußere Erscheinung der inneren Organe *(xiang)*, Sieben Gemütszustände *(qiqing)*, Sieben Verwundungen *(qishang)*, Seele *(hun)*, Geist *(shen)*.

Krankheiten
1. Ursachen
Sechs athmosphärische Einflüsse im Übermaß *(liuyin)*, Krankmachende Faktoren, Diagnose auf der Grundlage der – *(bingyin bianzheng)*, Innere Faktoren/Ursachen *(nei yin)*, Kälte *(han)*, Acht Winde *(ba feng)*, Trockenheit *(zao)*, Umgebung *(huanjing)*, Sechs äußere krankmachende Fak-

toren → Sechs atmosphärische Einflüsse, Direkter Angriff *(zhi zhong)*, Feuchtigkeit *(shi)*, Hitze *(re)*, Nicht-äußerliche und nicht-innerliche Krankheitsfaktoren *(bu nei bu wai yin)*, Wind *(feng)*.

2. Klassifikation
Kälte-Hitze-Symptome *(hanre bianzheng)*, Bi-Syndrom *(bi)*, Absolutes Yin-Syndrom *(Jueyin bing)*, Erschöpftes Yang *(tuo yang)*, Erschöpftes Yin *(tuo yin)*, Fünf Entleerungen *(wuduo)*, Fünf Erschöpfungen *(wulao)*, Fünf Mängel *(wuxu)*, Fünf Übel *(wu'e)* → Hitze/Kälte/Wind/Feuchtigkeit/Trockenheit, Fünf Überschüsse *(wushi)*, Vogelpikkender Puls *(que hui mai)*, Yin-Yang-Orientierungssymptomkomplexe, Diagnose auf der Grundlage der *(yinyang bianzheng)*, Zangfu-Störungssymptom-Komplex, Diagnose auf der Grundlage des *(zangfu bianzheng)*.

Diagnostik
1. Methoden (allgemeine Übersicht)
Zehn Punkte der Untersuchung *(wangzhen shiyao)*, Abtasten *(qiezhen)*, Befragung *(wenzhen)*, Handdiagnose *(yixue shouxiang shu)* → auch Chirologie, Gesichtsfarbe *(se)*, Acht Orientierungssyndromekomplexe in der Diagnostik *(bagang bianzheng)*, Zungendiagnose *(shezhen)*, Mangel-Überschuß-Symptome in der Diagnostik *(xushi bianzheng)*, Vier Methoden der Diagnostik *(si zhenfa)*, Aschgrau-schwarzer Zungenbelag *(huiheitai)*, Äußerlich-innere Orientierungssymptomkomplexe, Chirologie → Handdiagnose, Fingervenendiagnose *(zhenzhiwen)*, Fünf Farben *(wuse)*, Abhören und Beriechen *(wenzhen)*, Sechs Meridiane, Diagnose auf der Grundlage der *(liujing bianzheng)*.

2. Pulsdiagnostik
Pulsfühlung *(qiemai)*, 28 Pulse, Arten der *(ershiba mai)*, Frau-Mann-Beziehung *(fufu guanxi)*, Allgemeine Untersuchung *(quanshen bianzhenfa)*, Großer Puls *(damai)*, Kochender Puls *(fufeimai)*, Leerer Puls *(xu mai)*, Leicht schlagender Puls *(tanshi mai)*, Sachter Puls *(wei mai)*, Tiefer Puls *(chenmai)*, Tropfender Puls *(wu lou mai)*, Überschwemmender Puls *(hong mai)*, Voller Puls *(shi mai)*, Wechselnder Puls *(fu mai)*, Eingeengter Puls *(lao mai)*, Fischschwimmender Puls *(yuxiang mai)*, Hohler Puls *(kong mai)*, Versteckter Puls *(fu mai)*, Beschleunigter Puls *(cu mai)*, Langer Puls *(chang mai)*, Lederpuls *(ge mai)*, Beweglicher Puls *(dong mai)*, Schneller Puls *(shuo mai)*, Streunender Puls *(san mai)*, Kurzer Puls *(duanmai)*, Garnelenpfeilpuls *(xiayou mai)*, Flatternder Puls *(chi mai)*, Schnappender Puls *(jiesuo mai)*, Durchweichter Puls *(ru mai)*, Verspäteter Puls *(huan mai)*, Fadenförmiger Puls *(xi mai)*, Straffer Puls *(jin mai)*, Drahtiger Puls *(xian mai)*, Schwacher Puls *(ruo mai)*.

3. Sonstiges
Fünf-Kreise-Theorie *(wulun)*, Acht-Bereiche-Theorie *(bakuo)*.

Therapie
1. Akupunktur
Allgemeines zur Akupunktur
Akupunktur *(zhenjiu)*, Nadeln der Akupunktur *(zhen)*, Neun Nadeln der Akupunktur *(jiuzhen)*, Akupunkturpunktinjektion *(shuzhen liaofa)*, Schädelakupunktur *(touzhen liaofa)*.

Besondere Anwendungsarten der Akupunktur
Hautakupunktur *(pifuzhen)*, Ohrakupunk-

tur *(er zhen liaofa)*, Pflaumenblütenakupunktur *(meihuazhen)* → Hautakupunktur, Anklopfen (qiao), Akupressur (zhizhen liaofa), Elektroakupunktur *(dianzhen)*, Fingerakupunktur → Akupressur, Handakupunktur *(shouzhen)*.

Meridiane
Meridiane und Luo-Leitbahnen *(jingluo)*, Meridiane (Einteilung/Nomenklatur), Meridiandiagnostik *(jingluo bianzheng)*, eigentlich: „Diagnostik der Gleichgewichtsstörungssyndrome an Hand der Meridiane und Luo-Leitbahnen", Meridianqi *(jingqi)*, Meridiansyndrom *(jingzheng)*, Sondermeridiane *(biejing)*, Acht Außerreguläre Meridiane *(qijing ba mai)*, Ren-Meridian *(renmai)*, Chong-Meridian *(chongmai)*, Dai-Meridian *(daimai)*, Du-Meridian *(dumai)*, Yang/Yinqiao-Meridian, Yang/Yinwei-Meridian, Großvater-Leitbahn *(sunluojing)*, Haupt-Luo-Leitbahn der Milz *(pidaluo)*, Muskelmeridiane *(jinjing)*, Sechs Meridiane *(liujing)*, Sechs Vereinigungen *(liuhe)*.

Punkte
Siehe auch Meridiane und Luo-Leitbahnen, Akupunkturpunkte *(xuewei)*, He-Punkte *(hexue)*, Kind → Mutter-Kind-Beziehung, Acht zusammenführende Punkte *(ba mai jiao hui xue)*, Luo-Punkte *(luoxue)*, Mu-Punkte *(mu xue)*, Rücken-Shu-Punkte *(beishuxue)*, Tong-Punkte *(tongxue)*, Verbundene Punkte → Rücken-Shu-Punkte, Vordere Mu-Punkte → Alarm-Punkte/Mu- Punkte, Xi-Punkte *(xi xue)*, Alarm-Punkte → Mu-Punkte, A-Shi-Punkte *(a shi xue)*, Außerreguläre Punkte *(jingwai qi xue)*, Fünf Transportpunkte *(wushuxue)*, Hua Tuos Punktstellen im

Bereich der Spinalnerven *(Hua Tuo jiayixue)*, Acht Einflußpunkte *(ba huixue)*, Schwächungspunkte *(xiexue)*, Stärkungspunkte *(buxue)*, Shu-Punkte *(shuxue)*, Quellpunkte *(yuanxue)*.

Nadelungstechnik
Cun, Nadelstärke *(xinghao)*, Verbiegen der Nadel *(wanzhen)*, Abgebrochene Nadel *(Duan zhen)*, Abmessung der Knochen *(gu du)*, Einführungsrohr *(guanzhen)*, Horizontale Einführung der Nadel *(hengci)*, Einpflanzen der Nadel *(liu zhen)*, Anheben und Stoßen der Nadel *(daozhen)*, Schräge Einführung der Nadel *(xieci)*, Senkrechte Einführung der Nadel *(zhici)*, Schwächungsmethode *(xiefa)*, Stärkungsmethode *(bufa)*, Streifen und Zwicken *(guasha)*, Dreikantennadel *(sanlengzhen)*, Vibrieren der Nadel *(zhenchanshen)*, Herausziehen der Nadel *(chuzhen)*.

Anwendung
Kontraindikationen → Nichtanwendung von Akupunktur *(jinjisheng)*, Ohnmacht (während der Akupunkturbehandlung) *(yunzhen)*, Schmerzbehandlung → Analgesie *(zhenci zhentong)*, Analgesie → Schmerzbehandlung, Endorphine.

2. Moxibustion
Moxa *(mogusa, ai)*, Moxibustion *(jiu)*, Moxibustion mit warmen Nadeln *(wenzhenjiu)*, Artimesia vulgaris → Beifuß, Beifuß (Artimesia vulgaris, chinesisch: *ai*), direkte Moxibustion (zhijiejiu), indirekte Moxibustion *(jianjie jiu)*.

3. Pharmakologie
Pharmakologie, Sieben Rezepturen *(qifang)*, Herrscher, Minister, Assistent und

Gehilfe *(jun chen zuo shi)*, Zehn Rezepturen *(shiji)*, Zwölf Rezepturen *(shi'erji)*, Sieben Formen der gegenseitigen Beeinflussung *(qiqing)*, Achtzehn Unverträglichkeiten *(shibafan)*, Neunzehn Gegensätze *(shijiu wei)*, Weiterverarbeitung von Medikamenten *(ji/jixing)*, Ben-Cao-Pharmacopeia *(Ben Cao)*, Chinesische Kräutermedizin *(zhong caoyao)*, Wirkungen *(xingneng)*, Meridian-Tropismus *(guijing)*, Farben- und Geschmackstropismus *(wuse wuwei suoru)*, Eigenschaften/Geschmäkker (von Medikamenten) als Yin/Yang *(qiwei yinyang)*, Fünf Wirkungsrichtungen *(wuzou)*, Fünf Getreide *(wugu)*, Drei Grade *(sanpin)*.

4. Sonstige Therapieformen

Acht therapeutische Methoden *(bafa)*, Katgut-Einsetztherapie *(maixian liaofa)*, Kauterisation *(shaozhuo)*, Krebstherapie, krebstherapeutisch, Schröpfen *(baguan liaofa)*, Abbrennen → Kauterisation, Fünf Enthaltungen *(wujin)*, Fünf Tierbewegungsarten *(wuqin xifa)*, Hornmethode *(jiaofa)*, Massage *(tuina liaofa)*, Klassische Rezepturen *(jingfang)*, Mafutang, Drei Behandlungsmethoden *(sanfa)*.

Lexikographischer Hauptteil A–Z

A

Abbrennen: → Kauterisation/Moxibustion.

Abdomen: → Bauchhöhle/Unterleib.

Abgebrochene Nadel *Duan zhen*: Unglücksfall in der Akupunkturtherapie, deren Ursachen sein können: zu starke Drehung der Nadel nach Einführung in den Körper, Muskelkrampf, veränderte Haltung/Lage des Patienten (z.B. durch plötzliche und abrupte Bewegung nach Einführung der Nadel), Nadel von schlechter Qualität, verätzte Nadelspitze. Zur Entfernung des abgebrochenen Nadelstücks ist bei Bruch der Nadel unterhalb der Hautfläche ein chirurgischer Eingriff erforderlich. Wegen der modernen Herstellungstechniken und ihrer Materialien sind derartige Zwischenfälle allerdings äußerst selten geworden.

Abhandlung über die Verbreitung von Fieberkrankheiten *Wenyi Lun*: 1642 von Wu Youke (1582–1652) verfaßtes Werk über die Ursachen und Krankheitserscheinungen von Fieberkrankheiten und deren Verbreitungsfaktoren. Nach Wu ist es das *Li Qi*, eine sich „verbreitende schädliche Luft", die in den menschlichen Körper durch Mund und Nase eindringt und dort zum Auftritt solcher Erkrankungen führt.

Abhandlung über Fieber und verschiedene andere Krankheiten *Shanghan Za Binglun*: von Zhang Ji (150–219) in 16 Bänden, über Diagnostik und Behandlung kältebedingter und anderer Krankheiten; später von Wang Shuhe (210–285)

überarbeitet, in der Zeit der Song-Dynastie (10.–13. Jh.) in zwei Teilen herausgegeben, einmal in Form eines Titels zu den kältebedingten Krankheiten selbst *Shanghan Lun* und in einem zweiten Buch mit Rezepturen zu verschiedenen Krankheiten.

Abhandlung über Fieberkrankheiten (auch „kältebedingte Krankheiten") *Shanghan Lun*: die überarbeitete Fassung von Zhang Jis Werk (→ Abhandlung über Fieber und verschiedene andere Krankheiten) in 10 Bänden durch Wang Shuhe, Inhalt: Studien zu Fiebererkrankungen und deren Diagnose an Hand der → Sechs Meridiane.

Abhören und Beriechen *wenzhen*: eine der vier Diagnostikmethoden in der TCM. Das Abhören der Sprechweise, des Hustens und der Atmung gibt dem Arzt Aufschluß über den Zustand des Geistes sowie von Herz und Lungen. Meist ist bei unangenehmem Geruch das Hitzesyndrom feststellbar, bei fadem Geruch das Kältesyndrom als Mangelerscheinung des Qi.

Abmessung der Knochen *gu du*: Einteilung des Körpers in bestimmte Abschnitte zur Lokalisierung von Akupunkturpunkten nach Länge und Umfang eines bestimmten Knochens des betreffenden Patienten (→ Cun).

Absolutes Yin-Syndrom *Jueyin bing*: Erkrankung mit den Hauptmerkmalen von wechselndem Frösteln und Fieber (→ Diagnose anhand der Sechs Meridiane). Wird traditionell mit einer Beeinträchtigung der Leber in Verbindung gebracht, in den modernen Werken zur chinesischen Medizin wird eine Beeinträchtigung der Leber durch dieses Syndrom zum Teil nicht mehr erwähnt. Vor allen Dingen im → *Shanghan Lun* werden wichtige Ausführungen zum Absoluten Yin-Syndrom gemacht; der Stellenwert des Funktionskreises Leber wird durch die Wechselhaftigkeit der Krankheitssymptome charakterisiert; außerdem gibt es Zusammenhänge mit dem Shaoyang Bing (→ Sechs Meridiane, Diagnose auf der Grundlage der –).

Abwehrsyndrom *weifenzheng*: Zustand der Körperoberfläche im Frühstadium einer ansteckenden fiebrigen Erkrankung: Symptome wie Fieber, Kopf- und sonstige Schmerzen, beschleunigter Puls, verminderter Schweißausstoß. In diesem Fall gilt Fieber als eine Abwehrreaktion des Körpers gegen Krankheitsfaktoren.

Abtasten *qiezhen*: die wichtigste der vier Diagnostikmethoden in der TCM. Sie umfaßt 1. → Pulsfühlung und 2. Abtasten der Meridiane/Luo-Leitbahnen, Punktstellen und sonstiger Körperpartien. Manche Krankheiten offenbaren sich in Empfindlichkeit oder anormalen Reaktionen an bestimmten Punktstellen der betroffenen Meridiane (z.B. Empfindlichkeit an Punktstelle Lu1 oder Knötchen an Punktstelle Ha13 bei Erkrankungen der Lunge); Abtasten sonstiger Körperpartien wie z.B. bei Schmerzen im Unterleibsbereich mit Hinweis auf mögliche Blinddarmentzündung (→ Appendizitis) auf Grund eines Stillstands/Staus von Qi und Blut.

Acht: Im chinesischen Kulturkreis hat die Zahl Acht eine symbolische Bedeutung; wie alle geraden Zahlen wird ihr ein „weiblicher Charakter" zugesprochen; als solche

ist sie eine Yin-Zahl. Konfuzianismus und Daoismus werden durch acht Sinnbilder (Emblemata) symbolisiert; dieser Symbolcharakter geht auf die → Acht Trigramme des → Buches der Wandlungen, die in der Theorie von Yin und Yang eine bedeutende Rolle spielen, zurück. Die Zahl Acht hat in der TCM diesen sinnbildlichen Charakter teilweise behalten.

Acht Außerreguläre Meridiane *qijing ba mai*: Diese sind: Der Du-, Ren-, Chong-, Dai-, Yang-, Yinqiao-, Yang-, Yinwei-Mer. In ihrem Verlauf weichen sie von dem der → Zwölf Regulären Meridiane ab und stellen auch keine Verbindungen zu den inneren Organen her. Alle diese Meridiane mit Ausnahme des Ren- und Du-Meridians haben auch keine eigenen Akupunkturpunkte. Vielmehr teilen sie sich die Punkte mit den anderen Regulären Meridianen. Die Acht Außerregulären Meridiane sind so etwas wie Sicherheitsventile: Gibt es einen Überschuß an Qi und Blut, dann kanalisieren sie diesen Überschuß.

Acht Einflußpunkte *ba huixue*: Die Bezeichnung rührt von der Tatsache her, daß das Qi aus den acht Gewebebereichen an diesen Stellen zusammentrifft:

Gewebebereich	Einflußpunkte
Zang-Organe	Le13
Fu-Organe	Ren12
Qi (Atmungssystem)	Ren17
Blut	Ha17
Sehnen	Ga34
Pulse, Blutgefäße	Lu9
Knochen	Ha11
Mark	Ga39

Acht Gelenknahtstellen *baxi*: Ellenbogen, Faust, Knie und Fußknöchel (jeweils paarweise gezählt).

Acht Orientierungssyndromkomplexe in der Diagnostik *bagang bianzheng*: Eine der drei grundlegenden Methoden der Feststellung und Unterscheidung von Krankheitserscheinungen. Die beiden anderen Diagnostikmethoden der TCM beruhen auf der Theorie der Fünf Zang-Organe und der Theorie der Meridiane und Luo-Leitbahnen (→ Meridiandiagnostik). Verschiedene Anzeichen und Symptome für Erkrankungserscheinungen werden unter dem Begriff der → Vier Methoden der Diagnose zusammengefaßt. Jede dieser Kategorien besteht aus jeweils zwei einander entgegengesetzten Symptomkomplexen (z. B. Kälte–Hitze usw.). Diese acht Gruppen von Syndromkomplexen bilden die acht Orientierungssyndromkomplexe in der Diagnostik der TCM. Die vier paarigen Syndromkomplexe sind: äußerlich-innerlich, Kälte-Hitze, Überschuß-Mangel, Yin-Yang. Bei Patienten findet sich häufig eine Mischung aus Yin und Yang, von Anzeichen und Symptomen; und eine genaue Diagnose läßt sich nur durch vereinten Einsatz dieser Acht Orientierungssyndrome erreichen.

Acht therapeutische Methoden *ba fa*: Schwitzen, Brechreiz, Abführmittel, Harmonisierung, Fiebersenkung, Erwärmung, Stärkung, Abschwächung (Einzelheiten dazu in SCHMIDT, W. G. A., 1992, S. 138 bis 143).

Acht Trigramme *bagua*: bildhafte Darstellungen altchinesischen universalistischen Denkens. Aus den Trigrammen bauen sich die Hexagramme auf, die unterschiedliche Kombinationen der Acht Trigramme darstellen. Ein Trigramm besteht aus drei Grundlinien, die entweder durchlaufend oder gestrichelt („gebrochen") sind. Traditionell wird die Einführung der Acht Trigramme dem legendären Kaiser → Fuxi (ca. 2800 v. Chr.) zugeschrieben. Im → *Buch des Wandels*, das auch die philosophische Grundlage der TCM darstellt, werden sie zum ersten Mal in ihrer Systematik und Bedeutung ausführlich behandelt und dargestellt.

Acht Winde *ba feng*: 1. Bezieht sich auf die aus acht verschiedenen Richtungen kommenden Winde, die zu Gefühllosigkeit, Starre der Haut, der inneren Körperweichteile, Muskeln, Knochen und des Pulses führen, 2. Namen für einen außerregulären Akupunkturpunkt im Bereich der Fußzehen, der zur Behandlung bei Rötung und Schwellungen der Haut, Gefühllosigkeit/Starre, Zehenschmerzen und Schmerzen des Fußrückens eingesetzt wird.

Acht Zusammenführende Punkte *ba mai jiao hui xue*: Akupunkturpunkte an den Extremitäten, die die → Acht Außerregulären Meridiane mit den → Zwölf Regulären Meridianen verbinden. Klinisch kommen diese Punkte bei Erkrankungen der → Acht Außerregulären Meridiane und der mit ihnen verbundenen Zwölf Regulären Meridiane (→ Meridiane und Luo-Leitbahnen) in Betracht, entweder einzeln in bezug auf den jeweiligen Meridian oder in Verbindung mit den Punkten der unteren Extremitäten oder oberen Extremitäten. Diese Punkte der Zwölf Regulären Meridiane kommen in der Regel paarweise

Zusammen-führender Punkt	Zusammen-führender Punkt	Meridiane	Erkrankungen
Mi4	P6	Milz/Herzbeutelmeridian	Herz, Brust, Magen
Dü3	Ha62	Dünndarm/Harnblasen-meridian	Hals, Schulter, Rücken, innerer Augenwinkel
DE3	Ga41	Dreifacher Erwärmer/Gallenblasenmeridian	Warzenfortsatz des Schläfenbeins, Backen, äußerer Augenwinkel
Lu7	Ni6	Lungen/Nierenmeridian	Kehle, Brust, Lungen

Tabelle 1

wie in Tabelle 1 zum Einsatz. Die Tabelle 2 verdeutlicht noch einmal die oben erwähnte Punktkombination in Abhängigkeit vom Aufeinandertreffen des jeweiligen Haupt- und Sondermeridians. Gebräuchliche Synonyme sind auch: Einschaltpunkte, Öffnungspunkte, Kopplungspunkte.

Achtundzwanzig Pulse, Arten der –
ershiba mai: Die heute standardmäßig geltenden Achtundzwanzig verschiedenen Pulsqualitäten in der Diagnostik der TCM. In der klassischen TCM-Literatur zur Pulslehre (Sphygmologie) variieren die Anzahl der Pulse und die Zuordnung der Oberflächen- und Tiefenpulse am rechten und linken Handgelenk zu einzelnen Organen geringfügig, ausgehend vom → *Neijing* über den → *Pulsklassiker*. Die heute standardmäßig geltenden Achtundzwanzig Pulse in der TCM gehen auf Li Zhongli in dessen Werk *Bencao Yuanshi* (Ursprünge der Materia Medica), erschienen 1612, zurück.

Punkt	Hauptmeridian	Sondermeridian	Krankheit/Beschwerden
P6	Herzbeutel	Yinwei/	Herz, Brust, Magen
Mi4	Milz	Chong-Meridian	
Dü3	Dünndarm	Du-/	Hals, Schulter, Rücken,
Ga62	Gallenblase	Yangqiao-Meridian	innerer Augenwinkel
DE5	Dreifacher Erwärmer	Yangwei-/	Wangen, Mastdarmbereich,
Ga41	Gallenblase	Dai-Meridian	äußerer Augenwinkel
Lu7	Lunge	Ren-/	Kehle, Brust, Lunge
Ni6	Nieren	Yinqiao-Meridian	

Tabelle 2

Achtzehn Unverträglichkeiten *shiba fan*: in der Pharmakologie der TCM bekannte Unverträglichkeiten von medikamentösen Kombinationen untereinander, die in der jeweiligen Kombination zu schlimmen Nebenwirkungen führen würden: Radix glycyrrhizae mit Radix Euphorbiae Kansui, Euphorbia pekinensis Saliso, Flos genkwa oder Sargassum, Radix Aconiti mit Bulbus Fritillariae, Fructus Trichosanthis, Rhizoma Pinelliae, Radix Ampelopsis und Rhizoma Bletillae, Veratrum nigrum mit Radix ginseng, Radix Glehniae, Radix Salviae Miltiorrhizae, Radix Scrophulariae, Radix Sophorae Flavescentis, Herba Asari und Radix Paeonniae.

After: → Anus/Pomen.

Aktives Qi *qihua*: Sammelbegriff für die lebenswichtigen Funktionen der → inneren Organe, den Kreislauf und der Verteilung von → Qi und → Blut im ganzen Körper sowie u. a. die Regulierung des Wasserhaushalts im Bereich des → Dreifachen Erwärmers.

Akupressur *Zhizhen liaofa*: Eine alte Therapiemethode, bei der die Finger an Stelle von Nadeln zur Beeinflussung an bestimmten Stellen von Akupunkturpunkten eingesetzt werden. Diese Methode war bereits in der Volksmedizin der Jin-Dynastie (265 bis 420) bekannt und wird erstmals in einem aus dieser Zeit stammenden Klassiker *Zhou Hou Bei Ji Fang* (Vorschriften zur Soforthilfe in Notfällen, aus dem 3. und 4. Jh. n. Chr.) erwähnt, wo von der Behandlung eines bewußtlosen Patienten durch Fingerdruck auf Punkt 26 des Du-Meridians *renzhong* berichtet wird. In dem Ming-Klassiker *Zhenjiu Dacheng* (Großes Kompendium der Akupunktur) aus dem Jahre 1601 werden für diesen Punkt auch die Beeinflussung von weiteren Krankheitsbildern wie Epilepsie, Schock, Gesichtslähmung, Koma, Krämpfe bei Kindern u. a. erwähnt. Die Akupressur ist ein Teilgebiet der Massagetechnik (Tuina), die im Westen häufig von Angehörigen der Heilhilfsberufe praktiziert wird und vor allem in der Kinderheilkunde und bei „nadelscheuen" Europäern ihren Stellenwert hat.

Akupunktur *zhenjiu*: Behandlungsmethode, bei der Nadeln an verschiedenen Stellen in den Körper zur Behandlung von Krankheiten, Schmerzlinderung und -beseitigung u. a. eingeführt werden. In China seit über 2000 Jahren bekannt und angewandt. Neuere archäologische Funde lassen eine Rückführung der ersten Anfänge der Akupunktur bis in die frühe Steinzeit (bis etwa vor 10 000 Jahren) vermuten (z. B. Funde von nadelförmig geformten Steinspitzen im heutigen Duolun in der Inneren Mongolei). Die Akupunktur basiert u. a. auf einem theoretischen Fundament vom Fluß des → Qi durch die → Inneren Organe innerhalb des Meridiansystems, → der Pulse (zur Diagnosestellung), der Zuordnung von → Meridianen und → Akupunkturpunkten innerhalb eines Entsprechungssystems von → Yin und Yang, den → Fünf Elementen usw. Einzelne therapeutische Wirkungen in Zusammenhang mit bestimmten Erkrankungen und im Bereich bestimmter Körperorgane sind seit Jahrtausenden beobachtet und nachgewiesen worden. Erste systematische Darstellung der Akupunktur im ältesten Klassiker der TCM, dem → *Neijing*. Über die Wirkungsweise aus naturwissenschaftlicher und westlich-medizinischer Sicht liegen nur ansatzweise und sehr rudimentäre Erkenntnisse vor; therapeutische Einwirkungen über das Zentralnervensystem sind dabei am wahrscheinlichsten (u. a. neurale Kontaktimpulse zwischen Bereichen der Körperoberschicht wie Haut, Muskelgewebe und → inneren Organen). Kommt wegen ihrer nachgewiesenen Nebenwirkungenfreiheit auch zunehmend in bestimmten Fällen in der westlichen Medizin ergänzend zum Einsatz. Begriff: Der chinesische Begriff ist *zhenjiu* (eigentlich „Akupunktur und → Moxibustion"); seit dem 17. Jh. in Europa unter dem Begriff Akupunktur (lat. acus „Nadel" und pungere „stechen") bekannt. In allen vom chinesischen Kulturkreis beeinflußten Gebieten Ostasiens seit Jahrhunderten bekannt und angewandt.

Akupunkturfigur aus Bronze *zhenjiu tongren*: Akupunkturmodell aus Bronze, von dem Arzt → Wang Weiyi entworfen (1026) mit eingearbeiteten → Meridianen und Luo-Leitbahnen, wurde zu Lehr- und Demonstrationszwecken in der Ausbildung von Ärzten eingesetzt. Die Bronzefigur wurde dabei mit einer Wachsschicht versehen und mit Wasser angefüllt. Wurde eine Akupunkturstelle vorschriftsmäßig genadelt, trat aus der betreffenden Stelle sofort Wasser aus. War dies nicht der Fall, konnte kein Wasser heraustreten.

Akupunkturpunkte *xuewei*: bestimmte Stellen, an denen das Qi der inneren Organe und der Meridiane an die Körperoberfläche tritt. Im Krankheitsfall Anwendung von → Akupunktur und/oder → Moxibustion zur Einwirkung auf die betreffenden Punktstellen; führte zu einer Regulierung des Qi (Qistärkung/Tonisierung bzw. Qiabschwächung/Sedierung) bzw. des Blutes. Es gibt 361 klassische Akupunkturpunkte (der Vierzehn Regulären Meridiane), unter Einbezug der Außerregulären Punkte und denen des Ohrs kommt man auf insgesamt rund 2000 Akupunkturpunkte. In der klinischen Praxis werden allgemein jedoch nur 150 Akupunkturpunkte angewandt. Arten: a) Akupunkturpunkte der Vierzehn Regulären Meridiane, 361 Punkte insgesamt, nach der traditionellen Theorie. Die Akupunkturpunkte der Zwölf Hauptmeridiane verteilen sich symmetrisch auf der linken und rechten Körperhälfte. Akupunkturpunkte der beiden Außerregulären Meridiane (→ Ren- und Du-Meridian) kommen jeweils nur einmal vor und finden sich jeweils an der vorderen und hinteren Mittellinie des Körpers; b) außerreguläre, im Laufe der klinischen Praxis neu entdeckte Akupunkturpunkte, mit genau zugeordneten Punktstellen, jedoch nicht in der Akupunkturpunkteliste der Vierzehn Regulären Meridiane mit aufgenommen, c) → A-Shi-Punkte, besonders empfindliche Akupunkturpunktestellen bei Auftreten bestimmter Krankheiten, jedoch ohne genau zugeordnete Punktstellen und ohne spezielle Namen. Akupunkturpunkte der Vierzehn Regulären Meridiane werden nach bestimmten klinischen/therapeutischen Gesichtspunkten in verschiedene Kategorien eingeteilt. s. S. 20. Für jeden Akupunkturpunkt gibt es eine feststehende klinische Indikation, in der Regel erfolgt eine kombinierte Behandlung mehrerer ausgewählter Punktstellen mit zwischen fünf und fünfzehn Nadeleinstichen, Einstichtiefe in Abhängigkeit von den Besonderheiten der jeweiligen Punktstelle.

Akupunkturpunktinjektion *shuizhen liaofa*: eine Kombination aus TCM und Methoden der westlichen Schulmedizin: destilliertes Wasser oder Medikamente werden in geringer Dosis an bestimmten Akupunkturpunktstellen eingespritzt. Effektive Wirksamkeit kurzfristig nachgesagt.

Alarm-Punkte: → Mu-Punkte. Synonym auch Shu-Punkte.

Alchimie *liandanshu*: Im Altertum die Umwandlung von bestimmten Mineralien in wertvolle Arzneimittel, seit der Zhou-Zeit (11.–8. Jh. v. Chr.) und Qin-Zeit (221–207 v. Chr.) bis in die Zeit der Westlichen (265–316 n. Chr.) und der Östlichen Jin-Dynastie (317–420 n. Chr.); wohl früheste Vorläuferform der modernen naturwissenschaftlich orientierten Chemie auf dem chinesischen Festland.

Allgemeine Untersuchung *quanshen bianzhenfa*: in der TCM die Pulsfühlung. Der Puls mit seinen drei Pulsfühlungsstellen und seinen neun Flußzonen steht für den gesamten Körper; daher ist die Pulsfühlung in der TCM gleichbedeutend mit einer allgemeinen Untersuchung.

Analgesie: → Schmerzbehandlung.

Angeschwollene Lippen *chunzhong*: auf Grund einer Ansammlung von → Hitze in Milz oder Magen oder Lebensmittelvergiftung.

Anheben und Stoßen der Nadel *daozhen*: Eine der Nadelungstechniken in der Stärkung und Schwächung des Qi. *Qistär-kung*: wenn das Nadelungsgefühl sich beim Patienten einstellt, muß die Nadel langsam und sacht angehoben und dann schnell und mit Druck gestoßen werden. *Qiabschwächung:* die Nadel schnell anheben und dann langsam und sacht stoßen.

Anklopfen *qiao*: Nadelungsmethode in der Akupunktur durch Einsatz der → Sieben-Stern-Nadel oder Anwendung der → Pflaumenblütenakupunktur. Anklopfen kann mit schwächerem oder stärkerem Druck in Abhängigkeit von der allgemeinen Konstitution des Patienten und der Art der zu behandelnden Erkrankung geschehen; Dauer und Anzahl der Behandlungsgriffe bei einzelnen Patienten können unterschiedlich sein. Punktstellen hängen von der jeweiligen Erkrankung ab, dem Verlauf der Meridiane und der für die Behandlung vorgesehenen Akupunkturpunktstellen. Diese Behandlungsform wird insbesondere bei Frauen, Kindern oder besonders schmerzempfindlichen Patienten, bei Kopfschmerzen, Schlaflosigkeit, Störungen von Magen- und Darmbereich, chronischen Erkrankungen bei Frauen und bestimmten Erkrankungen der Haut angewandt.

Anus: → After/Pomen.

Apoplexie: → Schlaganfall.

Apotheke für die Wohlfahrt des Volkes *Taiping Huiming He Jiju*: Staatliche Einrichtung zum Vertrieb von Arzneimitteln unter der Song-Dynastie (960–1279).

Appendizitis *lanweiyuan* → Blinddarmentzündung: Nach Auffassung der TCM durch die Ansammlung von → feuchter Hitze auf Grund der Ansammlung von nicht weiterverarbeiteter Nahrung, Flußstau von → Qi und → Blut durch Einwirkung von übermäßiger → Hitze und → Kälte. Zur Behandlung Nadelung des Punktes Lanwei der → Außerordentlichen Meridiane.

Artimesia vulgaris: → Beifuß/Moxibustion.

Aschgrau-schwarzer Zungenbelag *huiheitai*: Diagnosemerkmal in der → Diagnostik der TCM, in Fällen innerlich bedingter → Kälte oder → Kaltfeuchte. Zunge ist in solchen Fällen blaßfarben mit feuchtem aschgrau-schwarzem Belag. Starke → Hitze und beeinträchtigtes → Qi liegen hingegen bei rot-trockener Zunge mit aschgrau-schwarzem Belag vor.

A-Shi-Punkte *A Shi Xue*: Besonders empfindsame Punkte, die bei bestimmten Erkrankungen in Erscheinung treten; haben keine besondere Lage (Punktlokalisation) und keine speziellen Bezeichnungen. Diese Stellen werden in der chinesischen Medizin deshalb A-Shi-Punkte genannt, weil der Patient Schmerzen wahrnimmt, wenn der Arzt seinen Finger an die betreffende Stelle legt, worauf der (chinesische) Patient dann mit dem Ausdruck „A Shi" („A ja!") reagiert. Diese Stellen können zur Diagnoseerstellung genutzt werden, denn nach Ansicht des Arztes Sun Simiao (581–682) soll man dort punktieren, wo sich derart empfindliche Reaktionen zeigen. Diese Punkte haben auch Bedeutung in der Systematik der → Muskelmeridiane.

Asthma *shichuan*: Entsteht durch vermehrte Krankheitseinflüsse in den Lungen, zeichnet sich durch schnelle kurze Atemzüge mit umfangreichen Sputumaustritt (Spucke) aus. Arten: a) Überschuß (*shi*) an Qi (hier und im folgenden im Sinne von „Luft" zu verstehen) auf Grund von Fehlfunktionen in der Lunge im abwärtssteigendem Atem, bedingt durch von außen kommenden kalten Wind oder Beeinträchtigung von → Schleimhitze. b) Mangel (*xu*) an Qi bei gestörter Nierenfunktion, so daß die Niere das ihr zugeführte Qi nicht aufnehmen kann.

Aufguß *chongfuji*: Arzneimittelextrakt wird zu einem Brei geformt, dem Zucker und weitere Geschmacksanteile zugesetzt werden, Weiterverarbeitung zu einer grobkörnigen Substanz. Einnahme mit kochendem Wasser.

Augen *yan*: In der TCM, aber auch in der chinesischen und den chinesisch beeinflußten Kulturen Asiens stellen die Augen das Fenster der Seele dar, aus denen auf den Charakter einer Person und im Volksglauben auch auf das zukünftige Schicksal der betreffenden Person geschlossen wird. So sind die Augen auch in der TCM ein Spiegel- oder Abbild des jeweiligen Gesundheitszustandes des Patienten, zumal auch alle Organe jeweils mehr oder weniger Einfluß auf die Sehfunktion der Augen ausüben. So ist ein eher trüber Blick mögliches Anzeichen für eine Erkrankung durch → Wind oder eine sonstige Qi-Mangelstörung. Übermäßiges Weiß in den Augen deutet auf → Hitze hin, geweitete Pupillen weisen auf eine schwere Erkrankung der Nieren, die an einem Qi-Mangel leiden, hin, während die Abneigung/Furcht vor ins Auge scheinendem hellem/grellem Licht ein Anzeichen für Nieren-Qi-Überschuß darstellt.

Äußere Erscheinung der inneren Organe *xiang*: Der Zustand der inneren Organe spiegelt sich in der äußeren Erscheinung des Patienten wider: a) Das Herz beherbergt den → Geist, der das → Gesicht (Gesichtsausdruck) beeinflußt; b) die Lungen beherbergen den → Geist des Lebens, und ihr Zustand manifestiert sich an Haut und Haar; c) die Nieren sind hinsichtlich ihres Zustandes an Haar und Kopf ablesbar und beeinflussen auch die Knochen; d) die Leber beherbergt die Seele (*hun*), beeinflußt die Fingernägel, Sehnen und Muskeln; e) Magen, Dünn- und Dickdarm, Harnblase und Dreifacher Erwärmer beeinflussen die Lippen, Fleisch und Muskeln. Organe, denen auch der Sitz bestimmter emotionaler Eigenschaften in der TCM zugeschrieben wird (→ Fünf Gemütszustände) erkranken, wenn eine bestimmte emotionale Störung vorliegt; andererseits drückt sich eine organische Störung auch jeweils in der betreffenden emotionalen Störung aus. Diese Störungen sind u.a. auch am Zustand der jeweiligen äußeren Erscheinung in bezug auf die betreffenden Organe festzustellen.

Äußere krankmachende Faktoren, sechs: → Sechs atmosphärische Einflüsse.

Äußerlich-innerer Orientierungssymptomkomplex in der Diagnostik der TCM *biaoli bianzheng*: weist auf die relative Lage einer von Krankheit betroffenen Körperstelle hin und den Krankheitsverlauf. a) Äußere Symptomkomplexe *biaozheng* sind von außen in die Körperoberfläche eingedrungene Einflüsse von → äußeren krankmachenden Faktoren; der Krankheitsverlauf ist in der Regel relativ milde und spielt sich vorzugsweise an der Körperoberfläche ab; Symptome sind u. a. Unverträglichkeit von Kälte und Wind, Fieber, Kopfschmerzen, verstopfte Nase, oberflächlicher Puls. b) Innere Symptomkomplexe *lizheng*: Krankheitsursache entweder auf Grund sich innerlich auswirkender, im Ursprung aber äußerer krankmachender Faktoren, wobei die inneren Organe direkt und unmittelbar in Mitleidenschaft gezogen werden. Nicht- oder Fehlfunktion der inneren Organe sind weitere mögliche Ursachen für innere Symptomkomplexe. Symptome: hohes Fieber, Durst, Delirium, Erbrechen, tiefer Puls. Allgemein gilt für Symptomkomplexe nach a) eine eher positive Krankheitsprognose und für solche nach b) eine weniger positive.

Außerordentliche Organe *qiheng zhi fu*: in der TCM das → Gehirn, → Knochenmark, → Knochen, → Blutgefäße und → Gallenblase. Ihre Bezeichnung rührt von der Eigenschaft her, zwar den Yang-Organen → Fu-Organen ähnlich zu sein, aber die Funktion von Yin-Organen → Zang-Organen auszuüben. Im Krankheitsfall werden nur die Organe, von denen sie in ihrer Funktion jeweils abhängen, behandelt. So können Störungen der Blutgefäße durch die Behandlung von Herz, Leber oder Milz behoben werden; ebenso Erkrankungen des Gehirns, des Knochenmarks oder der Knochen durch Einwirkung auf die Niere oder sonstige Punktstellen des Nierenmeridians.

Außerreguläre Punkte *jingwai qi xue*: Akupunkturpunkte, die in der langen Praxis der Akupunktur erst später erkannt wurden und für die es zwar feststehende Punktstellen gibt, die jedoch nicht in das System der 14 Regulären Meridiane eingebunden sind, sondern außerhalb derselben liegen.

B

Bauchhöhle *fu*: auch → Abdomen, die größte Körperhöhle, reicht vom Zwerchfell bis zum Becken und wird unterteilt in: große Bauchhöhle *da fu* von unterhalb des Zwerchfells bis oberhalb des Nabels und kleine Bauchhöhle *xiao fu* von unterhalb des Nabels bis zum Becken.

Befragung *wenzhen*: in der Diagnostik der TCM Fragenkatalog, wie er bereits von Zhang Jiebin (1563–1640) auf der Grundlage der dazu im → *Neijing* gemachten Ausführungen weiterentwickelt wurde: Fragen nach 1. Fieber und Fröstelm, 2. Schweißabsonderung, 3. Stuhlgang und Harnabfluß, 4. Schmerzen, Kopfschmerzen, 5. Appetit, 6. Durst, 7. Hörvermögen, 8. Abtasten der Brust, 9. frühere Erkrankungen, 10. Ursachen.

Beifuß (lat.: Artimesia vulgaris) *ai*: alte, bereits in der Magie verwendete Pflanze in Europa und Asien, auch „Mutter aller Pflanzen" (Mater herborum) genannt. Beschreibung: aufrecht wachsend, mehrjährig, zwischen 91 cm und 1,20 m groß, mit dunkelgrüner Blattfärbung. Blüten sind gelblichbraun, von Spätsommer bis Herbstmitte. Vorkommen: Ödland, Hecken, in Flußnä-

he in Europa und Asien. Anbau: wilder und künstlicher Anbau, schnell wachsend. Bestandteile: ätherische Öle, Harze, Absinthin (bitter schmeckend und verdauungsanregend). Anwendung: u. a. Appetitanregung, Mittel gegen Wurmbefall im Darmbereich, Insektenabwehr, Grundsubstanz der → Moxibustion in der TCM.

Ben-Cao-Pharmacopeia *Bencao*: 1. klassische Werke zur chinesischen Materia Medica (Pharmakologie), die bereits im Altertum aufgezeichnet wurden und später immer wieder kompiliert und neu herausgegeben wurden; 2. Allgemeinbezeichnung für Kräutermedizinen.

Berufsbild des Arztes (*vorrepublikanisches China*): Im vorrepublikanischen China, d. h. im China der Kaiser, ist das Berufsbild des Arztes (TCM) sozialgeschichtlich bedingt und hauptsächlich vom Konfuzianismus geprägt worden, der zum weitaus größten Teil das Gesellschaftsbild des vorrepublikanischen China als staatstragende Ideologie unter den jeweiligen kaiserlichen Dynastien (von einigen Ausnahmen abgesehen) beherrschte. a) Von der sozialen Wertung her hatte der Arzt vor der Einführung staatlicher Prüfungen für Ärzte (ab 1188) den Status eines „Handwerkers" in der vierstufigen Skala der „ehrenwerten Schichten" nach konfuzianischem Vorbild (1. Beamtengelehrte [Mandarine], 2. Bauern, 3. Handwerker, 4. Geschäftsleute). Geistige Arbeit wurde zum einen höher bewertet als körperlich-manuelle; andererseits rangierten die Bauern noch vor den Handwerkern in dieser Vierstufenskala wegen ihrer lebenswichtigen Funktion der Versorgung der Bevölkerung mit Nahrungsmitteln. b) Historisch läßt sich das Berufsbild des Arztes bis in die Shang-Dynastie (1766–1154 v. Chr.) zurückverfolgen und noch eher mit den Merkmalen eines Medizinmannes wegen der okkulten Praktiken in der Medizin dieser Zeit vergleichen. Spätere Differenzierung in Alchimisten, Priester (Schamanen). Zu Lebzeiten des Konfuzius (552–479 v. Chr.) wurde bereits zwischen dem „Zauberer" (*wu*) und dem „Arzt" (*yi*) unterschieden. Im 2. und 1. vorchristlichen Jahrhundert wurde mit dem Terminus *fangshi* als Sammelbegriff der Zauberer, Techniker, Apotheker und Mediziner bezeichnet. Besonders in dieser Zeit läßt sich die Eingruppierung der Ärzte in die Gruppe der Handwerker im Rahmen der bereits erwähnten gesellschaftlichen Vierstufenskala herleiten. Um 785 n. Chr. wurden auch Medizinstudenten zu den offiziellen literarischen Beamtenprüfungen zugelassen, ab 1188 wurden auch zunehmend Prüfungen in den medizinischen Fächern selbst durchgeführt. Dieser Gruppe der nunmehr „akademisch geprüften Ärzte", die man als *ruyi* (offiziell geprüfte Ärzte) bezeichnete, stand die Gruppe der „gewöhnlichen medizinischen Praktiker" *yongyi* sowie die Gruppe der „Wanderärzte" *chuanyi* in der sozialen Wertungsskala nachrangig gegenüber. Diese soziale Ausdifferenzierung des Ärztestandes blieb weitgehend bis zum Ende der letzten Kaiserdynastie der Qing-Zeit (1644 bis 1911) erhalten.

Beschleunigter Puls *cu mai*: rasender Puls mit unregelmäßig aussetzenden Pulsschlägen, in Fällen eines Übermaßes an → Hitze, dem Stillstand von Qi, Blut und → Schleim.

Beseitigung von „toxischem Feuer" *qu huo du*: Vorgang, bei dem toxische Anteile in medizinischen Pflastern oder in Flüssigkeit gegorene Arzneisubstanzen beseitigt werden: 1. ein gerade fertig zubereitetes medizinisches Pflaster oder eine in Flüssigkeit gegorene Arzneimittelsubstanz ist zur Verabreichung fertig, nachdem sie für einige Tage kühl gelagert wurde; 2. Einweichen eines gerade fertig zubereiteten medizinischen Pflasters in kaltem Wasser vor der Anwendung.

Bettnässen *yini*: Gilt als anormal, wenn es bei Kindern im Alter über drei Jahre auftritt oder bei Erwachsenen. Als Ursache wird ein Mangel an Nierenqi angesehen, was eine Schwäche der Harnblase und so eine Schwächung der Kontrolle des Harnabflusses bedingt.

Beweglicher Puls *dong mai*: schlüpfrig, schnell und zuckend, fühlbar bei starken und andauernden Angstgefühlen, Schmerzen, Fieber, schwangeren Frauen.

Bian Que (ca. 500 v. Chr.): auch unter dem Namen → Qin Yueren bekannt. Der erste Arzt der chinesischen Medizin, der in der frühen Literatur Erwähnung findet und nach Sima Qian, einem der maßgebendsten frühen Chronisten, ein berühmter Arzt dieser Zeit gewesen sein soll. Bian Que werden mehrere medizinische Klassiker, darunter auch das *Nanjing* (Klassiker der schwierigen Fragen zur Akupunktur und Moxibustion) zugeschrieben. Auf ihn soll auch die heute noch praktizierte Diagnostik der chinesischen Medizin zurückgehen, die folgende vier Bereiche umfaßt: 1. Feststellungen zum geistig-seelischen

Zustand des Patienten, dessen Gesichtsfarbe, Körperhaltung, Zungenbelag; 2. Abhorchen des Körpers auf Geräusche und Beriechen des Körpers (Körpergeruch); 3. Feststellungen zu eventuell vorliegenden Kopfschmerzen, sonstigen Schmerzempfindungen, Appetit usw.; 4. Abtasten des Körpers (Palpation), Dazu gehören: Pulsfühlung und Fingerdruck betroffener Akupunkturpunkte (→ Mu-Punkte/Rücken-Shu-Punkte) und sonstiger Körperstellen.

Bin Hus Studien zur Pulslehre *Bin Hu Maixue*: Standardwerk zur Pulslehre der TCM, verfaßt von Li Shizhen im Jahre 1564, in dem 27 Arten von Pulsen in ihrer jeweiligen Bedeutung für diagnostische Befunde detailliert beschrieben werden. s. S. 17 ff. → Themenorientierte Übersicht zu Kernthemen der TCM.

Bi-Syndrom *bi*: Schmerzen und Gefühllosigkeit in den Meridianen wegen mangelnder oder nicht erfolgter Zuführung von Qi und Blut. Gründe sind → Windkälte und Feuchtigkeit und ein geschwächtes → Verteidigungsqi. Haupterscheinungen sind Gelenkschmerzen, Schwellungen und Mißbildungen an den Gelenken; sie treten bei chronischen Erkrankungsfällen auf. Arten: 1. fortschreitendes Bi; 2. schmerzhaftes Bi (Gelenkschmerzen reagieren auf Wärmezufuhr und verschlimmern sich bei Kälte); 3. starres Bi; 4. fiebriges Bi: Empfindlichkeit, Schwellungen, Rötung der betroffenen Glieder, wobei eins oder mehrere gleichzeitig befallen sein können. → Fünf Bi-Syndrome. → Rheuma.

Bleichen *piao*: Vorgang, bei dem natürliche Ausgangsmaterialien von Arzneimitteln bei häufigem Wasserwechsel eingeweicht werden zur Beseitigung von Schmutz, Reduzierung toxischer Gehalte und ihres oft üblen Geruchs.

Blinddarmentzündung: → Appendizitis.

Blut *xue*: in der TCM anders als in der westlichen Medizin verstanden: rote Flüssigkeit, eine Yin-Substanz (hier bedeutet Yin „Körperinneres"), die durch die Transformation von fester und flüssiger Nahrung in Milz und Magen entsteht und aus den Nieren stammt. Blut und Qi gehören eng zusammen: Das Entstehen von Blut und dessen Kreislauf im Körper hängen vom Fluß des Qi ab, während der reibungslose Fluß des Qi und dessen Entstehen wiederum vom Blut abhängen. Blut und Qi gelten in der TCM als sich gegenseitig bedingende Einheiten mit jeweiligem Yin- bzw. Yang-Aspekt (z. B. was auch die Differenzierung von Menstruationsblut-Blut schlechthin angeht). In modernen chinesischen Standardwerken wird eine derartige Differenzierung jedoch häufig nicht mehr erwähnt.

Blutkammer *xueshi*: umfaßt den → Uterus, die → Leber und den Bereich des → Chong-Meridians. Mit diesem Begriff wird also ein bestimmter Funktionskreis, hier der des Blutes, in der TCM umschrieben.

Brei *gao*: 1. innere Anwendung: Arzneimittelsubstanzen werden zunächst in Wasser ausgekocht, der als tatsächliche Arznei einzunehmende Rest herausgefiltert, mit Honig oder grobkörnigem Zucker angereichert und dann breiförmig verabreicht.

Meist bei chronischen Erkrankungen angewandt. 2. äußere Anwendung: Sesamsamenöl, Baumwollsamenöl oder Erdnußöl wird mit Bienenwachs versetzt und erhitzt; beim Erhitzen wird die Arzneimittelsubstanz in Form feinen Pulvers zugeführt und nach dem Abkühlen kräftig umgerührt. Der so hergestellte Brei wird zur Behandlung von Hauterkrankungen oder Eiterbildung angewandt.

Buch der Wandlungen *Yijing*: einer der späteren Fünf Konfuzianischen Klassiker, ursprünglich zur Orakelbefragung und Wahrsagerei eingesetzt. Es enthält 64 Symbolhexagramme, denen tiefschürfende und bedeutsame Aussagen zugeschrieben werden. Dieser Klassiker enthält u. a. eine Reihe von Aussagen zu → Yin und Yang, die auch in der späteren rationalen Ausprägung der TCM, in deren Theorieüberbau eine wichtige Rolle spielen und u. a. für die Systematik der → Inneren Organe, → Meridiane usw. eine bedeutsame Rolle spielen. Von Richard Wilhelm in den 20er Jahren dieses Jahrhunderts erstmals ins Deutsche übersetzt und kommentiert.

Büro für medizinische Fachbücher *Xiaozheng Yishuju*: staatliche Behörde zur Sammlung, Herausgabe und Veröffentlichung medizinischer Fachtexte zur TCM unter der Song-Dynastie (960–1279).

C

Cardia: → Mageneingang/Kardia.

Chen Shigong (1555–1636): berühmter Chirurg und Verfasser des *Waike Zhengzong* (Standardlehrbuch zur Chirurgie), das 1617 erschien und in dem ein ethischer Kodex für Ärzte, → Fünf Verbote, enthalten ist.

Chinesische Kräutermedizin *zhongcaoyao*: Sammelbegriff für pflanzliche Arzneimittelsubstanzen der klassischen Pharmakologie in der TCM, die in der einschlägigen pharmakologischen Literatur der TCM verzeichnet und in Apotheken verkäuflich sind, sowie für die → Kräutermedizinen der chinesischen Volkstradition.

Chirologie: → Handdiagnose.

Chirurgie *waike*: nimmt in der TCM eine bemerkenswerte Randstellung ein: In der mehrtausendjährigen Geschichte der TCM und ihrer Literatur werden chirurgische Eingriffe selten erwähnt: Hua Tuo (141 bis 212) war wohl der erste chinesische Arzt, von dem berichtet wurde, daß er nicht nur Akupunktur und Moxibustion beherrschte, sondern auch Operationen am Menschen unter Einsatz von medikamentösen Betäubungsmitteln durchgeführt hat. Auch → Chen Shigong war als Chirurg bekannt. Ansätze zur Entwicklung einer Chirurgie wie in der Medizin des Westens hat es immer wieder gegeben, sind aber nie konsequent verfolgt worden – aus ähnlichen Gründen, die auch sonst das Entstehen einer Naturwissenschaft wie der des Westens im chinesischen Kulturkreis auf Grund soziokultureller Faktoren verhindert haben. Wesentlich dafür, daß die Chirurgie in der TCM keinen eigenständigen Stellenwert gefunden hat, war die konfuzianisch geprägte Pietät vor den Ahnen, wonach der eigene Körper eine Leihgabe war und daher nicht „verstümmelt" werden durfte. Eine exakte Pathologie und die Sektion an Leichen hat sich in China nicht durchsetzen können. Viele der Aussagen der TCM zu der Funktion (Physiologie) der inneren Organe beruhen auf äußeren, dafür aber sehr exakten Beobachtungen im Sinne einer Erfahrungswissenschaft, die zu dem bekannten theoretischen Überbau der TCM führten. In der heutigen Zeit werden Erkenntnisse und Techniken aus den heilkundlichen Systemen des Westens und des Ostens kombiniert und kommen im Rahmen einer Wissenschaftssynthese im ostasiatischen Raum zum Zuge. Der gesamte wesentliche theoretische Überbau der TCM, der vor allem in Zusammenhang mit der Entwicklung von Akupunktur und Moxibustion zu einer rational-empirisch fundierten Erfahrungswissenschaft entstanden ist, beruht darauf: Eine medizinische Disziplin ist „Innere Medizin", ohne wesentliche chirurgische Eingriffe von außen. Die Chirurgie ist nichtkanonmäßiges Teilgebiet der klassischen TCM und eine „Äußere Medizin" in ebendiesem speziellen Sinne (wie der Name *waike* = „Äußeres Gebiet der medizinischen Wissenschaft" schon deutlich macht).

Chong-Meridian *chongmai*: eigentlich „alles durchlaufender Meridian", weil dieser Meridian sich mit allen anderen Meridianen kreuzt. Einer der → Acht Außeror-

dentlichen Meridiane. Er entspringt wie der → Ren-Meridian im Uterus-Bereich. Krampferscheinungen und Unterleibsschmerzen sind Anzeichen von Krankheiten in diesem Meridianbereich.

Cun: 1. chinesisches Längenmaß, entspricht 3,33 cm für die Einstichtiefe von Akupunkturnadeln.
2. Verhältnismaßeinheit des menschlichen Cun zur Abmessung der Knochen *tongshen cun*, wobei Breite und Höhe der verschiedenen Körperbereiche in genau festgelegte gleiche Anteile untergliedert werden. Jede dieser Unterteilungen stellt eine entsprechende Cun-Zone dar. Die Höhe eines Cun ist daher von Patient zu Patient verschieden.
3. Die Ausdehnung zwischen den Enden der Knickfalte der Zwischengelenkstellen eines gebogenen Mittelfingers.
4. Eine der drei Pulsfühlungsstellen (cun, → Guan, → Chi) an der Radialarterie des Handgelenks, wo der Arzt mit der Spitze des Zeigefingers den Puls fühlt. Am linken Handgelenk ist an der Cun-Stelle der Herzpuls fühlbar, am rechten Handgelenk der Puls der Lunge (→ Pulsfühlung).

D

Daifu: 1. Beamtentitel im kaiserlichen China; 2. Bezeichnung für einen Arzt der TCM im nördlichen China der Kaiserzeit.

Dai-Meridian *daimai*: wörtlich eigentlich „Gürtelmeridian". Einer der → Acht Außerregulären Meridiane, verbindet alle anderen Meridiane miteinander und verläuft um die Hüfte. Klinisch indiziert ist dieser Meridian bei Unterleibsschmerzen, Schwäche, Schmerzen im Lendenbereich, übermäßigem weißen Scheidensekret.

Daixia-Medizin *daixia yi*: altertümliche Bezeichnung in der TCM für die Frauenheilkunde und Geburtshilfe.

Damm *huiyin* (entspricht „Perineum", also „Raum zwischen After und Genitalien"): Akupunkturpunktname für Ren1, wo alle Yin-Meridianen zusammentreffen (daher auch „Aufeinandertreffen von Yin" bei *huiyin*), indiziert bei aussetzender Menstruation, Bettnässen, behindertem Urinabfluß u. a.

Dao: vieldeutiger philosophischer Begriff des chinesischen Daoismus; in der klassischen Literatur der TCM (z. B. vor allem im *Neijing*); das oberste Natur- und Ordnungsprinzip von Kosmos und Universum, in das der Mensch eingebunden ist. Die Befolgung der Gesetzmäßigkeiten des Dao verheißt Gesundheit und ein langes Leben. Der Körper des Menschen ist in Bau und Funktionalität ein Abbild des Makrokosmos, für das die gleichen Gesetzmäßigkeiten wie in der Natur gelten. So wird die Funktion bestimmter innerer Organe mit den Fünf Geschmäckern, den Fünf Elementen, Yin und Yang usw. in Verbindung gebracht. Verstöße gegen das Dao in der menschlichen Lebensweise gelten als Verletzung des Harmonieprinzips der Natur, was zu Störungen (Krankheit) führen kann; Yin und Yang müssen sich im Gleichgewicht zueinander befinden, um Gesundheit zu erlangen. Die Harmonie in Form des Gleichgewichts zwischen Yin und Yang muß wiederhergestellt werden, wenn Gesundheit vorhanden sein soll (vgl. *Neijing Suwen*, Kap. 1–5).

Diabetis *xiaokebing, tangniaobing*: in der TCM mit zwei Begriffen: 1. Verschwendende und durstende Erkrankung *xiaokebing;* 2. Zucker-Urin-Krankheit *tangniaobing*. Insgesamt drei Arten: obere, mittlere und untere Diabetis in Abhängigkeit von den drei Symptomen Durst, Hunger und krankheitsbedingte erhöhte Harnausscheidung.

Diagnostik: → Zehn Punkte der Untersuchung/Pulsfühlung, vgl. auch S. 17ff. Themenorientierte Übersicht zu Kernthemen der TCM.

Diät-Therapie *shizhi*: Einnahme von Nahrungsmitteln zur Behandlung von Krankheiten oder zur Kräftigung der Körperkonstitution.

Dickdarm *dachang*: eines der sechs → Fu-Organe mit den Hauptaufgaben der Aufnahme von Flüssigkeitsanteilen, die aus dem Bereich des → Dünndarms kommen, und der Umwandlung der restlichen Nahrungsanteile in auszuscheidende Fäkalien. Im Falle eines „herabsteigenden" Qi (im Normalfall steigt das Qi des Dickdarms nach oben) ist die Funktion des Dickdarms gestört (Durchfall und Verstopfung).

Direkt miteinander konfrontierte Komponenten *xiangfan*: eine der → Sieben Formen der gegenseitigen Beeinflussung; höherer Grad von Unverträglichkeit medikamentöser Komponenten in einer Rezeptur; Kategorie in bezug auf → Einander-

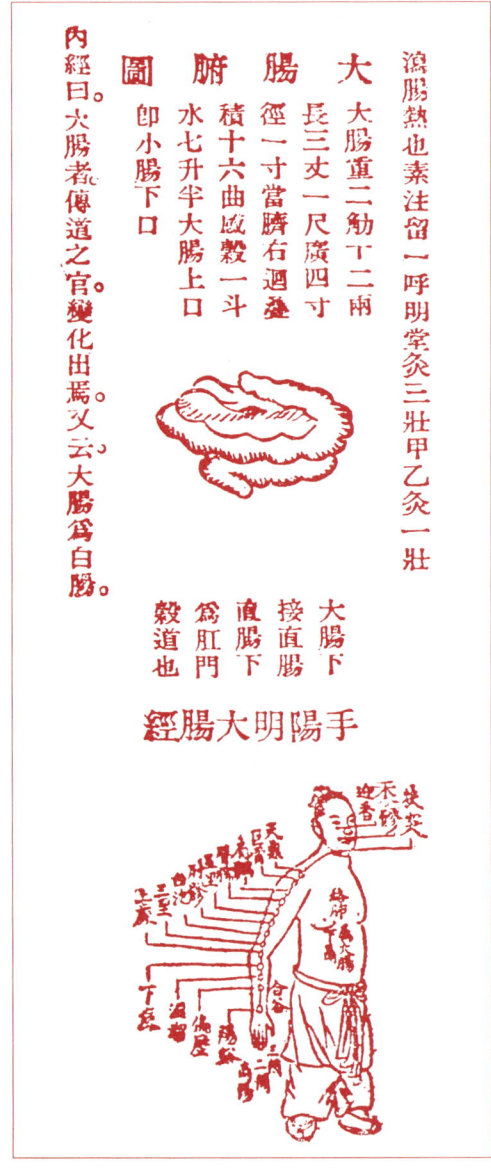

Abbildung 1
Traditionelle Darstellung von Dickdarm
und Dickdarmmeridian Hand-Yangming.
Der Dickdarm ist das korrespondierende
Fu-Organ der Lunge. Abb. aus: Zhenjiu
Dacheng, Schriftrolle 8, S. 7

Abstoßen. Die Unverträglichkeit besteht darin, daß die Wirkung der einen medikamentösen Komponente zu unerwünschten Nebenwirkungen bezüglich der Wirkungsweise der anderen führt.

Direkte Moxibustion *zhijiejiu*: Auftragen des angezündeten Moxakügelchens über der betreffenden Punktstelle. Zwei Techniken: a) Schröpfen: die Haut wird leicht angebrannt zur Bildung von Blasen und kleinen Geschwüren mit verbleibenden Narben, indiziert bei chronischen Erkrankungen wie Asthma. Diese Technik wird jedoch wegen der damit verbundenen Schmerzen und Narbenbildung immer seltener angewendet. b) Nichtschröpfende Technik: Das Moxakügelchen wird entfernt, nachdem es bis zur Hälfte abgebrannt ist. Bei Asthma, chronischem Durchfall, Verdauungsstörungen.

Direkter Angriff *zhi zhong*: direkter Befall der drei Yin-Meridiane durch die äußeren krankmachenden Faktoren im Gegensatz zu der sonst angenommenen Weiterleitung durch die zuerst befallenen Yang-Meridiane; auch direkter Befall der Inneren Organe durch die äußeren krankmachenden Faktoren.

Doppelzunge *chongshe*: eine zungenähnliche Anschwellung im Bereich der unteren Zungenvenen auf Grund eines Blutflußstaus. Ursachen für die Ansammlung von Hitze im Herzen und in der Milz oder der Windaussetzung des Patienten werden in zu starkem Trinkgenuß gesehen.

Drahtiger Puls *xian mai*: stark und gespannt, fühlt sich an wie die gespannten

Zone	Unterbezirk	Lokalisation der Pulsfühlungsstelle
oben	Himmel	Zwei Pulsarterien am Vorderkopf, z. B. an den Punktstellen der Taiyang-Meridiane fühlbar
oben	Erde	Zwei Pulsarterien an den Wangen (z. B. Di 16)
oben	Mensch	Pulsarterie vor dem Ohr, z. B. DE 21
Mitte	Himmel	Pulsarterie des Hand-Taiyang-Lungenmeridians, z. B. Cunkou (Pulsfühlungsstelle an der Radialarterie der Hand)
Mitte	Erde	Pulsarterie des Hand-Yangming-Dickdarmmeridians, Di 4
Mitte	Mensch	Pulsarterie des Hand-Shaoyin-Herzmeridians, He 17
Unten	Himmel	Pulsarterie des Fuß-Jueyin-Lebermeridians, Le 3
Unten	Erde	Pulsarterie des Fuß-Shaoyin-Nierenmeridians, Ni 3
Unten	Mensch	Pulsarterie des Fuß-Taiyin-Milzmeridians, Mi 11

Tabelle 3

Saiten eines Musikinstruments. Bei Leberkrankheiten und starken Schmerzen.

Drei Behandlungsmethoden *sanfa*: Schwitzen *hanfa*, Erbrechen *tufa*, Gabe von Abführmitteln *xiafa*; durch Gabe von Medikamenten: schweißtreibende Mittel wie Hidrotika u. a. Methoden ursprünglich aus der Volksmedizin.

Drei Grade – oberer, mittlerer und unterer *sanpin, shang-/zhong-/xiapin*: Einteilung von Medikamenten hinsichtlich ihres toxischen Inhalts und darauf abgestufter Dosierung im Altertum: Dem oberen Grad *shangpin* zugeordnet werden solche, die als nichttoxisch gelten und über einen längeren Zeitraum hinweg in größeren Dosierungen ohne beeinträchtigende Nebenwirkungen eingenommen werden können. Dem mittleren Grad *zhongpin* werden Substanzen zugeordnet, die zurückhaltend eingenommen werden sollten und die Beeinträchtigungen der Gesundheit beseitigen können. Toxische, nicht über einen längeren Zeitraum hinweg einnehmbare Substanzen werden dem unteren Grad *xiapin* zugerechnet; sie können krankmachende Kälte und Hitzefaktoren beseitigen.

Drei-Kanten-Nadel *sanlengzhen*: Akupunkturnadel mit dreieckförmigem Nadelkopf und scharfer Spitze zur Herbeiführung von Blutaustritt.

Drei Körperzonen und Neun Unterbezirke *sanbu jiuhou*: eine der klassischen Methoden zur Lokalisation von → Pulsen im Rahmen der Pulsdiagnose, *sanbu jiuhou* genannt. Bereits in dem wohl ältesten Werk zur TCM, dem → *Neijing* in der „Abhandlung über die Drei Körperzonen und die Neun Unterbezirke" (*Neijing Suwen, Sanbu Jiuhou Lun*, Kap. 20) erwähnt. Der Verlauf des Pulses im Körper wird – auf die Konstitution des menschlichen Körpers bezogen – in eine obere, mittlere und untere Zone eingeteilt. Innerhalb dieser drei Zonen *shangbu, zhongbu, xiabu* werden jeweils wieder drei verschiedene Unterbezirke *hou*

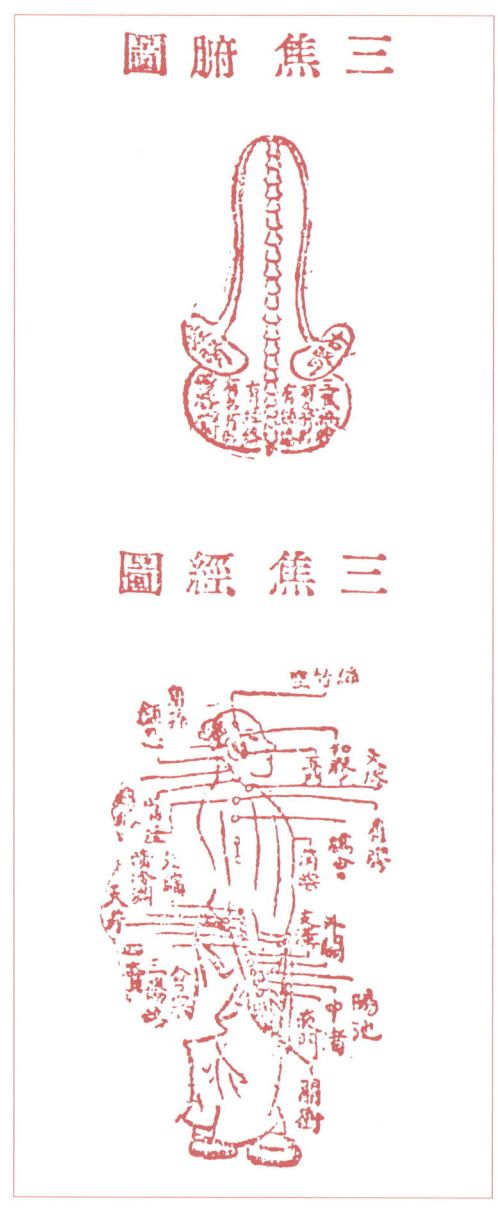

Abbildung 2
Traditionelle Darstellung des Dreifachen
Erwärmers und des Dreifachen-Erwär-
mer-Meridians Hand Shaoyang. Abb. aus:
Zhenjiu Dacheng, Schriftenrolle 8, S. 54.

angegeben mit den Bezeichnungen „Himmel" *tian*, „Erde" *di* und „Mensch" *ren*. Dieses Bezeichnungssystem entspricht der damaligen Ordnungsvorstellung von Kosmos und Universum im alten China, wonach der Mensch zwischen Himmel und Erde stehe, der Himmel alles erschafft und die Erde das vom Himmel Erschaffene hervorbringe, der Mensch aber das Höchste sei, was der Himmel erschaffen und die Erde hervorgebracht habe. Diese den drei Zonen jeweils zugeordneten neun Unterbezirke (3 x 3 = 9) haben in der Diagnostik des Pulses die in Tabelle 3 beschriebenen Entsprechungen.

Diese Einteilung der Lokalisationspunkte zur Pulsfühlung ist in der klassischen Literatur der TCM zwar erwähnt, zwischenzeitlich aber durch neuere Erkenntnisse als überholt zu betrachten und wird in der modernen Literatur zur TCM nur noch als eine solche „klassische Vorläufervariante" erwähnt → Pulse.

Drei Körperzonen und Neun Unterbezirke, Methode der Pulsfühlung
sanbu jiuhou: 1. → Drei Körperzonen und Neun Unterbezirke, Methode der Pulsfühlung in der klassischen Tradition des → *Neijing*; 2. Pulsfühlungsstellen am Handgelenk: Cun, Guan, Chi; Pulsfühlung mit drei verschiedenen Arten des Fingerspitzendrucks: oberflächlich, Mitte und tief. Entspricht einer allgemeinen und umfassenden Untersuchung in der Diagnostik der TCM. → Pulsfühlung.

Dreifacher Erwärmer *sanjiao*: eines der Sechs → Fu-Organe, eher als Funktionskreis denn als eine tatsächliche Organeinheit in der TCM zu verstehen; auf dem

Hintergrund anatomischer und physiologischer Erkenntnisse der westlichen Medizin hat man verschiedene Deutungsversuche vorgeschlagen: a) Bauchhöhle mit Brust-, Unterleibs- und Beckenhöhle, b) Lymphatisches System, c) Bauchfell (Omentum), d) Bezeichnung für eine anatomisch nicht vorhandene organische Einheit, allerdings Übereinstimmung in der Auffassung, daß der Dreifache Erwärmer sich auf funktionale Bereiche der Bauchhöhle bezieht und nicht auf bestimmte Organe. Dem → *Neijing* zufolge ein Abwassersystem ohne besondere Form, nach dem → *Klassiker der Schwierigkeiten* das sechste Yang-(Fu-) Organ zur funktionalen Unterstützung verschiedener Erscheinungsweisen des → Qi im Körper. In der TCM wird die Auffassung vertreten, daß der Dreifache Erwärmer für die Umwandlung und die Weiterleitung von Nahrungssubstanzen zuständig ist (Erwärmer oder Brenner für *jiao* mit der Vorstellung aus Energie gewonnener Wärme) sowie für die Beseitigung von ausgeschiedenen Restsubstanzen. Der Dreifache Erwärmer umfaßt drei Bereiche: a) den oberen Erwärmerbereich *shangjiao*, der dem Brustkorb entspricht, wo Herz und Lungen für die Weiterleitung von Qi und Blut in alle Teile des Körpers sorgen; b) den mittleren Erwärmerbereich *zhong jiao* mit Milz, Magen in der Oberbauchgegend mit der Funktion von Nahrungsaufnahme und -verdauung; c) den unteren Erwärmerbereich *xiajiao* mit Nieren und Harnblase zur Regulierung des Flüssigkeitsgehaltes im Körper. In der Akupunktur ein eigener Meridian, obwohl der Bezug auf ein konkretes, anatomisch tatsächlich vorhandenes inneres Organ fehlt. Der Meridian des Dreifachen Erwärmers steht in Verbindung mit

dem Herzbeutelmeridian. Hauptsächliche Erkrankungsanzeichen für den Bereich des Dreifachen Erwärmer-Meridians sind: Unterleibsblähungen, Ödeme, Taubheit, Anschwellen der Wangen, trockener Hals u. a. Da die TCM in ihrer theoretischen Konzeption am ehesten als eine energetische Medizin im Sinne des zentralen Verständnisses von → Qi zu verstehen ist, faßt man den Begriff des Dreifachen Erwärmers am besten als einen organischen Funktionskreis von Qi auf, der die verschiedenen Erscheinungsweisen des Qi in den verschiedenen Bereichen der inneren Organe integriert.

Drei wertvolle Schätze *sanbao*: → Lebenskraft *jing*, Qi und → Geist *shen*, voneinander in wechselseitiger Abhängigkeit und ausschlaggebend für Leben und Tod.

Dreizehn medizinische Fachgebiete *sanshi ke*: Die TCM gliederte sich zu Zeiten der Yuan- (1280–1368) und der Ming-Dynastie (1368–1644) in folgende Fachgebiete: Innere Medizin, Medizin der „verschiedenen Gebiete", „Wind"-Medizin, Kinderheilkunde und Geburtshilfe, Augenheilkunde, Mundschleimhaut- und Zahnheilkunde, Rachenheilkunde, Orthopädie, Traumatologie, Akupunktur, Moxibustion, „Wunschmedizin" und in der damaligen TCM-Literatur noch nicht erwähnte Krankheiten (Yuan-Zeit, 1271–1368). Die dreizehn Spezialgebiete der Ming-Dynastie (1368–1644): Innere Medizin, Kinder- und Frauenheilkunde, Karbunkel- und Geschwürheilkunde, Akupunktur und Moxibustion, Augen-, Mundschleimhaut-, Zahn- und Rachenheilkunde, Fieberkrankheiten, Orthopädie, Schwert- und Bogenwunden (Militär- bzw.

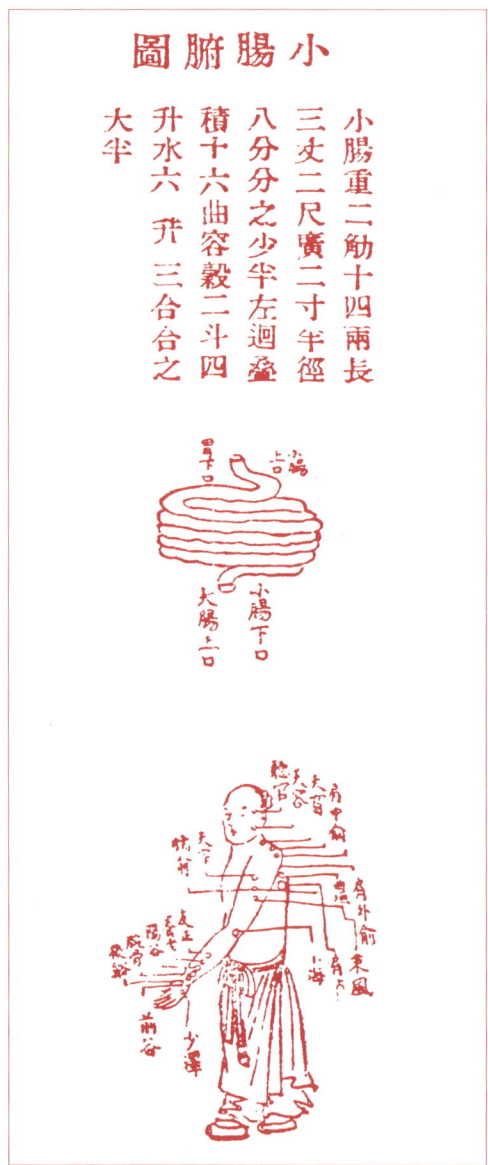

小腸腑圖

小腸重二觔十四兩長
三丈二尺廣二寸半徑
八分分之少半左迴疊
積十六曲容穀二斗四
升水六升三合合之
大半

胃下口
上焦
大腸上口
小腸下口

Kriegsmedizin), Massage und „Wunsch-medizin".

Du-Meridian *dumai*: einer der → Acht Außerregulären Meridiane; eigentlich „regierender Meridian"; wird so bezeichnet, weil er alle Yang-Meridiane „beherrscht". Krankheitsanzeichen dieses Meridians sind: steifes Rückgrat und dessen Schmerzhaftigkeit, anormale Rückwärtsbeugung des Kopfes und damit verbundene Überstreckung von Rumpf und Extremitäten, Kopfschmerzen.

Dünndarm *xiaochang*: Eines der sechs → Fu-Organe. Hauptaufgabe des Dünndarms ist die Durchführung des Verdauungsprozesses, indem der Dünndarm die Nahrungssubstanzen aufnimmt sowie eine kleinere Menge an Flüssigkeit. Die Verdauungsüberreste sowie der größere Anteil an Flüssigkeit werden an den → Dickdarm weitergegeben, wo sie in Fäkalien umgewandelt werden. Die TCM hat früher angenommen, daß Urin im Dünndarm hergestellt und auch von hier ausgeschieden wird.

Durchweichter Puls *ru mai*: Sanft, oberflächlich und fadenförmig, wie ein an der Wasseroberfläche strömender Faden, bei leichtem Fingerdruck spürbar. Hinweis auf → Feuchtigkeit oder Qi- und Blutschwäche.

Abbildung 3
Traditionelle Darstellung von Dünndarm und des Dünndarmmeridian Hand Taiyang. Der Dünndarm ist das korrespondierende Fu-Organ des Herzens. Abb. aus: Zhenjiu Dacheng, Schriftenrolle 8, S. 25.

E

Eigenschaften und Geschmäcker von Arzneimitteln *qiwei*: Sammelbegriff für die vier Eigenschaften und die fünf Geschmäcker von Arzneimitteln.

Einander abstoßend *xiangwu*: eine der → Sieben Formen der gegenseitigen Beeinflussung; ein höherer Grad an Unverträglichkeit von medikamentösen Komponenten einer Rezeptur als die Kategorie der → milden Unverträglichkeit; nicht mehr harmlos, führt zu unerwünschten Nebenwirkungen.

Einführungsrohr *guanzhen*: zusätzliches Instrument in der Akupunktur, das die Einführung der Nadel in die betreffende Punktstelle erleichtert. Durch dieses kleine dünne Plastikrohr gleitet die Nadel ohne Hinderung an die betreffende Punktstelle. Die Nadel wird dann mit dem Vorderfinger geschoben und leicht angeklopft, bis sie an der entsprechenden Stelle eindringt. Für den Patienten schmerzlos nach der Nadeleinführung. Größe und Länge des Einführungsrohrs hängen von der jeweiligen Größe und Länge der verwendeten Nadel ab.

Eingeengter Puls *lao mai*: tiefsitzender, starker und leicht gespannter Puls, der nur durch starken Fingerdruck fühlbar ist und in der Regel auf Verbreitung von Kälte im Körperinneren hinweist.

Einpflanzen der Nadel *liuzhen*: Methode der Nadeleinführung unter die Haut mit 1. einer speziellen Nadel, ca. 0,3 cm lang und mit einem Nadelkopf ähnlich dem einer Reißzwecke, speziell für die Ohrenakupunktur einsetzbar, 2. einer kornförmigen, ca. 1 cm langen Nadel, deren Kopfform einem Weizenkorn ähnlich ist; u. a. zur Nadelung von empfindlichen Körperstellen. Die Dauer des Nadelverbleibs (*liu zhen* heißt wörtlich „verbleibende Nadel [nach deren Einführung]") ist von der jeweiligen Jahreszeit abhängig: im Sommer bei Schweißabsonderung zwischen 1–2 Tagen, im Herbst und Winter Verbleib der Nadel länger als 2 Tage. Diese Methode der Nadelung ist vor allem indiziert bei chronischen Erkrankungen der inneren Organe sowie sonstigen chronischen und schmerzhaft verlaufenden Erkrankungen.

Einweichen *pao*: Vorgang, bei dem natürliche Ausgangsmaterialien von Arzneistoffen in Wasser eingelegt werden zur Beseitigung von Rinde u. a.

Einzelgänger *danxing*: eine der → Sieben Formen der gegenseitigen Beeinflussung; Medikamente, die nur dann die erwünschte therapeutische Wirkung erzielen, wenn sie einzeln und nicht in kombinierter Form im Rahmen einer Rezeptur verabreicht werden.

Elektroakupunktur *dianzhen*: Methode der Akupunktur, bei der Elektrizität zur Punktstimulation eingesetzt wird. Der französische Arzt Louis Berlioz war der erste, der 1816 über die stimulierenden Effekte der Elektroakupunktur berichtete. 1825 wurde in Frankreich durch Sarlandière diese Methode zur Behandlung von Gicht und Rheuma eingesetzt. In den zwanziger Jahren wurde von Niboyet gezeigt, daß die Akupunkturpunktstellen Bereiche mit niedriger elektrischer Ladung darstellen. Ist ein Organ oder Gewebe im tiefen Körperinneren von Krankheit betroffen, zeigt sich an den entsprechenden Akupunkturpunktstellen an der Körperoberfläche eine veränderte elektromotorische Wirkung. Seitdem sind verschiedene elektrische Apparaturen auf dem Markt, um den elektrischen Widerstand an der Hautoberfläche zu messen und auf die Akupunkturpunktstellen einzuwirken. In Deutschland wurde von R. Voll eine Elektroakupunkturapparatur entwickelt, die nach diesem Prinzip arbeitet. In Japan entwickelte Nakatani (1950) eine ähnliche Apparatur nach dem gleichen Funktionsprinzip, die er *Ryodoraku* nannte.

Elterliches Qi *zong qi*: entsteht aus dem → reinen Qi der Atmosphäre und dem → Nahrungsqi der Nahrungssubstanzen und ist im Brustkorb gespeichert. In der Hauptsache werden mit diesem → Qi Herz und Lungen mit Energie versorgt und deren Funktionen in Gang gehalten.

Endorphine: 1970 in China an Kaninchen durchgeführte Experimente ergaben Hinweise auf bestimmte schmerzreduzierende Substanzen, die vom Gehirn- und Rückenmark eines Versuchstieres auf ein anderes übertragen wurden. 1975 haben amerikanische und britische Forscher die Existenz morphinähnlicher Substanzen im Bereich des Zentralnervensystems und anderer Körperbereiche bestätigt. Diese Substanzen werden Endorphine (von *endogen*, „innen" und *phin* in „Morphin") genannt. Bei Patienten mit chronischen Schmerzen ist der Endorphingehalt im Bereich der Gehirn- und Rückenmarkflüssigkeit gering.

Der Einsatz von Akupunktur erhöht den Endorphinanteil und wirkt daher schmerzblockierend.

Entschlackungsschule *gongxia pai*: Einsatz von Arzneimitteln mit schweißtreibender, den Brechreiz anregender und abführender Wirkung. Der Arzt Zhang Zihe (1156–1228) führt diese Methode ein.

Epilepsie *xiandian*: in der volkssprachlichen Ausdrucksweise früher auch als *yangxianfeng* (Schafswahnsinn), *yangjiaofeng* (Wind der Schafsbockhörner) oder *zhutoufeng* (Schweinekopfwind) bezeichnet. Der volkstümlichen Vorstellung zugrunde liegen Erscheinungen von Krämpfen, Schaum vor dem Mund und unkontrolliert artikulierten Lauten, wie sie auch im Alkoholrausch (*zhutou* ist ein bei Alkoholgenuß eingenommenes Gericht) auftreten; weiterhin die krummgebogenen Schafsbockhörner sowie Winde, die als Taifune und wahre Naturkatastrophen das Land heimsuchen. In schamanistischen Kreisen Chinas galten Epileptiker als Priester und waren z. T. hoch angesehen. Im 48. Kapitel des → *Neijing Suwen* wird die Epilepsie als eigentliches Krankheitsbild noch nicht ausdrücklich erwähnt, dort ist vor allem von Krämpfen und Fällen von Bewußtlosigkeit die Rede, die auch andere als rein epilepsiebedingte Ursachen haben können. Erst im *Qianjin Yaofang* „Buch der Tausend Goldenen Rezepte" von → Sun Simiao aus dem Ende des 7. Jh. findet sich erstmals der Ausdruck *xiandian* für das eigentliche Krankheitsbild der Epilepsie. – In der VR China ist die medizinisch-soziale Versorgung von Epileptikern unzureichend; Sterilisation von Patienten sollen auf Veranlassung mancher Provinzregierungen in einigen Teilen Chinas (wegen der angenommenen Vererbbarkeit) vorgekommen sein. Behandlung durch Akupunktur der Punkte Du26, Ren15, Le3 zur Wiederbelebung aus Ohnmacht bzw. Ruhigstellung und Erholung des Patienten.

Erde *tu*: eine der → Fünf Wandlungsphasen, die → Milz symbolisierend, wird als das Element betrachtet, von dem alles stammt. Nach der Theorie der → Fünf Wandlungsphasen bringt die Erde (Milz) das Metall (Lunge) hervor, reagiert auf Wasser (Nieren) und überwindet das Holz (Leber). → Fünf Wandlungsphasen.

Erde-nährende Schule *butupai*: Li Dongyuan (1180–1225) vertrat die Ansicht, daß Krankheiten in der Hauptsache durch „innere Verwundungen" der Milz und des Magens (denen das Element der Erde zugeordnet wird) entstehen, vor allem durch übermäßiges Essen/Trinken und durch Überarbeitung. Davon nahm er äußere krankmachende Faktoren (Wind, Sommerhitze u. a.) ausdrücklich aus. Für die „inneren Verwundungen" vertrat er folglich eine Therapie, die in der Regulierung der Milz/ Pankreas- und der Magenfunktion sowie in der Stärkung des Qi bestand durch Verabreichung entsprechender Medikamente und Rezepturen. Auf Li geht auch der Satz „die innere Verwundung von Milz und Magen bringt zahlreiche Krankheiten hervor" (*nei shang pi wei, bai bing you sheng*) zurück.

Ernährungsmedizin *shiyi*: eines der medizinischen Spezialgebiete in der Zeit der Zhou-Dynastie (11.–8. Jh. v. Chr.), der heutigen medizinischen Ernährungslehre (in der TCM) vergleichbar.

Erschöpftes Yang *tuo yang*: Ist das Yang im Körper erschöpft/ausgelaugt, nehmen die Symptome des Yin-Faktors im Körper zu. Dieser Ausdruck bezieht sich auf die erschöpfte Kraft des Mannes nach dem Geschlechtsverkehr.

Erschöpftes Yin *tuo yin*: Ist das Yin im Körper erschöpft/ausgelaugt, speziell das der Leber und der Nieren, kann dies zum Verlust von Sehkraft führen, z. B. feststellbar bei Unterernährung.

Erwachsenenmedizin *dafangmai*: altertümliche Bezeichnung für die Behandlung von Erwachsenenkrankheiten, vergleichbar mit der inneren Medizin der TCM heute.

Essenz des Lebens *jing, jing qi*: → Lebenskraft.

F

Fachwortschatz *der TCM*: Ein absolut notwendiges Minimum an Fachtermini der TCM umfaßt selbst bei einer Beschränkung auf das Notwendigste etwa 3 400 Stichwörter aus dem Chinesischen in Schriftzeichen, Aussprache und Bedeutung (vgl. Hanying Shuangjie Changyong Zhongyi Mingci Shuyu, Changsha 1988 [1983]). Westliche Spezialisten und Praktiker der TCM ohne vollsinologische Ausbildung/Vorbildung sollen Kenntnisse des Minimalwortschatzes in der Originalsprache (hier: klassisches Chinesisch, weil die meisten TCM-Termini in ihrer klassischen Bedeutung und Interpretation belegt sind) besitzen. Folgende Gründe: 1. Die umfangreiche Literatur der TCM ist in westlichen Sprachen noch völlig unzureichend aufgearbeitet; für vertiefende Studien und auch eine philologisch exakte Aufarbeitung der in der TCM tatsächlich gemeinten Sachverhalte (die beim Transport in westliche Sprachen Mißinterpretationen und daher Fehlverständnissen unterliegen können) ist der Rückgriff auf einschlägige Originaltexte notwendig. 2. Die Festlegung normierter und standardisierter Fachbegriffe der TCM in westlichen Sprachen ist durch einfache Lehnübersetzung nicht vollständig gewährleistet; originäre Begriffsinhalte können in westlichen Sprachen oft nur unvollkommen und z. T. auch gar nicht durch Übersetzung in westliche Sprachen adäquat wiedergegeben werden (z. B. die Begriffe Yin/Yang, Qi u. a.). 3. Bestimmte Begriffe, die sich in westlichen Sprachen als Übersetzungsäquivalente für chinesische Termini der TCM anbieten, wie etwa „Milz" für *pi,* haben ein in der TCM vom Begriff der westlichen Medizin abweichendes Verständnis (*pi* umfaßt in der TCM nicht nur die Milz, sondern auch den Pankreasbereich). 4. Es fehlt ein standardisierter Fachwortschatz durch Lehnübersetzung im Deutschen: In anderen westlichen Sprachen, wie Französisch und vor allem Englisch, gibt es bereits eine längere und ausgeprägtere Tradition der Übersetzung von TCM-Literatur aus dem Chinesischen, so daß sich hier im Laufe der Zeit ein weitgehend normierter und standardisierter TCM-Wortschatz durch Lehnübersetzung herausgebildet hat. Auch hier wäre eine Übernahme der entsprechenden Lehnübersetzungen, z. B. aus

dem Englischen ins Deutsche, nicht unproblematisch und möglicherweise in bezug auf das zugrunde liegende Originalverständnis im Chinesischen fehlerhaft: Im englischen TCM-Sprachgebrauch entspricht z. B. der chinesische Originalbegriff „tan" den pathogen bedingten Ausscheidungen der Atmungsorgane bzw. anderer innerer Organe, insbesondere der Milz, der im Englischen mit „phlegm" wiedergegeben wird. Würde man aber jetzt, allein ausgehend von „phlegm" im Englischen, im Deutschen einen entsprechenden Terminus festlegen, so würden bei einer deutschen Übersetzung von „phlegm" mindestens folgende Wiedergabemöglichkeiten in Betracht kommen: „Schleim, Phlegma, Trägheit" – welche Bedeutung entspräche hier tatsächlich der von „tan"? (Antwort: nur die von „Schleim"). Der alleinige Bezug auf entsprechende Lehnübersetzungen im Englischen oder Französischen könnte hier also zu Fehlinterpretationen im Deutschen führen. – Für westliche Spezialisten und Praktiker der TCM ohne sinologische Vorbildung bzw. chinesische Sprachkenntnisse ist es also wichtig, mit dem Original übereinstimmende und korrekte Begriffe (Voraussetzung für die jeweilige Anwendung in einer dem jeweiligen Krankheitsbild entsprechenden Therapie) darzulegen; eine einfache Auflistung der TCM-Originalbegriffe in einem Glossar mit Angabe ihrer Entsprechungen in westlichen Sprachen ist daher allein nicht ausreichend; vielmehr muß auch erläutert werden, was unter einem bestimmten Begriff in der TCM verstanden wird. Entsprechende Fachwörterbücher liegen für das Deutsche derzeit nicht vor. Westliche Spezialisten und Praktiker der TCM werden daher mindestens zu zweisprachigen Fachwörterbüchern greifen müssen, in denen, ausgehend vom chinesischen Originalbegriff (in Schriftzeichen), neben der Aussprache und Bedeutungsangaben im Deutschen auch noch weitere Angaben zum jeweiligen Begriff gemacht werden (wie in dem vorliegenden Lexikon). – Wie muß also ein Kenntnisumfang solcher originalsprachlichen TCM-Begriffe bei westlichen Spezialisten/Praktikern der TCM ohne einschlägige sinologische Vorbildung bzw. einschlägige chinesische Sprachkenntnisse aussehen? – Eine Art propädeutisches Sinologicum müßte mindestens folgendes beinhalten: a) quantitativ ist ein repräsentativer Querschnitt aus der Menge aller TCM-Begriffe in Form eines absoluten Minimums zugrunde zu legen; dabei sind die unterschiedlichsten Themenbereiche der TCM (Akupunktur, Moxibustion, Pharmakologie, Yin-Yang/Fünf-Elemente-Theorie, System der inneren Organe, Pulsqualität, Krankheits- und Krankheitsursachenbezeichnungen u. a.) zu berücksichtigen. Ein von westlichen Begriffen abweichendes Verständnis in der TCM wie im Falle von „pi" für Milz/Pankreas ist dabei besonders hervorzuheben. b) Entsprechende Originaltermini sind in Schriftzeichen, Aussprache und Bedeutung zu vermitteln. c) Entsprechende Begriffsinhalte der TCM sind auf ihrem spezifischen kulturellen Hintergrund, in ihrem jeweiligen historischen und gesellschaftlichen Umfeld transparent zu machen (z. B. das in die TCM transportierte Harmonieverständnis in bezug auf das Gleichgewicht von Yin und Yang als Voraussetzung für das Vorliegen von Gesundheit auf dem Hintergrund des konfuzianisch geprägten Ordnungs- und Stabilitätsverständnisses.) d) Die Sprache der medizinischen TCM-Klassiker ist schon im Original vielfach höchst symbol- und bildhaft; die jeweiligen Ausdrücke sind mit den zugrunde liegenden und tatsächlich gemeinten Sachverhalten konkret zu verbinden (z. B. bei den Termini für die jeweiligen Pulsqualitäten, die ohne konkrete Demonstration der jeweiligen Pulsfrequenz durch Pulsfühlung in der klinischen Praxis nur sehr schwer verständlich und auch nicht immer eindeutig nachvollziehbar sind, selbst wenn sie lexikographisch erläutert werden). e) Materiell ist neben einer Kenntnisvermittlung der entsprechenden Termini in Schrift, Aussprache und Bedeutung auch eine Grundkenntnisvermittlung in Struktur und Systematik der chinesischen Schrift erforderlich. Nur solche Kenntnisse befähigen nämlich zum Nachschlagen entsprechender Termini in einschlägigen lexikographischen Werken. f) Für einige wesentliche Begriffe der TCM, die dem westlichen Verständnis nur schwer zugänglich sind (wie z. B. der Qi-Begriff der TCM), sollte auch eine Art Schriftzeichenexegese angeboten bzw. vermittelt werden: Chinesische Schriftzeichen selbst bilden ja konkrete Begriffsinhalte/Vorstellungen nach dem symbolhaft-ideographischen Prinzip der chinesischen Schrift ab: Vom Schriftzeichen z. B. für „tan" (Schleim) ausgehend, kann man hier die in der TCM vorherrschende Vorstellung von einem krankheitsbedingten Phänomen an Hand des Radikals für „Krankheit" sowie der übrigen Zeichenkomponenten erläutern. Dazu bedarf es des Rückgriffs auf einschlägige lexikographische Hilfsmittel wie etwa: WIEGER, L., Chinese Characters, WILDER, G. D./INGRAM, J. M., Analysis of Chinese Characters, oder KARLGREN, B., Analytic Dictionary of Chinese and Sino-Japanese, die für den westlichen Anwender ohne sinologische bzw. hinreichende philologische und sprachliche Vorbildung einschlägige Schriftzeicheninterpretationen auf der Basis des SHUOWEN JIEZI, das als Standard für die Bedeutungsanalyse chinesischer Zeichen gilt, anbieten. – Die hier gemachten Anmerkungen laufen im Prinzip auf die Forderung bzw. dringende Anregung hinaus, in der TCM-Ausbildung für eine westliche Klientel ohne sinologische bzw. einschlägige sprachliche Vorbildung diese Inhalte im Rahmen eines obligatorischen Terminologiepropädeutikums (Sinologicum) für das 1. Ausbildungsjahr fest zu verankern und obligatorisch vorzuschreiben. Solange aber einheitliche und staatlich anerkannte Ausbildungsrichtlinien fehlen, wird das jedoch ein noch offenes Desideratum bzw. eine im konkreten Einzelfall sehr unterschiedlich umgesetzte Maßnahme bleiben.

Fadenförmiger Puls *xi mai*: schwach und dünn wie ein Seidenfaden, fühlbar nur bei hartem Fingerdruck, Hinweis auf Schwäche von Qi, Blut und Körperflüssigkeit.

Farben- und Geschmacks-Tropismus *wuse wuwei suoru*: Bestandteil der Theorie des → Meridiantropismus; ausgehend von der Theorie der Fünf Elemente, wird in der klassischen pharmakologischen Literatur der TCM den fünf Farben (grün, rot, gelb, weiß und schwarz) und den fünf Geschmäckern (sauer, bitter, süß, scharf und salzig) der Medikamente das System der fünf Elemente, der inneren Organe mit ihren jeweiligen Meridianen zugeordnet, um

so die Wirkungsweise der Medikamente auf die jeweiligen Meridiane und ihre betreffenden inneren Organe zu erklären. So werden z. B. grünfarbene Arzneimittel mit saurem Geschmack mit dem Element Holz und somit mit dem Leber- und Gallenblasenmeridian in Verbindung gebracht; gelbfarbene und süß schmeckende mit dem Element Erde und daher mit dem Milz/Magenmeridian; rotfarbene und bitter schmeckende mit dem Element Feuer und daher mit dem Herz/Dünndarmmeridian; weißfarbene und scharf schmeckende mit dem Element Metall und daher mit dem Lungen/Dickdarmmeridian; schwarzfarbene und salzig schmeckende mit dem Element Wasser und daher mit dem Nieren/Harnblasenmeridian.

Festgefahrene Nadel *zhizhen*: eine eingeführte Nadel, die weder gedreht, angehoben oder gestoßen werden kann. Ein Behandlungsunfall in der Akupunktur auf Grund von a) muskulösen Krämpfen (einige Minuten warten, bevor die Nadel gedreht und wieder herausgezogen wird), b) „Hängenbleiben" der Nadel im Fasergewebe (dann die Nadel sacht und langsam bewegen).

Feuchter Sputum *shi tan*: entsteht durch lang vorhaltenden Stillstand des Qi auf Grund einer Schwächefunktion der Milz.

Feuchtigkeit *shi*: einer der äußeren krankmachenden Einflüsse, der den Organismus befällt und den normalen Qifluß behindert und damit auch die normale Funktion von Magen und Darmsystem. Als Yang-Erscheinung hauptsächlich in der Regenzeit im Hochsommer im subtropisch feuchten

Klimas Südostchinas anzutreffen. Merkmale: Schlappheit, angezeigt in Form von Blähungsgefühlen im Kopf, Völlegefühl in der Brust und im Oberbauch, Erbrechen; durch Feuchtigkeit bedingte Krankheiten sind oft von schleichender Art z. B. in Form von rheumatischen Erscheinungen, rheumaähnliche Erkrankung des Bindegewebes, bestimmte Hautausschläge u. a.

Feuchtmachende Rezeptur *shiji*: Medikamente mit feuchtmachender Wirkung; Herstellung von Flüssigkeit im Körper überhaupt zur Anreicherung des Blutes, Feuchthaltung des Körpergewebes.

Feuer *huo*: eine der → Fünf Wandlungsphasen, die in der alten metaphysischen Entsprechungssystematik der TCM das → Herz symbolisiert. Nach der Theorie der → Fünf Wandlungsphasen fördert das Herz die Milz, wirkt auf die Lunge (Metall) und richtet sich gegen das Wasser (Nieren). Feuer ist auch ein Yang-Krankheitsfaktor für → Hitze und moderate Hitze. Letztere beruhen zwar auf der gleichen Ursache, sind aber hinsichtlich ihrer Intensität verschieden: Feuer stellt dabei die stärkste Intensitätsausprägung dar und moderate Hitze die geringste.

Fingerakupunktur: → Akupressur.

Fingernägel *jia*: Nach Auffassung der TCM spiegelt sich der Zustand der → Leber in den Fingernägeln wider; sind sie dünn und blaßfarben, weist dies auf eine Fehlfunktion der Niere hin; sind sie rosafarben und feucht, dann weist dies auf eine Überschußerscheinung des Blutes der → Leber hin.

Fingervenendiagnose *zhenzhiwen*: Sechs der Zwölf Regulären Meridiane enden oder beginnen an den Ecken des Fingernagelbettes (vgl. die Tafeln zum Verlauf der Meridiane). Insofern können Erkrankungen der inneren Organe u. U. auch an der Färbung/dem Zustand der entsprechenden Fingervenen diagnostiziert werden. Auf dieser Grundlage ist eine diagnostische Methode entwickelt worden, die bei Kindern unter drei Jahren eingesetzt wird: Durch Reibung der Zeigefingerfläche kann man Verfärbungen und deren Verbreitung feststellen. Eine ineinander verlaufende rote und gelbe Färbung deutet auf gesunden Zustand, purpurrote Färbung der Fingervenen auf → Hitze, purpurne und dunkelblaue Färbung der Fingervenen auf → Wind, Krämpfe und Schmerzen hin (→ Drei-Schranken-Puls).

Fischschwimmender Puls *yuxiang mai*: In seiner Qualität gleicht er einem schwimmenden Fisch; einer der sieben Pulse, die auf den bevorstehenden Tod hinweisen.

Flatternder Puls *hua mai*: fließend und eben, bei → Feuchtigkeit/Schleim, Nahrungsstau im Körper, schwangeren Frauen.

Fontanelle *xinmen* (in der westlichen Medizin eine Knochenlücke am kindlichen Schädel): Der chinesische Begriff bedeutet wörtlich etwa „Schlupfloch", weil nach chinesischer Vorstellung die → Seele hierdurch im Todesfall aus dem Körper entweicht.

Fragen und Antworten zu Akupunktur und Moxibustion *Zhenjiu Wenda*: Ein Werk zur Akupunktur und Moxibustion aus dem Jahre 1530, das von Wang Ji

(1463 bis 1539) verfaßt wurde und die Theorie von Akupunktur und Moxibustion systematisch und zusammenfassend darstellt. Dieses Werk ist auch verschiedentlich unter dem Titel *Zhenjiu Wendui* (etwa: „Richtige Antworten auf Fragen zur Akupunktur und Moxibustion") bekannt geworden.

Frau-Mann-Beziehung *Fufu guanxi*, wörtlich „Beziehung zwischen Ehemann und Gattin": Pulse des linken Handgelenks werden als Ehemann-, solche des rechten Handgelenks als Ehefrau-Pulse angesehen. Ehemann-Pulse sind etwas stärker als die Ehefrau-Pulse. Nach diesem Prinzip gibt es die in Tabelle 4 aufgeführten Zusammenhänge zwischen den Cun-, Guan- und Chi-Pulsfühlungsstellen des linken und des rechten Handgelenks.
Danach sind einige Fu- und einige Zang-Organe jeweils den Ehemann- bzw. Ehefrau-Pulsen zugeordnet. Oberflächliche Pulse sind stärker fühlbar als Ehefrau-Pulse, die tiefer liegen und daher nur schwächer fühlbar sind.

Fülle des Magens *weishi*: Krankheitszustand auf Grund einer Ansammlung von → Hitze im Magen, führt zum Verlust an Flüssigkeit und zu einer Störung der Magenfunktion; Magenfunktion kommt zum Stillstand, Symptome wie Magenschmerzen, Verstopfung u. a.

Fünf angemessene Ernährungsweisen *wuyi*: Ernährungsweisen indiziert bei der Erkrankung bestimmter innerer Organe: Weizen, Schaffleisch, Aprikosen u. a. sind danach bei Erkrankungen des Herzens, ungeschälter Sorghum, Rindfleisch, Hustenbonbons u. a. bei Erkrankung der Milz/des Pankreastraktes, Hundefleisch, Aprikosen und duftender Knoblauch bei Erkrankungen der Leber, Sojabohnen, gelbe Bohnen, Schweinefleisch, Kastanien u. a. bei Erkrankung der Nieren, Hühnerfleisch, Pfirsiche, Zwiebel u. a. bei Erkrankungen des Lungentraktes angezeigt.

Fünf Bi-Syndrome *wu bi*: Sammelbegriff für die fünf Schmerz- und Gefühllosigkeitssyndrome der Haut, der Körperweich-

Pulse des linken und des rechten Handgelenks:		
Handgelenk	Oberflächlicher Puls (Fu-Organe [Yang])	Tiefliegender Puls (Zang-Organe [Yin])
links (Ehemann) Harnblase	Dünndarm Gallenblase Harnblase	Herz Leber Nieren
rechts (Ehefrau)	Dickdarm Magen Dreifacher Erwärmer	Lunge Milz Herzbeutel

Tabelle 4

teile, Muskeln, Knochen und Pulse, verursacht durch die → Acht Winde. → Bi-Syndrome. → Rheuma.

Fünf Enthaltungen *wujin*: Jedem der → Fünf Zang-Organe ist in der TCM ein bestimmter Geschmack zugeordnet, und wenn nun ein bestimmtes Organ beeinträchtigt/betroffen ist, sollte man von der Nahrungsaufnahme mit dem entsprechenden Geschmack Abstand nehmen. Bei einer Schwäche der Nieren sollte man z. B. salzige Nahrungsaufnahme vermeiden → Fünf Geschmäkker.

Fünf Entleerungen *wuduo*: Krankheitszustände, die die Behandlung durch Akupunktur und die Verabreichung von Medikamenten ausschließen (sog. Kontraindikationen): Auszehrung (Abnahme des Körpergewichts usw.), Nachblutungen, exzessiver Schweißaustritt, Durchfall, wiederholte Blutungen.

Fünf Erschöpfungen *wulao*: bezieht sich auf krankhafte Veränderungen 1. der → Fünf Zang-Organe (Herz, Leber, Milz, Lunge, Niere) oder 2. von Qi, Blut, Körperfleisch, Knochen, Sehnen oder Muskeln.

Fünf Farben *wuse*: Blau, Gelb, Rot, Weiß und Schwarz entsprechen jeweils der Leber, Milz, Herz, Lunge und Nieren. In der Diagnostik der TCM bedeuten die Fünf Farben außerdem spezifische Hinweise auf bestimmte Beschwerden/Erkrankungen: Blau deutet auf → Wind, → Kälte, Rot auf → Hitze, Gelb auf → Feuchtigkeit und → Hitze, Blutmangel (mangelnde Durchblutung) hin. Weiß weist auf allgemeine Krankheitsanfälligkeit und → Kältezustand, Schwarz auf → Kälte, Schmerzen, → Stillstand von Blut, sonstige Mangelerscheinungen des Qi hin.

Fünf Gemütszustände *wuzhi*: 1. Freude, Frohsinn *xi*, 2. Ärger, Wut *nu*, 3. Beunruhigung *you*, 4. Sorgen, Grübeln *si* und 5. Furcht *kong* und sind als solche Herz, Leber, Lunge und Nieren entsprechend zugeordnet. Im Übermaß beeinträchtigen diese Gemütszustände den normalen Kreislauf von Qi und Blut und schädigen die jeweiligen Organe.

Fünf Geschmäcker *wuwei*: Fünf Geschmackskategorien, von denen die TCM annimmt, daß jede Geschmacksrichtung nach Erreichen des Magentrakts in das jeweilig zugeordnete innere Organ gelangt und dieses dort in seiner Funktion stärkt und die Lebensfunktion desselben aufrechterhält. Wegen dieser Zuordnung einzelner Geschmacksrichtungen zu einzelnen inneren Organen gilt in der TCM der Grundsatz, daß bei Erkrankung einzelner dieser inneren Organe von der Aufnahme bestimmter Nahrung mit den jeweils zugeordneten Geschmackskategorien abzuraten ist: 1. Saures geht vom Magen in die Leber. Weil → Sehnen und → Muskeln von der Leber beherrscht werden, sollte man die Nahrungsaufnahme von saurer fester und flüssiger Nahrung bei einer Erkrankung der Sehnen und Muskeln vermeiden. 2. Bitteres geht ins Herz. Weil das Herz → Bewußtsein und → Gefäße kontrolliert, kann Bitteres das Herzqi in Mitleidenschaft ziehen. 3. Süßes kann das Körperfleisch in Mitleidenschaft ziehen, weil Süßes sich zur Milz begibt und diese die Muskeln beherrscht. 4. Scharfes sollte bei Haar- und

Hauterkrankungen nicht mit der Nahrung aufgenommen werden, weil Scharfes zu den Lungen geht und die Lungen Haar und Haut beherrschen. 5. Salziges sollte bei Erkrankungen des Blutes nicht mit der Nahrung in den Körper aufgenommen werden, weil Salziges in die Nieren gelangt, die das Blut herstellen und den Wasserhaushalt kontrollieren.

Fünf Geschmäcker von Arzneimitteln *wuwei*: sauer, bitter, süß, scharf und salzig. Dabei werden sauer schmeckende Medikamente als Astrigenzien verwendet, die bei Wunden die Wundoberfläche verdichten und entzündungshemmend wirken; außerdem führen sie zu Blutstillstand (hämostatische Wirkung). Süß schmeckende Arzneimittel werden mit kräftigender Wirkung eingesetzt und bewirken z.B. eine Stärkung des → Qi. Scharf schmeckende Medikamente haben eine schweißtreibende Wirkung und regulieren den Fluß von Qi und Blut im Körper, wirken außerdem positiv bei von Wind und Kälte verursachten äußeren Symptomkomplexen. Medikamente mit bitterem Geschmack beseitigen krankmachende Feuchtigkeit und Hitze im Körperinneren und finden auch bei Durchfall Verwendung. Salzig schmeckende Arzneimittel vermindern oder beseitigen in den Körper aufgenommene und von dort nicht ausgeschiedene Nahrung (Verstopfung) oder bringen den Blutkreislauf wieder in Fluß. Im → *Neijing* wird den Fünf Geschmäckern von Arzneimitteln außerdem ein dietätischer Aspekt zugeschrieben, der der Gesunderhaltung dient. In der chinesischen Pharmakologie sind sie außerdem Parameter für die Wiederherstellung der Gesundheit. Dem scharfen Geschmack

wird z.B. Zimt, dem süßen Geschmack z.B. die Astragalus-Arten, dem bitteren Geschmack z.B. ätherische Öle aus der Rinde von Eukalyptusbäumen, dem salzigen Geschmack z.B. Austernschalen zugeordnet. Im übrigen wird auch die chinesische Küche anhand der Fünf Geschmäcker unterschieden und in ihrer jeweils spezifischen Qualität als typisch für bestimmte geographische Regionen Chinas angesehen: Der saure Geschmack wird dem Osten, der bittere dem Süden, der süße der mittleren Region Chinas, der scharfe Geschmack dem Westen und der salzige Geschmack dem Norden Chinas zugerechnet (vgl. *Neijing Suwen*, Kap. 4).

Fünf Getreide *wugu*: In den Ernährungsvorschriften der TCM sind diese: Weizen, Bohnen, Reis und zwei Hirsearten.

Fünf Mängel *wuxu*: die fünf Qimängel der → Fünf Zang-Organe mit Anzeichen wie schwacher Puls, kalte Haut, seichtes Atmen, Durchfall u.a.

Fünf Richtungsverläufe *wuzou*: Wirkungsrichtungen der → Fünf Geschmäcker von Medikamenten: Sauer schmeckende wirken zuerst auf Leber/Sehnen, bittere auf Herz/Blut, süße auf Milz/Muskeln, scharfe auf Lungen/Qi, salzige auf die Nieren.

Fünf Sinnesorgane *wuguan*: Nase, Augen (2), Lippen, Zunge und Ohren (2), die jeweils der Funktion der Lunge/Leber/Milz/Herz und Nieren entsprechend zugeordnet sind. Stellen mit die Hauptkriterien in der Diagnostik der TCM in bezug auf den Zustand der entsprechenden Zang-Organe dar.

Fünf Tierbewegungsarten *wuqin xifa*: eine Gruppe chinesischer Heilgymnastik-übungen, die auf Beobachtungen der tier-spezifischen Fortbewegungsart von fünf Wildtieren beruhen: Tiger, Bär, Affe, Damwild und fliegender Vogel. Geht auf → Hua Tuo (141–212), einen berühmten Chirurgen in der Geschichte der TCM, zurück. Einsatz zur Krankenheilung/Krankheitsvorbeugung und zur Förderung der Gesundheit.

Fünf Transportpunkte *wushuxue*: Auf jedem der 12 Regulären Meridiane befinden sich fünf Punktstellen, die in folgender Anordnung von den Extremitäten der Glieder in Richtung Ellbogen bzw. Knie verlaufen: Jing-Brunnen, Ying-Frühling, Shu-Strom, Jing-Fluß, He-See. Die angeführten Namen beziehen sich auf den Fluß des Qi in den Meridianen, das mit dem in den Flüssen von dessen Ausgangsquelle in die offene See verglichen wird. Die Eigenschaften der einzelnen Transportpunkte *shu* sind: a) Jing-Brunnen ist bei geistig-seelischen Erkrankungen indiziert, b) Ying-Frühling bei Fieber, c) Shu-Strom bei Gelenkschmerzen auf Grund von → üblem Wind und Feuchtigkeit, d) Jing-Fluß bei Asthma, Husten, Halserkrankungen, e) He-See bei Störungen des Darm- und Magenbereichs sowie anderer Fu-Organe. Jedem dieser fünf erwähnten Shu-Punkte wird eine der → Fünf Wandlungsphasen zugeordnet, denn entsprechend der Theorie der → Fünf Wandlungsphasen befindet sich auf jedem Meridian ein „Mutter"- und ein „Kind"-Punkt (→ Fünf Wandlungsphasen/Mutter-Kind-Beziehung). Der Mutter-Punkt hat eine das jeweilige Qi stärkende Wirkung und ist bei Mangelerscheinungen des entsprechenden Meridians indiziert; der Kind-Punkt hingegen hat eine das jeweilige Qi abschwächende Wirkung und

Meridiane	Fünf Kategorien der Transportpunkte (Shu)				
	Holz	Feuer	Erde	Metall	Wasser
Herz	9	8	7	4	3
Dünndarm	3	5	8	1	2
Harnblase	65	60	40	67	66
Nieren	1	2	3	7	10
Herzbeutel	9	8	7	5	3
Dreifacher Erwärmer	3	6	10	1	2
Gallenblase	41	38	34	44	43
Leber	1	2	3	4	8
Lunge	11	10	9	8	5
Dickdarm	3	5	11	1	2
Magen	43	41	36	45	44
Milz	1	2	3	5	9

Tabelle 5: Übersicht über die Fünf Kategorien der Transportpunkte

Shu-Punkt-Kat.	Gelenkstelle	Punktbezeichnungen
Jing (Brunnen)	Finger/Zehenenden	Lu11, P9, He9, Mi1, Le1, Ni1, Di1, DE1, Dü1, Ma1, Ga1, Ha1
Ying (Frühling)	von der Körpermitte aus: Enden der Glieder	Lu10, P8, He8, Mi2, Le2, Ni2, Di2, DE2, DÜ2, Ma44, Ga43, Ga66
Shu (Strom)	an Händen/Füßen	Lu9, P7, He7, Mi3, Le3, Ni3, Di3, DE3, Dü3, Ma43, Ga21, Ha65
Jing (Fluß)		Lu8, P5, He4, Mi5, Le4, Ni7, Di5, DE6, Dü5, Ma41, Ga38, Ha60
He (See)	Ellbogen/Knie	Lu5, P3, He3, Mi9, Le8, Ni10, Di11, DE10, Dü8, Ma36, Ga34, Ha40

Tabelle 6: Transportpunktkategorien, Punktstellen und ihre Lage an den Gelenken

kommt bei entsprechenden Qi-Überschußerscheinungen des betreffenden Meridians zum Einsatz. Mit dieser Reihe von Shu-Punkten ist die Behandlung fast jeder Krankheitserscheinung in beliebigen Körperbereichen möglich, so daß andere Akupunkturpunkte gar nicht zum Einsatz kommen müssen.

Fünf Übel *wu'e*: → Hitze, Kälte, Wind, Feuchtigkeit, Trockenheit, die im Übermaß Herz, Lunge, Leber, Milz und Nieren entsprechend beeinträchtigen können.

Fünf Überschüsse *wushi*: Übermaß an → Hitze in den → Fünf Zang-Organen mit Anzeichen wie verstärkter Pulsschlag, bren-

Meridian	Mutterpunkte (Qi-Stärkung)	Kindpunkte (Qi-Abschwächung)
Lunge	Lu9	Lu5
Dickdarm	Di11	Di12
Magen	Ma41	Ma45
Milz	Mi2	Mi5
Herz	He9	He7
Dünndarm	Dü3	Dü8
Harnblase	Ha67	Ha65
Nieren	Ni7	Ni
Herzbeutel	P9	P7
Dreifacher Erwärmer	DE3	DE10
Gallenblase	Ga43	Ga38
Leber	Le8	Le2

Tabelle 7: Mutter- und Kindpunkte

nendheiße Hautoberfläche, Völlegefühl im Unterleib, Delirium usw.

Fünf Verbote *wu jie*: ethischer Kodex für Ärzte von → Chen Shigong, der folgendes Regelwerk umfaßt: 1. niemals zu spät kommen, wenn man zu einem Patienten gerufen wird, sei er arm oder reich; verabreiche die notwendige Medizin/Behandlung mit oder ohne Bezahlung; 2. niemals eine Frau, Mädchen oder Nonne ohne Anwesenheit einer dritten Person untersuchen; Schweigepflicht; 3. niemals die wertvollen Bestandteile einer Medizin durch minderwertige ersetzen; 4. niemals die Praxis während der Sprechzeiten verlassen zu Zwecken der Freizeit oder des Vergnügens; den Patienten persönlich versorgen/behandeln, Rezepturen sorgfältig und deutlich lesbar ausstellen; 5. niemals auf unsittliche Gedanken kommen, wenn der Patient eine Prostituierte oder die Geliebte eines Mannes ist, auch diese Personen wie achtbare Leute behandeln, nach der Behandlung sofort das Haus des Patienten wieder verlassen und nur auf Herbeiruf wieder betreten.

Fünf Wandlungsphasen, Theorie der *wuxing shuo* auch: Theorie der Fünf Elemente: altes Konzept der chinesischen universalistischen Philosophie, wonach alles Seiende in einem ständigen Wandel von Werden und Vergehen begriffen ist. Vom Konfuzianismus auch auf Gesellschaft und Politik der chinesischen Gesellschaft im kaiserlichen China übertragen (Riten, Abfolge der verschiedenen Kaiserdynastien usw.). Phänomene der diesseitigen Welt wurden nach dieser Theorie in fünf Kategorien eingeteilt, die auch als die fünf Elemente → Holz, Feuer, Erde, Metall und Wasser bekannt sind. Dieses Konzept spielt auch im theoretischen Überbau der TCM eine wichtige Rolle und stellt den Rahmen für die Zuordnung einzelner Organe zu Yin und Yang und ihrer jeweiligen Funktionsweise, zu einzelnen Geschmäckern u. a. dar. Man kann dies konkret am Beispiel des Elementes Holz verdeutlichen: Holz wird durch Wasser *erschaffen* (gefördert), denn es ist die Materie des Baumes, der nur bei ausreichend vorhandenem Wasser wachsen kann. Weil Wasser die Voraussetzung für Holz ist, ist das Wasser die „Mutter" von Holz und das Holz selbst als das von Wasser Hervorgebrachte, das „Kind" von Wasser. Holz nährt seinerseits das Feuer (als Brennmaterial) und ist insofern die „Mutter" des Feuers und das Feuer das „Kind" von Holz. Diese elementaren Naturbeobachtungen spielen auch in der Anschauungsweise z. B. der Funktion der inneren Organe in der TCM eine wichtige Rolle. Die Fünf Wandlungsphasen haben im allgemeinen die in Tabelle 8 dargestellten Entsprechungen/Zuordnungen.

In der alten chinesischen universalistischen Philosophie hat die Zahl 5 einen symbolischen Stellenwert; danach lassen sich Phänomene der verschiedensten Art innerhalb dieses Entsprechungsschemas einander zuordnen (so ist nicht ganz klar, welche Beziehungen die 5 Tonhöhen der chinesischen Tonleiter zu den entsprechenden Jahreszeiten, Organen usw., haben). Andererseits enthalten die Spalten 1–5, jeweils von oben nach unten gelesen, wichtige Angaben zu den in der TCM herrschenden Anschauungen des Verhältnisses einzelner Zang-Organe zu Fu-Organen, das Verhältnis einzelner Organe zu den Geschmäckern, Jah-

	1	2	3	4	5
	HOLZ	FEUER	ERDE	METALL	WASSER
Zang-Organe (Yin)	Leber	Herz	Milz	Lunge	Nieren
Fu-Organe (Yang)	Gallenblase	Dünndarm	Magen	Dickdarm	Harnblase
Jahreszeit	Frühling	Sommer	Hochsommer	Herbst	Winter
Wetter	Wind	Hitze	Feuchtigkeit	Trockenheit	Kälte
Farbe	Grün	Rot	Gelb	Weiß	Schwarz
Geruch	ranzig	versengt	duftend	verwest	faulig
Richtung	Osten	Süden	Zentrum	Westen	Norden
Geschmack	sauer	bitter	süß	scharf	salzig
Laute	Schrei	Lachen	Singen	Weinen	Stöhnen
Tonleiter	jiao	zhi	gong	shang	yu
Gemüt	Wut	Freude	Mitleid	Leid	Furcht
Fleisch	Huhn	Schaf	Rind	Pferd	Schwein
Getreide	Weizen	klebrige Hirse	Hirse	Reis	Bohnen
Körperöffnung	Augen	Zunge	Mund	Nase	Ohren
Flüssigkeit	Tränen	Schweiß	Spucke	Schleim	Urin
Gewebe	Band*	Blutgefäße	Muskeln	Haut	Knochen

* z.B. des Bindegewebes

Tabelle 8

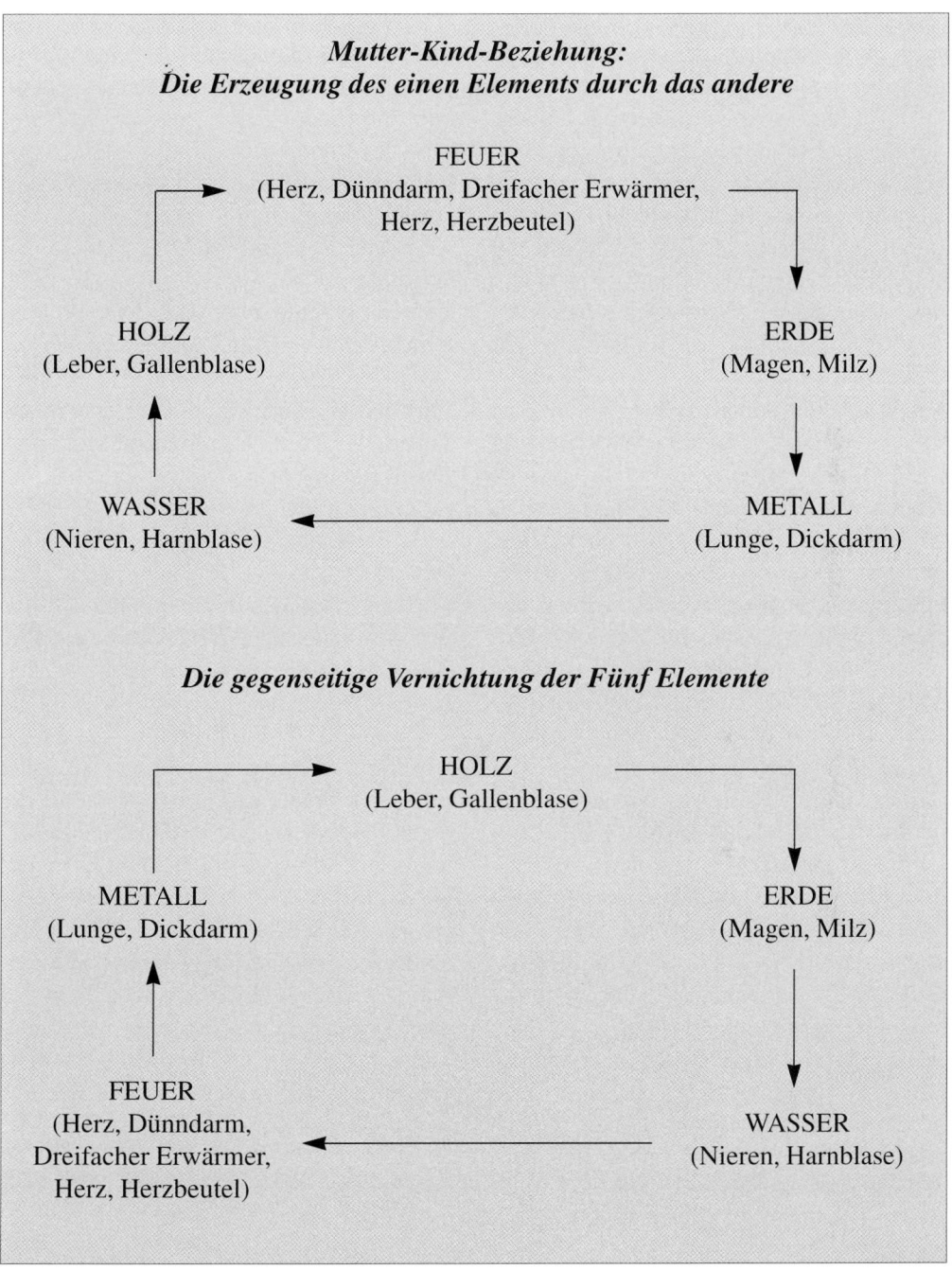

Schema der Beziehungen innerhalb der Fünf Wandlungsphasen

reszeiten usw. Für die Leber, die dem Element Holz und der Jahreszeit Frühling zugeordnet wird, heißt dies beispielsweise: Der Frühling ist die Jahreszeit des Holzes, die Natur erwacht wieder zum Leben und beginnt zu reproduzieren. Die Leber hat im Gesamtorganismus eine ähnliche Funktion; funktional ist sie auf das engste mit der Gallenblase, einem Fu-Organ, verbunden; das diagnostische Farbmerkmal ist grün; Ärger/Wut beeinträchtigt die Funktion der Gallenblase und Leber usw. Ähnliche Korrelationen finden sich auch in den anderen Spalten in bezug auf die restlichen vier Zang-Organe. Mit diesem Entsprechungsschema werden in der TCM Ursachen, Entwicklung und Verlauf von Krankheiten und der von ihnen (möglicherweise) betroffenen inneren Organe umschrieben. Beispielsweise Lungenkrankheiten: Zunächst Störungen der Lunge selbst; Störungen der Milz (die Milz als das wohl symbolisch gemeinte Element der Erde beeinträchtigt die Lunge mit dem symbolischen Element Metall; da die Erde (Milz) das Metall (Lunge) hervorbringt, ist die Erde (Milz) die „Mutter" des Metalls (Lunge), insofern läge nach dem Schema der Fünf Wandlungsphasen eine „Mutter-Kind-Beziehung" derart vor, daß die „Mutter" das „Kind", also die Milz die Lunge, beeinträchtigt). Ursachen für bestimmte Erkrankungen lassen sich auch an den Farben (Gesichtsfarbe) anhand des obigen Entsprechungsschemas festmachen: Weiße Färbung mit verwesendem Mundgeruch deutet auf eine Erkrankung der Lungen; dunkle Gesichtsfarbe eines herzkranken Patienten deutet auf eine Einwirkung des Feuers (Herz) auf das Wasser (Nieren) hin usw.

Die Fünf Wandlungsphasen stellen einen in sich geschlossenen Kreislauf dar, der mit der Phase des Elementes Holz beginnt: Holz bringt das Feuer hervor, aus dem Feuer entsteht die Erde (Asche), aus der Erde entsteht das Metall, das seinerseits das Wasser hervorbringt, während Wasser wiederum das Holz erzeugt.

Auch hier liegt ein relativ geschlossener Kreislauf vor, der wieder mit dem Element Holz einsetzt und über Erde, Wasser, Feuer und Metall verläuft. Diese jeweiligen Beziehungen der gegenseitigen Hervorbringung und Vernichtung der Elemente innerhalb dieser Fünf Wandlungsphasen werden in ihrem jeweiligen Verlauf als nicht getrennt angesehen, sondern als wechselseitig vorhanden und einander bedingend: Die Erde bringt das Holz hervor, das Holz wird aber vom Feuer „überwunden" (also Hervorbringung und Vernichtung von Holz). Das gegenseitige Hervorbringen der Elemente in bezug auf die jeweiligen Organe weist in der TCM auf die funktionale gegenseitige Wechselbeziehung zwischen den einzelnen Organpaaren hin, während die gegenseitige Vernichtung der Elemente, bezogen auf die jeweiligen Organe in der TCM, die krankhaft bedingten Auswirkungen im Rahmen der wechselseitigen Beziehungen zwischen den einzelnen Organpaaren zu beschreiben versucht: Wenn es z. B. heißt, daß Feuer Metall vernichtet, bedeutet das, auf die Organe der TCM übertragen, daß eine Erkrankung des Herzens auch die Lunge beeinträchtigt.

Fu-Organe *liufu*: eigentlich die Sechs Fu-Organe → Dünndarm, Gallenblase, Magen, Dickdarm, Harnblase und Dreifacher Erwärmer. Es sind sogenannte *Hohlorgane* mit den Aufgaben der Entgegennahme (von

(von Nahrungssubstanzen), der Umwandlung in nahrhafte Bestandteile und der schließlichen Ausscheidung der überflüssigen Substanzen. Zum vorzugsweisen physiologischen Verständnis dieser Organe in der TCM → Zang-Organe.

Fuxi: persönlicher Name Taihaos, des ersten der Drei Legendären Herrscher, der um 2800 v. Chr. gelebt haben und sein Volk in der Fischerei, der Tierzucht, der Jagd und der Zucht von Seidenraupen unterwiesen haben soll; zugeschrieben werden ihm die Einführung des Kalenders, der Musikinstrumente sowie die Einführung der → Acht Trigramme. In dem wohl ältesten Klassiker der TCM, dem → *Neijing*, gilt Fuxi als einer der Heiligen des großen daoistischen Pantheons, die durch die Befolgung der Gesetzmäßigkeiten des Dao Gesundheit und ein langes Leben erlangt haben sollen.

G

Galle *danzhi*: in der TCM auch *jingzhi* (verfeinernde Flüssigkeit) genannt, die von dem Hohlorgan der → Galle produziert wird. Wichtig für die Verdauung von fester und flüssiger Nahrung. Ist die Produktion von Galle beeinträchtigt, können Gelbsucht, bitteres Geschmacksgefühl im Mund, Übelkeit, Erbrechen sowie Blähungen die Folge sein.

Gallenblase *dan (nang)*: ein → Fu-Organ, das die Galle speichert und in das Darmsystem zur Verdauung der aufgenommenen Nahrung weitergibt. Die Funktion der Gallenblase ist auf das engste mit der der Le-

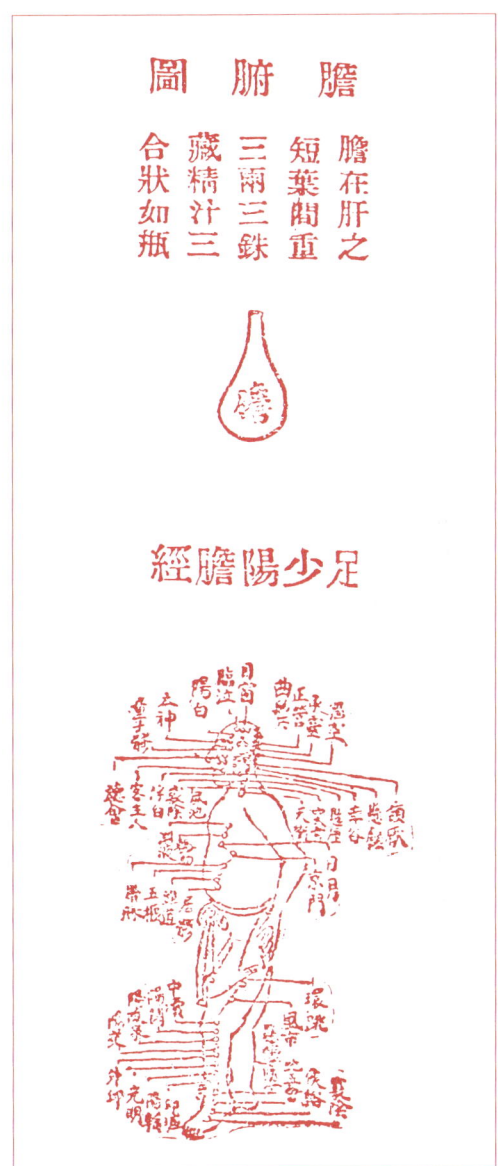

Abbildung 4
Traditionelle Darstellung der Gallenblase und des Gallenblasenmeridians Fuß Shaoyang. Die Gallenblase ist das korrespondierende Fu-Organ der Leber. Abb. aus: Zhenjiu Dacheng, Schriftenrolle 8, S. 58.

ber verbunden; beide können → Feuer produzieren, das der Auslösungsfaktor für zahlreiche Störungen sein kann. Ebenso wie die Leber ist die Gallenblase das Symbol für Mut. Wenn jemand kahlköpfig und mutig ist, so wird ihm eine große Leber und Gallenblase nachgesagt. Der Ausdruck „Leber und Gallenblase" *gandan* bedeutet auch „mutig, furchtlos".

Garnelenpfeilpuls *xiayou mai*: schwach, schießt wie ein Pfeil vor dem gänzlichen Verschwinden; eine der sieben Pulse, die auf den bevorstehenden Tod hinweisen.

Gebärmutter *zigong* (wörtlich: „Palast des Kindes", andere Bezeichnung: → „Blutkammer" *xueshi*): eines der sechs außerordentlichen Organe in der TCM. Hauptfunktion ist die Versorgung des Fötus und die Regulierung der Menstruation. Beziehungen zwischen verschiedenen inneren Organen und deren Meridianen mit der Gebärmutter: Regelmäßige Menstruation und das Fötuswachstum hängen von der → Lebenskraft der Nieren ab; die Leber ist darüber hinaus für die normale Menstruation ausschlaggebend; Ren- und Du-Meridian entspringen beide im Uterus: Über den Chong-Meridian wird der Fötus ernährt, der Ren-Meridian beeinflußt durch die Regulierung des die 12 Hauptmeridiane durchfließenden Qi und Blutes die Menstruation.

Gegenläufiges → **Qi** *ni qi*: ein → Qi, das abweichend vom normalen Zirkulationsverlauf in entgegengesetzter Richtung im Körper fließt und daher als Ursache für bestimmte Beschwerden angesehen wird. So werden Übelkeit und Erbrechen z. B. auf

ein im Körper nach oben aufsteigendes Magenqi zurückgeführt, während das Magenqi normalerweise im Körper nach unten sinkt.

Gegenseitiges Hervorbringen und Vernichten *xiang sheng xiang ke*: das gegenseitige Hervorbringen und Vernichten der Fünf Elemente. → Fünf Wandlungsphasen, Theorie der –.

Gehirn *nao*: in der TCM eines der sechs → Außerordentlichen Organe. Ihm werden in der TCM hauptsächlich die Aufgaben des Denkens und der Erinnerung zugeschrieben. Auch die Gehirnsubstanz wird von den Nieren hergestellt; bei Erkrankungen des Gehirns muß daher die Funktion der Nieren untersucht werden.

Geist *shen*: mit Bezug auf die äußere Erscheinung des Patienten und dem sich darin widerspiegelnden psychischen Befinden, besonders in Form des Gesichtsausdrucks, Körperhaltung, Blick der Augen, Sprache usw. Die materielle Seite von Geist ist die von den Eltern ererbte, wird von Qi und Blut versorgt. Das Herz gilt als der Sitz des Geistes. Qi, Lebenskraft und Geist sind für Tod und Leben ausschlaggebend und werden daher auch „Die drei wertvollen Dinge" *sanbao* genannt. Trüber Blick der Augen, fehlende Aufmerksamkeit, beeinträchtigtes Hören, unnormales Sprechen, Wahnsinn u. a. gelten als eine Störung des Geistes. Soziokulturell durch die konfuzianische Tradition der chinesischen Gesellschaft (Vorrang der Gruppe vor dem Individuum, Unterordnung der Belange des Individuums unter die der Gruppe) bedingt, hat sich traditionell im chinesischen Kulturkreis eine

Sozialwissenschaft im modernen westlichen Sinne und damit zusammenhängend auch Disziplinen wie Psychologie und eine Psychiatrie/Neurologie im medizinischen Bereich nicht entwickeln können. Klinische Disziplinen wie Psychiatrie und Neurologie bleiben auch heute in China weitestgehend der westlich geprägten Medizin vorbehalten.

Geist des Lebens *po*: hilfsweise deutsche Übersetzung des chinesischen Terminus *po;* steht für Kraft, Lebensmut, Draufgängertum. Im Gegensatzpaar zu → Seele *hun*, die die geistig-seelische Natur des Menschen bezeichnet. *Po* und *hun* verschwinden bei Todesangst. *Po* ist eine der fünf geistig-seelischen Kräfte und wird von den Lungen beherrscht. Punkt Ga42 *Pohu* wird bei Erkrankungen der Lunge genadelt.

Gelber Kaiser *Huangdi*: Der dritte der Fünf legendären Herrscher des chinesischen Altertums soll von 2698–2589 v. Chr. gelebt haben. „Gelber Kaiser" wird er in Anspielung auf seine Herrschaft über die Erde genannt, der die Farbe Gelb zugeordnet wird (→ Fünf Wandlungsphasen). Ihm werden die Einführung der Arithmetik, des Bauernkalenders, des Geldes, Kompaß, der Schiffe, Wagen und der Töpferei zugeschrieben; er soll die Musikinstrumente geschaffen haben und auch ein berühmter Akupunkteur gewesen sein (→ *Neijing*). Der Gelbe Kaiser war ein Rivale seines Bruders → Shennong. Wenn der Gestalt des Gelben Kaisers überhaupt authentische Historizität beigemessen werden kann, so muß der Gelbe Kaiser ein Clanführer aus dem heutigen Gebiet der Provinz Shandong gewesen sein. Die Clans des chinesischen Al-

tertums waren bis in die Zhou-Zeit hinein regional verwurzelte Stammesverbände.

Gelbsucht *huang dan* (wörtlich: „gelbe Gallenblase"): auf Grund einer Fehlfunktion von Magen und Milz, die zur inneren Ansammlung von Feuchtigkeit führt und dadurch den Ausstoß der → Galle beeinträchtigt.
Arten: a) Yang: Dampf-Hitze vorherrschend, mit Symptomen wie gelber Lederhaut des Auges, gelblicher Haut und Urin, Unterleibsblähungen, gelblicher Zungenbelag; b) Yin mit Symptomen wie Mattigkeit/Trägheit, dicklich weißem Zungenbelag, gelbfarben und dabei glanzlos.

Geschichte der TCM (allgemeiner Überblick): Die Geschichte der TCM im engeren Sinne läßt sich auf Grund der schriftlichen Funde rund 4000 Jahre zurückverfolgen; archäologische Funde z. B. im Bezirk Duolun in der heutigen Inneren Mongolei deuten allerdings auf Vorläuferformen der Akupunkturtherapie bis in die Alte Steinzeit (vor rund 10 000 Jahren) hin. Steinerne Messer und Kratzgeräte waren z. B. zur Beseitigung von Abzeßbildungen und Eiterherden bekannt, ebenso muß hier schon die Technik des Aderlassens bekannt gewesen sein. In der Neueren Steinzeit (bis rund 4000 Jahre nach der Alten Steinzeit) war mit einer Verbesserung der Technik der Steinverarbeitung auch die Benutzung von Stein als Ausgangsmaterial zur Herstellung von Steinnadeln *bianshi* verbunden; diesbezügliche Funde wurden im Bezirk Duolun in der heutigen Inneren Mongolei gemacht. Die Geschichte der TCM im engeren Sinne ist relativ gut dokumentiert anhand schriftlicher Befunde und setzt

Dynastische Periode	Entwicklungen der TCM
Streitende Reiche (475–221 v. Chr.) Qin-Dynastie (221–207 v. Chr.) Han-Zeit (206 v. Chr.–220 n. Chr.)	Entstehung der Urfassung des → *Neijing*, Akupunktur, Moxibustion, Pharmakologie, Massage und Wärmeumschläge noch von allen Ärzten praktiziert, zwischen 475 v. Chr. und 221 v. Chr. erste Schriften zur TCM (*Neijing/Shennong Bencao Jing/Nanjing*).
Periode der Drei Königreiche (220–265 n. Chr.)	Systematisierung des bereits vorhandenen Wissens in Akupunktur, Moxibustion, Pharmakologie; → Hua Tuo verwendet zu Anästhesiezwecken Mittel der Akupunktur und der Pharmakologie; → Zhang Zhongjing: für die Verbindung von Akupunktur und Pharmakologie, für eine an unterschiedlichen Syndromkomplexen orientierte Therapie.
Jin-Dynastie (265–419) Nördliche und Südliche Dynastien (420–581)	Erste Übersichtstafeln zur Lage und Benennung von Akupunkturpunkten, deren Systematisierung, Akupunktur und Moxibustion als Therapieformen vorherrschend → Wang Shuhes erster *Klassiker zur Pulskunde*.
Sui-Dynastie (581–618) Tang-Dynastie (618-907)	Seit der Han-Zeit vorherrschender Konfuzianismus; zeitweilig zugunsten des Buddhismus zurückgedrängt, unter der Tang-Dynastie Kaiserliches Büro für Medizin eingerichtet, TCM erstmals mit „offiziellem Wissenschaftsstatus" und Staatsprüfungen in TCM, Akupunktur und Moxibustion einerseits und Pharmakologie als eigenständige Disziplinen (7. Jh.), farbige Übersichtstafeln zu Lage und Benennung einzelner Akupunkturpunkte, Überarbeitung von Texten des → *Neijing* u. a. durch → Wang Bing.
Fünf Dynastien (907–960) Liao-Dynastie (916–1125) Song-Dynastie (960–1279) Yuan-Dynastie (1206–1368)	→ Wang Weiyi: Überarbeitung der Literatur zur Lage der Akupunkturpunkte und der Meridiane (1026), erstmals Bronzefigur zur Lage der inneren Organe und den ihnen entsprechenden Meridianen mit Akupunkturpunkten durch Wang (1027), zunehmende Spezialisierung in den verschiedensten klinischen Anwendungsbereichen von Akupunktur und Moxibustion (Kinder-/Frauenheilkunde. Einsatz der Moxibustion bei Notfällen), Einführung der Theorie der Drei Pathogenen Ursachen (äußere, innere, diätetische und sonstige), Autopsiestudien einzelner Ärzte, Auswahl einzelner Akupunkturpunkte unter rein anatomischen Gesichtspunkten.
Ming-Dynastie (1368–1644)	Entwicklung der warmen Moxibustionstechnik, Unterscheidung von Akupunkturpunkten außerhalb der 14 Hauptmeridiane und als Extrareguläre Punkte in einer eigenen Kategorie zusammengefaßt.

Tabelle 9

frühestens in der legendären Xia-Dynastie (vor 1766 v. Chr.), spätestens aber mit der Shang-Dynastie (1766–1154 v. Chr.) ein und ist zunächst über die gesamte Zhou-Zeit (1154–221 v. Chr.) hinweg von den religiösen Praktiken des Schamanenkultes bestimmt; erste Anfänge einer empirisch begründeten medizinisch-biologischen Naturbeobachtung (Pulse, Blut usw.) sind schon in dieser Entwicklungsperiode festzustellen; die Lehren von Yin und Yang, die Theorie von den Fünf Elementen, den Fünf Geschmäckern, den Acht Winden, den Sechs Energieformen (→ Qi) usw. entstehen ebenfalls in dieser Zeit und werden in die später entstehenden konfuzianischen und daoistischen Denksysteme integriert; erste Erkenntnisse über die Funktion von Pulsen, Blut, der → Körperflüssigkeit und des → Qi sind ebenfalls schon bekannt. Gelehrt wird auch schon die Vorstellung von der Anpassung des menschlichen Körpers an die natürliche Umwelt, biologisch-medizinische Naturbeobachtungen werden mit kosmogenen und geomantischen Anschauungen und Vorstellungen verbunden. Die Grundlagen für ein Theoriegebäude der TCM, wie es sich im → *Neijing* bereits widerspiegelt, sind also bereits im wesentlichen vorhanden. Die weiteren Entwicklungszüge der TCM mit ihren wesentlichen Merkmalen sind aus Tabelle 9 ersichtlich.

In der sich anschließenden Qing-Zeit (ab 1644) bis zum Opiumkrieg (1840) erlangt die Pharmakologie eine gesellschaftliche Aufwertung, Akupunktur und Moxibustion werden zeitweilig in den Hintergrund gedrängt. Doch setzt sich in dieser Zeit die Auswahl der Akupunkturpunkte nach den Kriterien der Syndromdifferenzierung durch, 1817 erfolgt eine systematische Auflistung der 361 Regulären Akupunkturpunkte der Vierzehn Hauptmeridiane; 1822 wird die Abteilung für Akupunktur und Moxibustion an der Kaiserlich-Medizinischen Hochschule in Peking geschlossen, da nach einer Verlautbarung des kaiserlichen Hofes Akupunktur und Moxibustion als nicht dem Kaiser angemessene Therapieformen betrachtet wurden. In der letzten Phase der Qing-Dynastie von 1840 bis zur Revolution 1911 und in der Zeit der Republik auf dem Festland (1911 bis 1949) treffen westliche Schulmedizin und TCM aufeinander. Zeitweilig gerät die TCM gegenüber der angeblich wissenschaftlich überlegeneren westlichen Schulmedizin in Mißkredit, es zeigen sich aber auch erste Ansätze, insbesondere das Gebiet der Akupunktur durch eine Kombination von Methoden der alten TCM mit den Methoden der westlichen Schulmedizin genauer zu erforschen und beide heilkundliche Systeme miteinander zu verbinden. Im Vordergrund stand dabei die Frage, wie und warum Akupunktur im Einzelfall therapeutisch wirkt. Eine moderne Weiterentwicklung der traditionellen Akupunktur fand mit der Einführung der Elektroakupunktur statt (ab 1934). In den von den Kommunisten kontrollierten Gebieten wurden Akupunktur und Moxibustion neben den Methoden der westlichen Schulmedizin gleichberechtigt in den Krankenhäusern des Gebietes praktiziert (Yan'an, um 1945). Diese Tendenz zur pragmatischen Verbindung von westlicher Schulmedizin und TCM wurde nach dem Sieg der Kommunisten auf dem Festland noch weiter forciert; einerseits war das Land und die Bevölkerung sowie die gesundheitliche Unterversorgung der Bevölkerung viel zu groß, als daß eine einseitige

Bevorzugung der westlichen Schulmedizin gegenüber der TCM möglich gewesen wäre (fehlende Ärzte der westlichen Schulmedizin, Mangel an Medikamenten, Apparatur, fehlende Infrastruktur eines landesweiten Gesundheitswesens u. a.). Zwischen 1950 und 1960 erhielt das Studium der alten TCM-Klassiker neuen Auftrieb; mit modernen labortechnischen und naturwissenschaftlichen Methoden wurden Akupunktur/Moxibustion/Pharmakologie weiter grundlagenmäßig in bezug auf Wirkungsweise und Zusammensetzung erforscht, vorhandenes Wissen/Theorien zum Teil verifiziert, als überholt angesehene Theorien wie die Lehre von den Fünf Elementen wurden aufgegeben. Mitte der 60er Jahre, während der Kulturrevolution, kam die Einrichtung der Barfußärzte *chijiao yisheng* auf, die eine Grundausbildung in westlicher Schulmedizin und TCM erhielten und als eine Art Sanitäter vor allem unter der Landbevölkerung und in den weniger entwickelten Landesteilen (z. B. dem Nordwesten Chinas) eingesetzt wurden. Nach der Kulturrevolution Anfang der 70er Jahre wurde das Primat der Politik über die Wissenschaft zunehmend gelockert und die Grundlagenforschung in den Bereichen Akupunkturanästhesie, Chirurgie, Neuroanatomie, Histologie und Biochemie intensiviert. Die Beziehung zwischen Meridianen und Akupunkturpunktstellen und die Stimulation durch Nadelung im Bereich der Sinnesorgane sowie die Beziehung zwischen Akupunkturpunktstellen und inneren Organen war Gegenstand von Projekten der Grundlagenforschung. Z. T. wurden auch neue Akupunkturpunktstellen entdeckt.

Geschwulstkrankheiten *yong, ju*: Gut- und bösartige Tumorkrankheiten in der TCM; eine ausgefeilte Klassifikation der Geschwulstkrankheiten wie in der westlichen Medizin ist unbekannt. 1. Begriff: a) *Yong* sind eigentlich Karbunkel im weitesten Sinne und als solche eine Yang-Erkrankung mit äußerlichen Ursachen, oberhalb der Muskeln, und gelten als relativ leicht zu behandeln. b) *Ju* bezeichnet im Körper tiefsitzende Geschwüre, ist eine Yin- und damit innere Erkrankung und zwischen Knochen und Muskeln, also tiefer, gelegen, gilt als relativ schwer zu behandeln (im Sinne der westlichen Medizin dürften unter diesen Begriff alle malignen und belignen Tumore des Körperinnengewebes fallen). Ju gehen meist mit Entzündungserscheinungen einher und befallen im Gegensatz zu Yong auch einzelne innere Organe. Als „Ursachen" nennt die TCM Faktoren wie Erkrankungen des Blutes, indem exzessive Hitze im Körperinneren das Blut „erregt" und sich in „brennender" Körperhitze bemerkbar macht. Genannt werden aber auch Erscheinungen wie Gewichtsabnahme, Fieber, Verletzungen der inneren Organe, Gefäßschädigung und Stoffwechselstörungen, Stagnation und Ansammlung von Qi – alles Phänomene, die aus der Sicht der westlichen Medizin als Folgeerscheinungen des Krebsbefalls gelten würden. Tumorerkrankungen sind in der Literatur der TCM etwa seit dem 12. Jh. v. Chr. belegt, aber erst gegen Anfang des 12. Jh. wird im *Wei Ji Bao Shu* der eigentliche Terminus für „Krebs", nämlich *ai*, erwähnt. Das Schriftzeichen dafür besteht aus den graphischen Elementen „Krankheit" und „Felsen" mit der Vorstellung von etwas Herauswucherndem (so wie ein Felsen einsam in die Höhe ragt) und Festem. Ab 610 n. Chr. ist eine allgemeine Vorstellung auch von bösartigen Geschwulsten in der TCM belegt. → Krebstherapie.

Geschwürmedizin *yangyi*: eines der medizinischen Spezialgebiete der Zhou-Dynastie (11.–8. Jh. v. Chr.), den Gebieten Chirurgie, Orthopädie, Traumatologie und Dermatologie inner- und außerhalb der TCM heute vergleichbar.

Gesichtsausdruck: → Geist.

Gesichtsfarbe *se*: einer der insgesamt 10 Bereiche der medizinischen Untersuchung in der Diagnostik der TCM. Farbe und Feuchtigkeit der Gesichtshaut stehen in Abhängigkeit vom Zustand des Qi und des Blutes, da nach Auffassung der TCM Qi und Blut aus dem Körperinneren nach oben ins Gesicht steigen und durchfließen. Beim gesunden Menschen ist die Gesichtsfarbe hell und feucht. Davon abweichende Erscheinungen zeigen bestimmte Erkrankungen der inneren Organe an:

Anzeichen	gestörtes Organ
Dunkel	Störung der Nieren
Blaugrün	gehinderter Fluß von Qi und Blut, Störung der Leber
Weiß	Erkrankungen der Lungen
Purpurrot/ Blutrot	innere Feuchtigkeit auf Grund einer Funktionsschwäche der Milz

Gesichtslähmung *mianshen jing mabi*: auf Grund von unausgeglichener Rhythmik des Qi- und Blutflusses und Unterversorgung des Meridiansystems mit Qi und Blut, durch krankmachenden → Wind in den Meridianen und Luo-Leitbahnen der Gesichtsregion.

Gesundheitsbeamter *yiguan* (wörtlich „Beamter (Mandarin) für Medizin"): im kaiserlichen China ein Beamter für (öffentliche) Gesundheit und Hygiene.

Gleiche Anteile *dengfen*: Die Proportion verschiedener Komponenten von Arzneisubstanzen in einer Rezeptur ist die gleiche.

Gleichgewichtsstörungen *xuanyun*: durch a) Fehlfunktion der Nieren mit Auswirkung auf die Funktion der Leber, b) inneren Stau von → Schleimfeuchtigkeit, c) Schwäche des → Sees des Marks im Kopf auf Grund von mangelndem Qi- und Blutfluß (Durchblutung des Gehirns). Symptome: u. a. bei Übelkeit, schnellem Puls eine Fehlfunktion der Nieren, bei Erbrechen und Völlegefühl in Brustkorb und Oberbauch durch Stau von Schleimfeuchtigkeit; bei Trägheit, Herzklopfen, schwachem Puls durch Schwäche von Qi und Blut.

Glockenläutender Arzt *lingyi*: im China der Kaiser eine Bezeichnung für den umherziehenden Wanderarzt, der über die Dörfer zog und sein Kommen durch das Läuten von Glocken ankündigte.

„Großer Arzt" *dayi*: respektvolle Anrede für einen Arzt der TCM im kaiserlichen China, der sich durch seine Moral und seine ärztliche Kunst besonders auszeichnete.

Großer Puls *damai*: Puls, der an den Fingerspitzen fühlbar ist. Die Pulsamplitude macht dabei das Doppelte des normalen Pulsschlags aus; starke Pulsqualität weist in diesem Fall auf ein → bösartiger Hitze hin, schwache Pulsqualität auf ein → Mangelsyndrom.

Größeres Yang-Syndrom *taiyang bing*: Krankheitszustand auf Grund eines Angriffs von → Wind und → Kälte auf die Körperoberfläche. Symptome: Kopfschmerzen, Frösteln, Nackenstarre (→ Diagnose anhand der Sechs Meridiane).

Größeres Yin-Syndrom *taiyin bing*: Symptom der Taiyin-Meridiane der Milz, auf Grund einer Beeinträchtigung durch → Kälte und → Feuchtigkeit. Anzeichen: Fieberlosigkeit, Unterleibsblähungen, Verdauungsstörungen, Appetitlosigkeit, Durchfall, Erbrechen (→ Diagnose anhand der Sechs Meridiane).

Großvater-Leitbahn *sunluojing*: ist der Zweig der → Luo-Leitbahn und hat seine Lage in der Haut. Bei einem Überschuß an Qi wird der Überfluß an Qi in die Großvater-Leitbahn abgeführt und hat eine Veränderung der Hautfärbung und Hautbeschaffenheit zur Folge.

H

Haar *maofa*: Im Chinesischen gibt es zwei Begriffe für Haar: a) *mao* ist die Körperbehaarung (vom Schriftzeichen her ist dieses mit dem Familiennamen des verstorbenen Vorsitzenden der KPCh, Mao Zedong, identisch), b) *fa* meint die Kopfbehaarung. Zustand und Beschaffenheit des Haars werden in der TCM in Abhängigkeit von Zustand und Beschaffenheit der Lungen gesehen, weil letztere es sind, die die essentiellen Nahrungsbestandteile an der gesamten Körperoberfläche verteilen und der Haut ihren Glanz geben und auch für die vorhandene Behaarung zuständig sind. Weiterhin wird die Kopfbehaarung als ein Hinweis (Spiegel) auf den Zustand des Nierenqi betrachtet, das primär für die Körperentwicklung verantwortlich gemacht wird. Dünnes, graues und ausfallendes Haar ist ein Hinweis auf eine Schwäche von Qi oder Blut.

Hämorrhoiden *zhi*: Abweichend von der in der westlichen Medizin üblichen Einteilung in innere und äußere Hämorrhoiden in Abhängigkeit von ihrem Verhältnis zur Afteröffnung, geht die TCM von einer Einteilung der Hämorrhoiden in 24 Gruppen aus, wobei diese Einteilung auf der jeweiligen Form/Beschaffenheit der Hämorrhoiden beruht: So gibt es z. B. den Typ des Rattenschwanzes, der Kirschen, der hängenden Perle, Hühnerherz, Lotusblume usw. Ursache von Hämorrhoiden ist eine äußerste Schwäche des Qi. In den alten Gesellschaften Chinas und Japans durfte der Arzt zwecks Diagnosestellung und Behandlung nicht den After von Adligen untersuchen, vielmehr mußte für die Diagnosestellung die Umgebung des Punktes Du28 (Lage: Mund, obere Lippe, etwa in der Mitte) in Augenschein genommen werden. Bei Hämorrhoiden sollen sich kleine weiße Flekken in diesem Bereich zeigen.

„Han-Medizin" *hanyi*, (japanisch: *kan-i*, koreanisch: *han-ui*): die im Zuge kultureller Austauschbeziehungen zwischen China und Japan in Japan heimisch gewordene TCM. *Han* ist dabei die Bezeichnung für „China" in Anlehnung an die Periode der Han-Dynastie auf dem chinesischen Festland (206 v. Chr.–220 n. Chr.).

Handakupunktur *shouzhen*: eine Behandlung, die insbesondere in akuten Fällen angezeigt ist. Zu behandelnde Punktstellen werden anhand der akuten Symptome ausgewählt. So gibt es z. B. Punktstellen für den Vorderkopf, Hals, Schulter, Magen-Darm-Bereich, Brust, Husten u. a.

Handbuch der Akupunktur und Moxibustion *Zhenjiu Dacheng*: ein ausführliches und praktisch orientiertes Werk von Yang Jishi (1522–1620) aus dem Jahre 1601, in dem der Autor sich um eine Klärung der ziemlich verwirrenden Systematik der Akupunkturpunkt- und Meridianbezeichnungen sowie der ihnen zugeschriebenen Eigenschaften bemüht hat. Außerdem wird in diesem Werk auch der Einsatz von Moxibustion an der Ohrspitze zur Behandlung von grauem Star erwähnt.

Handbuch zur chinesischen Materia Medica *Bencao Gangmu*: ein umfassendes und reichbebildertes Werk von Li Shizhen (1518–1593), das 1590 in 22 Bänden erschien und über 1892 Pharmazeutika mit über 10 000 Rezepturen enthält. Enthält außerdem ausführliche Angaben zu naturgeschichtlichen Fragen aus den Bereichen Botanik, Zoologie, Mineralogie und Metallurgie.

Handdiagnose *yixue shouxiang shu*: auch → Chirologie: Methode der Krankheitsdia-

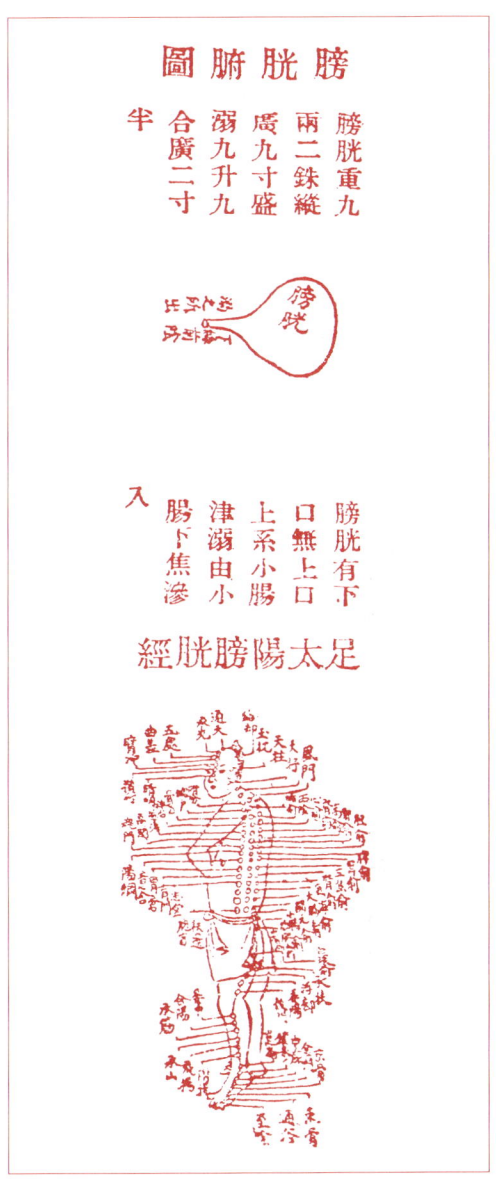

Abbildung 5
Traditionelle Darstellung der Harnblase und des Harnblasenmeridians Fuß Taiyang. Die Harnblase ist das korrespondierende Fu-Organ der Nieren. Abb. aus: Zhenjiu Dacheng, Schriftenrolle 8, S. 33.

gnose durch Untersuchung der Finger und des Handtellers. Nach Auffassung der TCM verlaufen, beginnen oder enden sechs der zwölf Regulären Meridiane am Ende des Fingernagelbettes, so daß Veränderungen an den Fingern oder auf der Handtellerfläche auch zur Diagnosestellung herangezogen werden können.

Harnblase *pangguang*: eines der sechs → Fu-Organe. Die traditionelle Auffassung der TCM besagt, daß der Urin vom Dünndarm an die Harnblase durch ein an ihrer Spitze existierendes Loch weitergegeben wird; Hauptaufgabe der Harnblase ist die vorübergehende Aufnahme des Urins und dessen Lagerung und schließlich dessen Ausscheidung. Die Funktion der Harnblase ist durch das → Nierenqi bedingt (Abb. 5).

Haupt-Luo-Leitbahn der Milz *pidaluo*: eine der 15 → Luo-Leitbahnen; entspringt bei Mi21, dem Haupt-Luo-Punkt des Milzmeridians und stellt die Verbindung mit allen anderen Luo-Leitbahnen der Hauptmeridiane her. Auf Grund dieser Vernetzungen zeigen sich bei Überschußsyndromen (*shi*) überall Schmerzgefühle im Körper und bei Mangelsyndromen (*xu*) werden die Nahtstellen der Gelenke nicht völlig steif.

Haut *pifu* (eigentlich: Deckel, Umschlag, Einband *pi* und „Haut und darunter liegendes Fettgewebe"): Der chinesische Begriff *pifu* für „Haut" bezeichnet eigentlich die Körperoberfläche einschließlich Oberhaut (ohne Gefäße) mit den darunterliegenden Schichten wie dem subkutanen Fettgewebe. Das Aussehen der Haut ist von der Funktion der → Lunge abhängig.

Hautakupunktur *pifuzhen*: → Pflaumenblütenakupunktur. Oberflächliche Nadelung, als Methode der Akupunktur seit ca. 1000 Jahren in China bekannt. Der Ausdruck Pflaumenblüte (*meihuazhen*) bezieht sich auf die fünf zusammengebundenen Akupunkturnadeln, die nur ganz leicht die Hautoberfläche an den in Mitleidenschaft gezogenen Stellen berühren.

Hautausschlag *shizhen*: entsteht durch → üblen Feuchtwind, der durch die Poren der Haut austritt.

Heiße Rezepturen *reji*: Medikamente mit wärmender Wirkung zur Behandlung des Kälte-Syndrom-Komplexes.

He-Punkte *hexue*: eine Gruppe der → Fünf Shu-Punkte, therapeutisch einsetzbar bei Störungen des Darmbereichs, des Magens und anderer → Fu-Organe. In den Bereichen der Yang-Fuß-Meridiane finden sich sechs solcher Punkte (auch die Sechs Unteren He-Punkte genannt), die insbesondere bei Erkrankungen der Fu-Organe für die Behandlung in Betracht kommen. Diese Unteren He-Punkte sind:

Meridian	Organ	Unterer He-Punkt
Fuß Yangming	Magen	Ma36
	Dickdarm	Ma37
	Dünndarm	Ma39
Fuß Shaoyang	Gallenblase	Ga34
	Harnblase	Ha40
	Dreifacher Erwärmer	Ha39

Herausziehen der Nadel *chuzhen*: Zur Blutungsvermeidung an der betreffenden Akupunkturpunktstelle und zum „Nachnadelungsgefühl" muß die Nadel hin und her gedreht werden, bevor man sie herauszieht; dann wird auf die genadelte Stelle ein Watteballchen gedrückt.

Herrscher, Minister, Assistent und Gehilfe *jun chen zuo shi*: Ein → Rezept besteht in der Regel aus vier Teilen: „Herrscher" (*jun*) sind dabei die medikamentösen Komponenten mit der eigentlichen therapeutischen Wirkung; der „Minister" (*chen*) steht für jene Komponenten, die die eigentliche therapeutische Wirkung der „Herrscher"-Komponenten noch befördern oder verstärken, während die „Assistenten" (*zuo*) als Komponenten die Aufgabe haben, unerwünschte Nebenwirkungen der „Herrscher"-Komponenten aufzuheben; die „Gehilfen" (*shi*) schließlich haben die Funktion, die mit den anderen Komponenten erzielten Wirkungen den erkrankten Körperbereichen zuzuleiten und die verschiedenen Wirkungen der jeweiligen Komponenten einheitlich aufeinander abzustimmen.

Hervorragender medizinischer Arbeiter *lianggong*: Anrede für einen außergewöhnlich befähigten Arzt der TCM im kaiserlichen China.

Hervortreten des Mastdarms *tuogang* (in der westlichen Medizin wird für „Hervortreten" der Terminus „Prolaps" verwendet in der Bedeutung von „Vorfall von Geweben und inneren Organen): bedingt durch nicht mehr funktionierendes („zusammengefallenes") Qi.

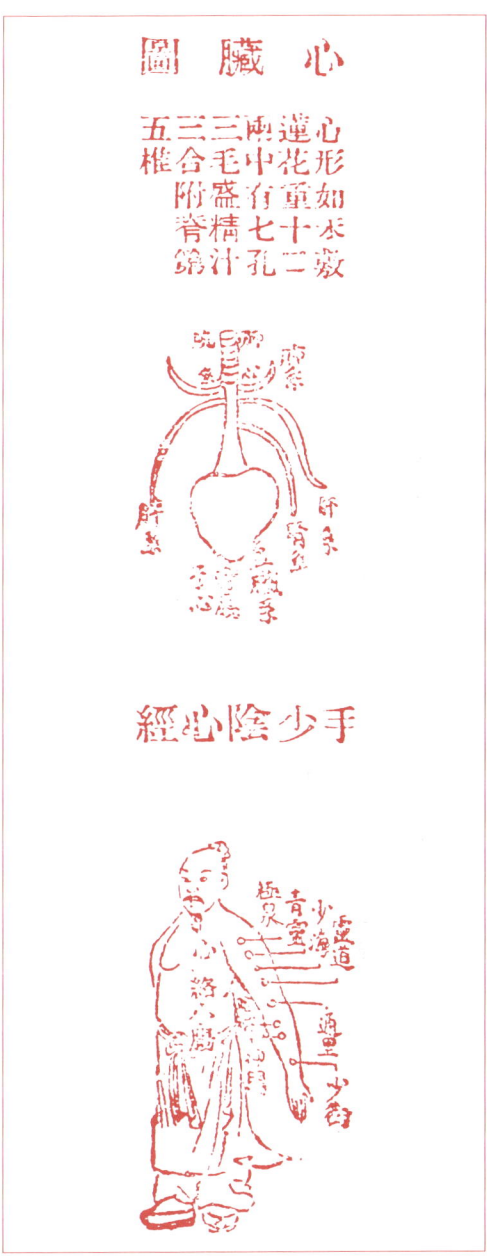

Abbildung 6
Traditionelle Darstellung von Herz und Herzmeridian Hand Shaoyin. Abb. aus: Zhenjiu Dacheng, Schriftenrolle 8, S. 25.

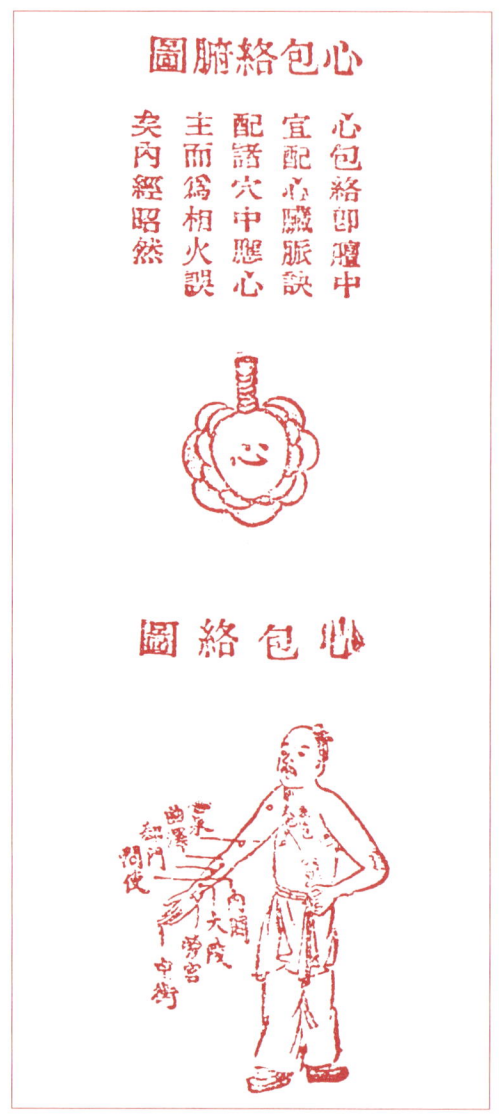

心包絡腑圖

心包絡即膻中
宜配心臟脈訣
配諸穴中懸心
主而爲相火誤
矣內經昭然

心

心包絡圖

Abbildung 7
Traditionelle Darstellung des Herzbeutels (Pericardium) und des Herzbeutelmeridians Hand Jueyin. Der Herzbeutel ist in der TCM zwar kein separates Organ, weil er zum Herzen gehört. Dennoch gibt es hierfür einen eigenen Meridian. Abb. aus: Zhenjiu Dacheng, Schriftenrolle 8, S. 52.

Herz *xin*: eines der fünf → Zang-Organe. Wie die → Leber ist das Herz das wichtigste und unverzichtbarste Organ des Körpers. Dem Herzen wird die charakterliche Eigenschaft der Aufrichtigkeit zugeschrieben. Funktionen des Herzens sind: Verantwortlichkeit für Blut und die Blutbahnen (Blutgefäße); das Herz beherbergt den → Geist (*shen*) und beeinflußt somit auch den Gesichtsausdruck; es manifestiert sich in den Lippen, an denen Zustand und Beschaffenheit des Herzens ablesbar sind („ist der Spiegel des Herzens") und beeinflußt auch die Funktion der → Nieren („beherrscht/ kontrolliert die Nieren").

Herzbeutel *xinbao* (auch „Kleinherz", *xiaoxin*): in der TCM das sechste der → Zang-Organe (Yin). Es ist aber Teil des Herzens und zählt daher nicht explizit als eigenständiges Organ. Zu klinischen Zwecken gibt es jedoch einen eigenen Herzbeutelmeridian, so daß den Fünf → Zang-Organen tatsächlich sechs entsprechende Meridiane gegenüberstehen.

Hilfsfunktion *xiangshi*: eine der → sieben Formen der gegenseitigen Beeinflussung; Medikamente, die andere in der Rezeptur möglicherweise enthaltene hinsichtlich der erwünschten therapeutischen Wirkung unterstützen, selbst aber nicht wieder von anderen unterstützt werden.

Historische Aufzeichnungen *Shiji*: ein in 130 Abschnitte gegliedertes Buch zur Geschichte Chinas bis ca. 90 n. Chr. von Sima Qian (145 v. Chr.–90 n. Chr.), in dem die Reden und Taten der Kaiser, die Namen von Angehörigen des Adels, Beamten der Han-Dynastie, aber auch Familienchroniken wie die von → Bian Que, dem → Gelben Kaiser, Wirtschaft und Astronomie erwähnt werden.

Hitze *re* (Feuer, milde Hitze): ein krankmachender Faktor der Yang-Kategorie, von unterschiedlicher Stärke: „Feuer" ist die höchste Stufe und „milde Hitze" die niedrigste. „Feuer" ist zudem ein normales → Yang des Körpers und nicht mit krankmachender Hitze zu verwechseln. Unterschieden werden a) äußere Hitze (*biao re*) mit Anzeichen wie hohes Fieber, Unverträglichkeit von Wind, Kopfschmerzen, rasender Puls u. a.; b) innere Hitze (*li re*) auf Grund von Störungen von Yin und Yang der inneren Organe (→ Organyang/yin) und ist mit Anzeichen wie Durst, spärlichem Urinfluß, geröteter Zunge mit gelblichem Belag, rasendem und starkem Puls u. a. verbunden.

Hitzschlag *zhongshu*: in der Regel verursacht durch Eindringen der → Sommerhitze, die das Qi beeinträchtigt und das Yin durch Erschöpfung nach längerem und übermäßigem Aufenthalt in der Sonne beeinträchtigt. In weniger schlimmen Fällen zeigen sich Symptome wie Kopfschmerzen, Schweißausbruch, erhitzte Hautoberfläche, ausgetrockneter Mund und Zunge, ein oberflächlich wahrnehmbarer rasender Puls. In schlimmeren Fällen Bewußtlosigkeit.

Hofarzt *yuyi*: Leibarzt des Kaisers und der Angehörigen der kaiserlichen Familie.

Hohler Puls *kong mai*: fühlt sich wie die Wurzel einer grünen Zwiebel an: außen hart, innen hohl und leer. Dieser Puls ist bei starkem Blutverlust fühlbar.

Holz *mu*: eine der → Fünf Wandlungsphasen, steht für die Leber, Sehnen und Augen (die ihrerseits mit der Leber funktional in Verbindung stehen). Holz (Leber) fördert (bringt hervor) das Feuer (Herz), wirkt auf die Erde (Milz) und überwindet (vernichtet) Metall (Lunge).

Hölzerne Zunge *mushe*: Bezeichnung für den Zustand einer angeschwollenen und dadurch verhärteten Zunge auf Grund von → Feuer im Herzen oder angesammelter Hitze in Herz und Milz.

Horizontale Einführung der Nadel *hengci*: Einführungstechnik der Akupunkturnadel, die an Stellen, wo das Muskelgewebe dünn ist, angezeigt ist, z. B. im Gesichts- und Kopfbereich im Falle der Punktstellen Du20, Ma4. Die eingeführte Nadel hat dabei einen Winkel von 15°–20° im Verhältnis zur Hautoberfläche.

Hornmethode *jiaofa*: andere Bezeichnung für → Schröpfen, da dies ursprünglich mit einem hornförmigen Schröpfgerät durchgeführt wurde.

Huangfu Mi (214–282): Autor des → Klassikers der Akupunktur und Moxibustion. Das Werk ist als das erste seiner Art bekannt, das sich ausschließlich mit Akupunktur und Moxibustion beschäftigt. Es besteht aus 12 Schriftrollen (Bänden) und gibt eine detaillierte Beschreibung von Akupunktur und Moxibustion.

Hua Shou (1304–1386): Autor einer sehr aufschlußreichen Abhandlung über Akupunktur *Shisijing Fahui* (Darstellung der Vierzehn Hauptmeridiane), die 1341 er-

Punktstelle (Lage)	Indikation
Halswirbel 1–4	Erkrankungen im Kopfbereich
Halswirbel 1–7	Erkrankungen im Halsbereich
Halswirbel 4 Brustwirbel 1	Erkrankungen im Bereich der oberen Extremitäten
Brustwirbel 1–7	Erkrankungen im Brustbereich
Brustwirbel 8–12	Erkrankungen im Unterleibsbereich
Brustwirbel 11 Lendenwirbel 5	Erkrankungen im Bereich der Lenden
Lendenwirbel 2 Kreuzbeinwirbel 2	Erkrankungen im Bereich der unteren Extremitäten
Lendenwirbel 2 Kreuzbeinwirbel 4	Erkrankungen im Bereich der Harn- und Geschlechtsorgane

Tabelle 10: Einzelne Punktstellen und Indikationen

schien, und der → *Wahren Bedeutung des Klassikers der Schwierigkeiten.*

Hua Tuo (141–212): Berühmter Arzt der Han-Zeit, dem auch die Durchführung von chirurgischen Eingriffen zugeschrieben wird, darunter auch solche im Bereich des Unterleibs durch Mundbetäubung → Mafu Tang. Er soll neben der Chirurgie in Akupunktur, Pharmakologie und Moxibustion ausgewiesen gewesen sein. In der Akupunktur wählte er stets zwei Punktstellen aus, um den gewünschten therapeutischen Effekt zu erzielen. Angeregt durch Beobachtungen der Fortbewegungsweise von Tiger, Bär, Affe usw., führte er auch eine Heilgymnastik zur Heilung von Krankheiten und der allgemeinen Förderung von Gesundheit ein (→ Fünf Tierbewegungsarten).

Hua Tuos Punktstellen im Bereich der Spinalnerven Hua Tuo *jiajixue*: Punktstellen im Bereich des a) ersten Brustwirbels bis zum fünften Lendenwirbel, beiderseitig, mit 34 Punktstellen insgesamt, b) an beiden Seiten der Wirbelsäule im Abstand von 0,5 Cun seitlich der Mittellinie vom ersten Halswirbel bis zum vierten Kreuzbeinwirbel mit insgesamt 28 Punktstellen. Hauptsächlich zur Funktionsregulierung der inneren Organe sowie zur Behandlung von lokalen Beschwerden im Bereich der Wirbelsäule am Rücken eingesetzt. Diese Punktstellen sind weder einzelnen Meridianen zugeordnet, noch gibt es für sie standardisierte Bezeichnungen. Hua Tuo soll sie ursprünglich als → Rücken-Shu-Punkte eingesetzt haben. Bei Störungen der inneren Organe sind die entsprechenden Punkte im Bereich der Spinalnerven ständig unter empfindlichem

Druck. Indikationen ähnlich wie bei den → Rücken-Shu-Punkten. (Tabelle 10)

Husten *sou*: kann bedingt sein durch: äußere Einflußfaktoren wie → Windkälte oder → Windhitze, was die Lungen an ihrer Qiverbreitungsfunktion hindert; innere Einflußfaktoren, wobei a) die Lunge austrocknet wegen eines Mangels an Yin und so zu einer Verminderung der Lungenfunktion selbst führt, b) eine Ansammlung von Feuchtigkeit und Speichel entsteht auf Grund eines verminderten Milzyangs.

I

Impotenz *yangwei*: verursacht durch eine Schwäche des Nierenyang (→ Organyang/ Niere) auf Grund eines zu starken Sexuallebens oder wiederholtem Samenabfluß ohne geschlechtliche Erregung. Auch auf Grund einer Schädigung des Qi von Herz, Milz und Nieren bei emotionaler Belastung durch Angstzustände, Sorgen möglich. Symptome u. a. Schwindelgefühle, Schwäche im Lenden- und Kniebereich.

Indirekte Moxibustion *jianjie jiu*: durch Auflegen einer Scheibe Ingwer oder Knoblauch zwischen Hautoberfläche und Moxakugel. Verschiedene therapeutische Effekte in Abhängigkeit vom jeweils verwendeten Material: Ingwer bei Beschwerden wie Erbrechen, Durchfall auf Grund von Kälte, Symptomen einer Yang-Schwäche (→ Organyang), Knoblauch im frühen Stadium einer Hautinfektion, bei giftigen Insektenbissen, Salz in der Regel bei akuten Notfällen wie Koma, Unterleibsschmerzen.

Insbesondere in Verbindung mit Nadelung der Akupunkturpunktstelle Ren8.

Innere Faktoren/Ursachen *nei yin*: die sieben übermäßig vorhandenen gefühlsmäßigen Faktoren. → Sieben Emotionen.

Innere Organe *zangfu*: → Zang-Organe/ Fu-Organe. In der TCM ist vor allem deren Funktion relevant, durch Krankheit bedingte Veränderungen und das Verhältnis des Organs zu den lebenswichtigen Substanzen wie Qi, Blut, Körperflüssigkeit u. a.). Aussagen zu anatomischer Struktur und Lage der inneren Organe sind hier weniger relevant. Der Terminus *zangfu* bezieht sich auch auf die allgemeine Körperfunktion. Andere Organe, die nicht den Zang- bzw. Fu-Organen zugerechnet werden, sind → Außerordentliche Organe.

J

Jing-Punkte[1] **(1)** *jingxue*: auch „Flußpunkte", eine der → Fünf Shu-Punkt-Kategorien, indiziert bei Asthma, Husten, Halserkrankungen.

Jing-Punkte (2) *jingxue*: auch „Brunnen" oder „Quellpunkte", eine der → Fünf-Shu-Punkt-Kategorien, indiziert bei geistig-seelischen Erkrankungen u. a.

---

[1] Die Termini „Jing-Punkte (1)" bzw. „Jing-Punkte (2)" stellen zwei verschiedene Punktkategorien innerhalb der → Fünf Shu-Punkte dar. Im Chinesischen haben sie zwar die gleiche Aussprache, werden aber durch unterschiedliche Schriftzeichen dargestellt und bedeuten auch Unterschiedliches. Es handelt sich hier um Homophone, die durch die Ziffernzusätze (1), (2) als separate Stichworteinträge zu unterscheiden sind.

K

„Kaiserliche Medizin" *huang hanyi* (japanisch: *o kan-i*, koreanisch: *hwang han-ui*): Bezeichnung für die in Japan heimisch gewordene TCM.

Kaiserlicher Arzt *taiyi*: Arzt des → Kaiserlichen Instituts für Medizin.

Kaiserliches Institut für Medizin *taiyiyuan*: Kaiserliche Gesundheitsbehörde zur medizinischen Versorgung des Kaisers, seiner Familie und des kaiserlichen Hofstaats.

Kälte *han*: eine der Sechs atmosphärischen Einflüsse oder → äußeren Faktoren, die, wenn im Überfluß vorhanden, zu Krankheit führen können. Eine Yin-Erscheinung, die zu einem Durchlässigkeitsstau von Qi und Blut in den Meridianen und Luo-Leitbahnen führen kann und mit Symptomen wie Gefühllosigkeit an den Extremitäten, Frösteln und fehlender Schweißabsonderung auf Grund verschlossener Hautporen einhergeht. Arten: a) äußere Kälte *wai han*: die Krankheitsursache ist durch äußere Ursachen (Klima u. a.) bedingt und greift das Yang-Qi an, führt zu Frösteln, Fieber, Kopfschmerzen; b) innere Kälte *neihan*, bei der das erschöpfte Yang-Qi im Ergebnis zum Eindringen äußerer Kälte führt und vor allem die Milz, Nieren und die Lunge in Mitleidenschaft zieht mit Anzeichen wie Durchfall, Erbrechen, Unterleibsschmerzen, kalten Gliedern, empfindliche Reaktion auf Kälte, Gesichtsblässe, blaßfarbene Zunge.

Kalte Rezepturen *hanji*: Medikamente mit abkühlender Wirkung bei Hitze-Syndrom-Komplex.

Kälte-Hitze-Symptome *hanre bianzheng*: zwei der insgesamt Acht Orientierungspunkte von Hauptkrankheitssymptomen in der Diagnostik der TCM. Hitzesyndrome manifestieren sich vor allem in Form krankmachender Hitze, Sommerhitze und Trockenheit wie hohes Fieber, gerötetes Gesicht, Durst, Delirium, Verstopfung, rasender Puls, rote Zunge mit gelblichem Zungenbelag. Krankmachende Kältesymptome sind: Frösteln, kalte Glieder, wäßriger Stuhl, tiefsitzender langsamer Puls, blaßfarbene Zunge mit weißlichem oder dickem und klebrigem Zungenbelag.

Kalter Magen *weihan*: weist auf einen Mangel an Qi hin. Erbrechen von Verwässertem, Gefühl der Geschmacklosigkeit im Mund, Kältegefühl über der Magengegend, Zuspruch zu heißen Getränken.

Kälteschaden *shanghan* (wörtlich: „verwundet durch Kälte"): bestimmte Fieberkrankheiten, die als durch → Kälte verursacht angesehen wurden.

Kälte- und Kühle-Schule *hanliangpai*: Einsatz von Arzneimitteln mit kühlender und kalter Wirkung durch Liu Wansu (1120 bis 1200) – ein Verfahren, das wegen seiner hervorragenden Wirksamkeit bekannt wurde.

Kardia: → Mageneingang/Cardia.

Katgut-Einsetztherapie *maixian liaofa*: Einführung eines Darmstücks an einer bestimmten Punktstelle, um eine bestimmte Wirkung hinauszuzögern.

Kauterisation *shaozhuo*: (auch → Abbrennen): In der Moxibustion Methode der Brandblasenerzeugung an einer bestimmten Punktstelle. Indiziert in Fällen chronischer Erkrankungen wie Asthma, heute aber wegen der schmerzhaften Auswirkungen und zurückbleibenden Narben immer weniger angewandt.

Kehle *hou*: Zustand der Kehle gibt Hinweise auf den Zustand der Lungen und anderer Organe: gerötete, angeschwollene und schmerzende Kehle: → Hitze in Lunge und Magen, Geschwürbildung in der Kehle: extrem starke Hitze, Klumpengefühl in der Kehle: Stau des Leberqi.

Kind: → Mutter-Kind-Beziehung.

„Kindermedizin" *xiaofangmai*: altertümliche Bezeichnung für die Behandlung von Kinderkrankheiten, mit der heutigen Kinderheilkunde vergleichbar.

Kindliche Krämpfe *jingfeng*: nach der TCM von → üblem Wind oder durch Furcht verursacht. Arten: a) akute, durch im Körper entstandene Winde, wobei akute Fiebererkrankungen zu Krämpfen führen können; b) chronische, bedingt durch Funktionsschwäche von Milz und Magen nach chronischer Auszehrung.

Klassiker der Inneren Medizin: → *Neijing.*

Klassiker der Akupunktur und Moxibustion *Zhenjiu jiayijing*: das älteste und erste Buch, das ausschließlich Akupunktur und Moxibustion gewidmet ist und von Huangfu Mi (214–282) im Jahre 259 verfaßt wurde, mit Namen und Anzahl der Akupunkturpunkte zu jedem Meridian und ihrer genauen Lokalisierung. Außerdem finden sich hier Hinweise zu den Eigenschaften und Anzeichen aller Akupunkturpunkte und die Art ihrer Behandlung.

Klassiker der Schwierigkeiten *Nanjing*: ca. 2. Jh. n. Chr., mit 81 Fragen und Antworten zu schwer verständlichen Passagen aus dem → *Neijing*. Autor unbekannt, wird aber → Bian Que zugeschrieben. Fragen der Akupunkturpunkte, Moxibustion, Nadelungstechniken, psychische und pathologische Faktoren der Krankheitsanzeichen in den Meridianen und Luoleitbahnen und Pulsfühlungstechnik werden hier ausführlich behandelt. Die hier gemachten Ausführungen kann man als Ergänzungen und Kommentare zu entsprechenden Passagen des → *Neijing* verstehen.

Klassische Rezepturen *jingfang*: im → *Neijing* aufgezeichnet und jene des berühmten Arztes Zhang Ji (wahrscheinlich 150 bis 219).

Knochen *gu*: eines der sechs → Außerordentlichen Organe in der TCM. Die Knochen enthalten das Knochenmark *sui*, das von den Nieren hergestellt wird. Daher soll bei Erkrankungen der Knochen der Nierenmeridian untersucht und behandelt werden.

Kochender Puls *fufeimai*: extrem treibender und schneller Puls; einer der sieben Pulse, die auf den bevorstehenden Tod hindeuten.

Kollabiertes Qi *qixian*: Zustand eines derart gestörten Qi, so daß es den normalen Funktionszustand der inneren Organe nicht mehr aufrechterhalten kann und daher zum Vorfall des Uterus und/oder zu Hämorrhoiden führt.

Kollaps tuozheng: auf Grund der Erschöpfung von Qi und Blut, Anzeichen: kalte Glieder, hemmungslose Harn- und Stuhlgangausscheidungen, übermäßige Schweißabsonderung, geöffneter Mund, unbeweglicher Handteller, sachtfeiner und kaum fühlbarer Puls.

Kombinierte Krankheit *bingbing*: Krankheitssyndrome eines oder mehrerer Meridiane zur gleichen Zeit.

Kombinierte Nadelung *touci*: Methode der Nadelung von benachbarten Punkten durch eine Nadeleinführung.

Konfliktparteien *xiangsha*: eine der → sieben Formen der gegenseitigen Beeinflussung; die Wirkungsweise der einen medikamentösen Komponente im Rahmen einer Rezeptur hebt die Wirkungsweise der anderen auf; z.B. kann die Wirkung der einen medikamentösen Komponente die toxische Wirkung der anderen „unterdrücken".

Kontraindikationen *jinjisheng* → Nichtanwendung von Akupunktur: Fälle, bei denen Akupunktur nicht zum Einsatz kommt: Schwangerschaft, jede Art von Geschwulst und Tumoren, Hautinfektion, Herzschrittmacher, Bluterkrankheit, bei Punktstellen ganz in der Nähe von lebenswichtigen Organen oder Blutgefäßen wie z.B. Ma1, Ren15, Mi11. Auch bei hungrigen/übersättigten Patienten, bei Vergiftungserscheinungen oder völlig erschöpften Patienten sollte vorläufig von der Behandlung durch Akupunktur abgesehen werden.

Kopf, Entwicklung des – *tou*: beim Kind ein deutlicher Hinweis auf den Zustand der → Lebenskraft, da diese die Heranreifung des Menschen unter Kontrolle hat. Eine Schwäche der Nierenlebenskraft zeigt sich durch einen ungewöhnlichen Kopfumfang des Kindes, entweder angeschwollen oder größer als üblich, und geistig-seelischer Schwäche.

Kopfschmerzen *tou teng*: kann durch innere Einflüsse wie → Wind oder äußere wie → Wind/Kälte beeinflußt sein, was zu einer Störung des Verhältnisses zwischen Qi und Blut im Kopf und zu einem verzögerten Fluß des Qi in den Meridianen, die den Kopf durchlaufen, führt. Denn alle Yang- und Yin-Meridiane durchqueren den Kopf. Schmerzen im Vorderkopfbereich wirken auf den Magenmeridian, Schmerzen an beiden Kopfseiten oder an allen Schläfenseiten des Kopfes stehen mit dem Gallenblasenmeridian in Verbindung, solche im Bereich des Scheitelbeins sind mit dem Lebermeridian verbunden, und solche im Bereich des Hinterhaupts stehen mit dem Harnblasenmeridian in Verbindung. Arten: a) Überschuß des Qi mit Symptomen heftiger Kopfschmerzen, Störungen des Gleichgewichts, Übelkeit; b) Mangel/Schwäche des Qi mit Symptomen an nicht näher definierbaren Schmerzen.

Kornkammer *canglin*: anderer Ausdruck für → Magen; manchmal wird auch die → Milz so genannt. Der Akupunkturpunkt

Ha50 (*weicang*, „Magenkornkammer") wird behandelt bei Unterleibsblähungen, Oberbauchschmerzen, Rückenschmerzen.

Kornqi *guqi*: entsteht durch die Verdauung von Nahrung. *Guqi, yuanqi* (ursprüngliches Qi) und das Luftqi (*kongqi*) ergeben das normale oder aufwärts strebende Qi (*zhengqi*) zur Versorgung des Körpers.

Körperflüssigkeit *jinye*: in der TCM ein von der westlichen Schulmedizin abweichendes Verständnis: Nach Auffassung der TCM rührt jede andere Flüssigkeit des Körpers mit der Ausnahme von Blut von der Aufnahme flüssiger und fester Nahrung her. Im Blut und in Gewebespalten vorhanden. Arten: 1. durchsichtig-dünne Körperflüssigkeit *jin*, deren Aufgabe in der Wärmung und Versorgung der Muskeln besteht und die Haut feucht hält; 2. trübe und zähflüssige Körperflüssigkeit *ye*, die die Gelenke geschmeidig hält und die Körperöffnungen feucht hält. Außerdem Stärkung des Gehirns; darüber hinaus werden Tränen, Speichel, Muttermilch und flüssige Austritte im Genitalbereich als Körperflüssigkeit verstanden. Urin gilt hingegen nicht als Körperflüssigkeit, da es sich um Flüssigkeit von Überresten, die aus dem Körper ausgeschieden werden, handelt. Wenn die ansonsten klare Körperflüssigkeit plötzlich eine trübe Färbung erhält, ist dies ein Anzeichen für auftretende Krämpfe. Wenn in den Körper üble Kälte eintritt, wird die Körperflüssigkeit verdünnt und verliert an Wirkungskraft.

Körperöffnungen *miaoqiao*: 1. in der TCM Nase, Mund, Augen, Ohren, Zunge, die mit den inneren Organen Lunge, Milz, Leber, Nieren und Herz jeweils entsprechend verbunden sind. In den Körperöffnungen spiegelt sich äußerlich der jeweilige Zustand der betreffenden inneren Organe wider; 2. Körperhöhlen wie Brust- oder Unterleibshöhle (in bezug auf den chinesischen Terminus „qiao").

Körperöffnungen, Neun *jiu qiao*: die sieben hauptsächlichen → Körperöffnungen der TCM: Augen, Ohren, Nasenlöcher, Mund, Harnröhre und Afterloch (→ Körperöffnungen, untere).

Körperöffnungen, untere *xiaoqiao*: Harnröhre und Afterloch.

Körperzonen: → Drei Körperzonen und Neun Unterbezirke.

„Krankheitsmedizin" *jiyi*: eines der medizinischen Spezialgebiete zu Zeiten der Zhou-Dynastie (11.–8. Jh. v. Chr.), mit der inneren Medizin der TCM heute vergleichbar.

Krankheits- und Leidensverständnis (in der TCM): Die inhaltliche Ausprägung des Krankheits- und Leidensverständnisses ist kulturell geprägt und maßgeblich von den in einer Gesellschaft herrschenden Normen bestimmt. Wichtig sind hier vor allem das Verständnis von der Rolle des Individuums, das erkrankt ist und des Mitleids, der Zuwendung und der ärztlichen Behandlung nach westlichem karitativen Verständnis bedarf. Dies setzt u. a. ein Menschenbild voraus, in dem der einzelne Mensch quasi zum Maßstab aller Dinge wird und einen Wert an sich in seiner individuellen Persönlichkeit darstellt, und die Gruppe, der er angehört, demgegenüber in den Hintergrund tritt. Im konfuzianisch geprägten China rangiert die Wertschätzung der Gruppe eindeutig vor den Belangen des Individuums. Krankheit wurde somit weitgehend als eine Harmoniestörung des Gleichgewichts zwischen Yin und Yang betrachtet, die es wiederherzustellen galt. Krankheit galt auf Grund menschlicher Verstöße (Lebensweise gegen das → Dao) weitgehend als selbstverschuldet; der Prophylaxe (Vorbeugung) gegen Krankheit wurde weitaus mehr Bedeutung beigemessen als der therapeutischen Behandlung nach Ausbruch der Krankheit. Diese Sichtweise ist in moderner Zeit vielfach relativiert worden: Malaria, von der man heute z. B. um ihren Übertragungsweg durch die Stiche der Anopheles-Mücke weiß, ist – im Gegensatz zu anderen möglichen Krankheitsbildern, deren Entstehung vielfach von der eigenen Lebensweise abhängt – ein Beispiel dafür, daß es auch Krankheitsbilder gibt, die sich der Steuerung durch die eigene Lebensweise weitgehend entziehen. Im Neijing Suwen, wo Malaria u. a. als „Wechselfieber" erwähnt wird, galt sie noch als durch „den Wind übertragen", der in der TCM ja ein äußerer pathogener Faktor ist. Auf dem Hintergrund moderner wissenschaftlicher Erkenntnisse bestünde hier die Vorbeugung in der Trockenlegung der Sümpfe, in denen die Mücke ihre Eier ablegt, mit an erster Stelle, um damit zur Beseitigung des ursächlichen Übertragungsweges zu kommen. Westliche Schulmedizin und TCM können sich hier bei einer entsprechend relativierten Sichtweise sinnvoll ergänzen.

Krankheitsursachen mit Gift bekämpfen *duyao gongxie*: Erkrankungen mit toxischen Substanzen bekämpfen; „toxisch"

(*du*) bedeutet hier 1. ganz bestimmte Wirkungen einer Substanz, 2. bestimmte Nebenwirkungen einer Substanz, 3. bestimmte toxische Reaktionen einer Substanz.

Krankmachende Faktoren, Diagnose auf der Grundlage der – *bingyin bianzheng*: 1. die sechs äußeren Faktoren: → Wind, Kälte, Sommerhitze, Feuchtigkeit, Trockenheit und Hitze. Durch diese Faktoren bedingte Krankheiten werden „äußerlich bedingte Krankheiten" genannt und gehören danach zur Krankheitskategorie Yang (bedeutet u. a. „äußerlich"), 2. die sieben emotionalen Faktoren Freude, Ärger/Wut, Sorgen, Angst, Leid und Furcht weisen in der Regel auf eine Fehlfunktion der inneren Organe hin und eine Störung des Qi- und Blutflusses, 3. sonstige Faktoren: a) Ernährung (unregelmäßige Nahrungsaufnahme beeinträchtigen Magen und Milz), b) übermäßiges Sexualleben (beeinträchtigt die → Lebenskraft der Nieren und Blut), c) Verbrennungen, Trauma, tierische Stiche/Bisse, Parasiten usw.

Kräutermedizinen der Volkstradition *caoyao*: Sammelbegriff für jene Substanzen der Kräutermedizin, die nicht in den klassischen pharmakologischen Schriften der TCM verzeichnet sind, in den ärztlichen Verordnungen weitgehend unbekannt sind und auch nicht speziell hergestellt oder weiterverarbeitet werden, sich aber dennoch einer großen Beliebtheit unter der Landbevölkerung erfreuen.

Krebstherapeutisch (TCM): In der TCM-Literatur zur Krebstherapie ist ein differenziertes Begriffsverständnis wie das folgende hilfreich und sinnvoll: a) im Sinne

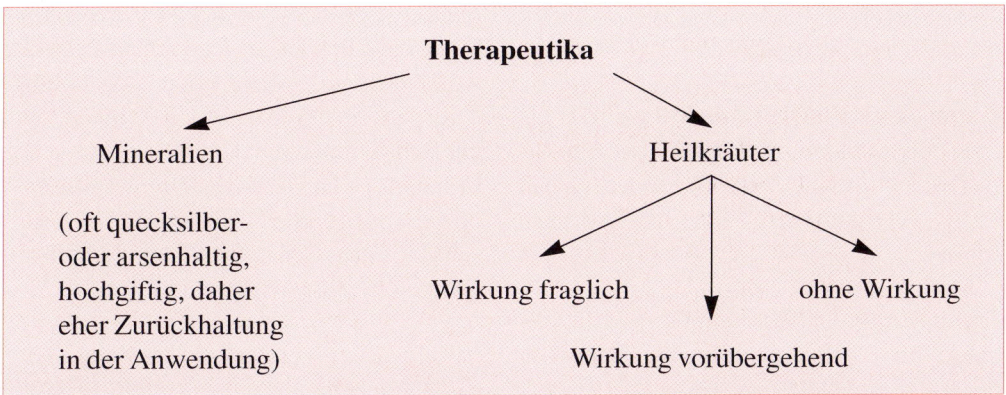

Abbildung 8

einer antikarzogenen Wirkung, indem eine Wirkung durch Zurückbildung oder ein Wachstumsstillstand des betreffenden Karzinoms erreicht wird, b) sekundär, wo es um die Milderung oder Beseitigung karzogener Begleit-/Folgeerscheinungen auf den übrigen Organismus, wie z. B. Blutzufuhr, Gewichtsabnahme, Fieber, Stoffwechselstörungen usw., geht.

Krebstherapie (in der TCM): vor allem im Rahmen der chinesischen Pharmakologie. Bestimmten Pharmaka wurde dabei eine krebsrückbildende Wirkung nachgesagt; Hinweise darauf finden sich sowohl in der Volksüberlieferung wie auch in der umfangreichen Literatur zur chinesischen Pharmakologie traditioneller Provinienz (Materia Medica). Moderne naturwissenschaftliche Untersuchungen unter labortechnischen Bedingungen dieser in der traditionellen Literatur erwähnten Substanzen wie Pinella, Ginseng, Ingwer, Stummelschwanz, Ohrenkraut (oldenlandia diffusa) u. a. haben für den medikamentösen Krebstherapiebereich (vgl. → Krebstherapeutisch) hinsichtlich der bisher nachgewiesenen

Wirksamkeit die in der Abbildung dargestellte vorläufige Klassifikation ergeben.

In der TCM-Literatur Taiwans und Japans finden sich Beispiele aus Krankengeschichten, wonach durch Medikamentengabe Fälle von Gebärmutter-, Leber-, Lungen- und Brustkrebs durch Rückbildung bzw. Stillstand der bösartigen Geschwulste erreicht wurden (vgl. Schmidt 1992: 171–172). So wurde z. B. der krebsbefallene Magenausgang (Pyrolus) eines älteren japanischen Patienten geheilt, nachdem westliche Medizin praktizierende Ärzte dem Patienten wegen des fast völlig durch Krebsbefall zerstörten Magenausgangs den nahen Tod vorausgesagt hatten. Der Patient war nach 2jähriger Behandlung fast völlig geheilt (durch Röntgenuntersuchungen war die Rückbildung des harten Knotens nachgewiesen). Dieser Ansatz kann in der Krebstherapie vielversprechend sein, bedarf aber noch weiterer intensiver Forschung, um hier zuverlässige Aussagen machen und repräsentative Ergebnisse vorweisen zu können.

Kurzer Puls *duan mai*: nur an einer Stelle fühlbar, Hinweis auf Schwäche des Qi.

L

Langsamer Puls *chi mai*: Mit weniger als vier Pulsschlägen pro Einatmungszug des Arztes, bei → Kälte oder Behinderung des Yang (→Organyang). Auch bei Sportlern fühlbar.

Langzhong: 1. Beamtentitel im kaiserlichen China; 2. Bezeichnung für einen Arzt der TCM im südlichen China der Kaiserzeit; in der modernen chinesischen Hochsprache hat dieser Ausdruck heute dialektalen Status.

Lebenskraft *jing, jingqi*: → Essenz des Lebens. In der TCM eine grundlegende, für alles organische Leben ausschlaggebende und ihm zugrunde liegende Substanz. In der TCM eins der zentralen theoretischen Konzepte. Unterschieden werden zwei Arten: a) die weiterleitende, sich erneuernde (reproduzierende) Substanz in Form der Zeugungsfähigkeit des Mannes bzw. Empfängnisfähigkeit der Frau, b) die nahrhafte, ernährende Substanz, aus der der Körper besteht und die die inneren Körperfunktionen aufrechterhält. Die Lebenskraft hat ihren Ursprung in der von den Eltern ererbten Form der Nahrungsaufnahme. Jing könnte man als die materielle Seite des Qi und insofern mit der Yin-Eigenschaft verbunden verstehen, während das Qi selbst als die funktionale Seite des Jing und insofern in seiner Yang-Eigenschaft verstanden werden könnte (→ Organ-qi/Organyang/Organyin).

Lebenswichtiges Gebiet *gaohuang* (*gao*: Bereich unterhalb des Herzens, *huang*: Bereich zwischen Herz und → Zwerchfell): Störungen in diesem Bereich mit ernsten Auswirkungen, vorliegende Störungen in lebenswichtigem Gebiet gleichbedeutend mit Endstadium einer Krankheit, Aussichtslosigkeit auf Heilung/Besserung. Akupunkturpunktstelle Ha43 (Gaohuangshu) indiziert bei chronischen Erkrankungen mit allgemeinem Schwächezustand.

Leber *gan*: eines der fünf → Zang-Organe. Deren Hauptaufgaben sind in der TCM folgende: 1. Vorratshaltung von Blut; 2. Aufrechterhaltung des freien und ungehinderten Flusses von → Qi im menschlichen Körper; 3. Aufrechterhaltung und Stabilisierung des seelischen Gleichgewichts (Emotionen). Starker Zorn verletzt die Leber, während andererseits eine rein organisch bedingte Beeinträchtigung der Leber auch zu Störungen des seelischen Gleichgewichts, Verwirrtheit u. a. Erscheinungen führen kann. Die Leber ist der Sitz der → Seele; 4. Die Leber kontrolliert die Funktionen der Sehnen (einschließlich der Muskeln und Ligamente) sowie 5. den Ausstoß von Galle; 6. Der Zustand der Leber ist an den Augen ablesbar („die Öffnung der Leber ist in den Augen"). Symptome für eine erkrankte Leber sind u. a.: schlechte Sehfähigkeit, Nachtblindheit. Der Funktionskreis Leber steht auch in Verbindung mit dem Funktionskreis Herz und Lunge. Die Leber ist dem Element Holz zugeordnet, das das Feuer (Herz) hervorbringt; die Leberfunktion reguliert aber auch die Funktion der Lunge. (Die Lunge wird dem Element Metall zugeordnet; Holz [Leber] ist auch in der TCM das Symbol für Frühling und damit die Phase des Werdens; Metall [Lunge] ist das Symbol für Abnahme und Dahinscheiden dessen, was im Frühling [Holz = Leber] gewachsen ist.) Das mit der Leber entsprechend korrelierte → Fu-Organ ist die → Gallenblase.

Leerer Puls *xu mai*: schwebender, schwacher Puls bei Mangelerscheinungen von Qi und Blut.

Leicht schlagender Puls *tanshi mai*: ein tiefer und beständiger Puls, der dem Flippen mit den Fingerspitzen an einem Stein ähnelt; einer der sieben Pulse, die auf den bevorstehenden Tod hinweisen.

Lösung *zhusan*: Zubereitung durch Kochen; die bereits grobkörnig weiterverarbeiteten Arzneisubstanzen werden für eine bestimmte Zeit in Wasser aufgekocht, anschließend wird nur die Flüssigkeit eingenommen.

Lunge *fei:* eines der Fünf → Zang-Organe. Die Lungen sind der Sitz der Sorgen; Lungen und Nieren wird in der TCM eine enge Beziehung nachgesagt, da sie beide zentrale Funktionen für den Kreislauf des → Qi haben: In den Nieren wird das von den Eltern ererbte Qi erzeugt, das nun weiter genährt und physiologisch im menschlichen Körper in Gang gehalten werden muß: die Lungen beherrschen den weiteren Kreislauf des Qi durch Einatmung des „reinen Qi" (*qingqi*, also Sauerstoff) und Ausatmung des „verbrauchten Qi" (*zhuoqi*). Darüber hinaus regulieren sie den Wasserhaushalt im menschlichen Körper und beeinflussen auch den Zustand von Haut und Haar, indem sie der Haut Farbe und den Haaren Wachstum und Glanz verleihen und die Poren der Haut kontrollieren. Die „Öff-

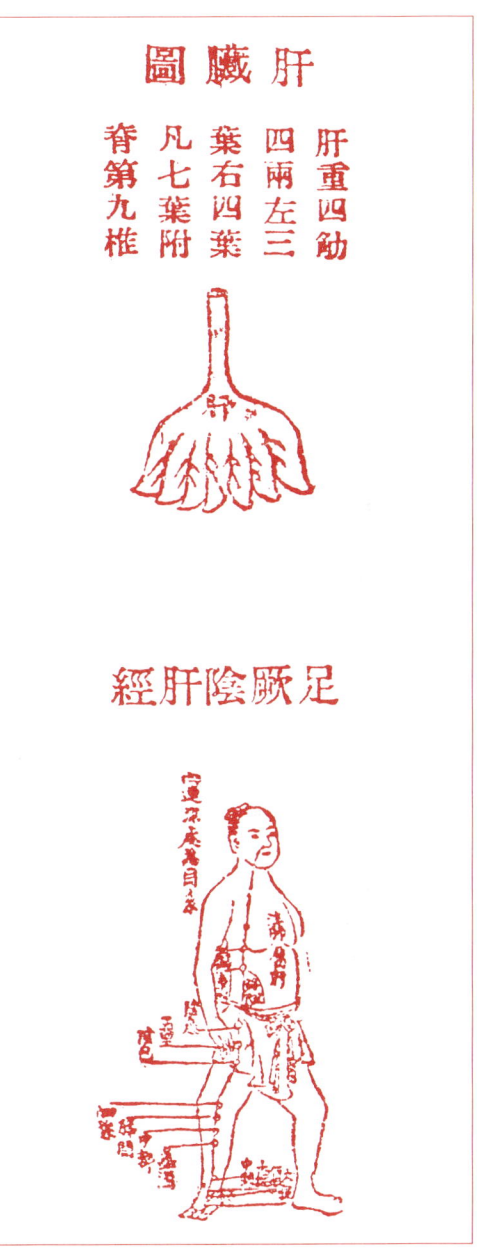

Abbildung 9
Traditionelle Darstellung der Leber und des Lebermeridians Fuß Jueyin. Abb. aus: Zhenjiu Dacheng, Schriftenrolle 9, S. 67.

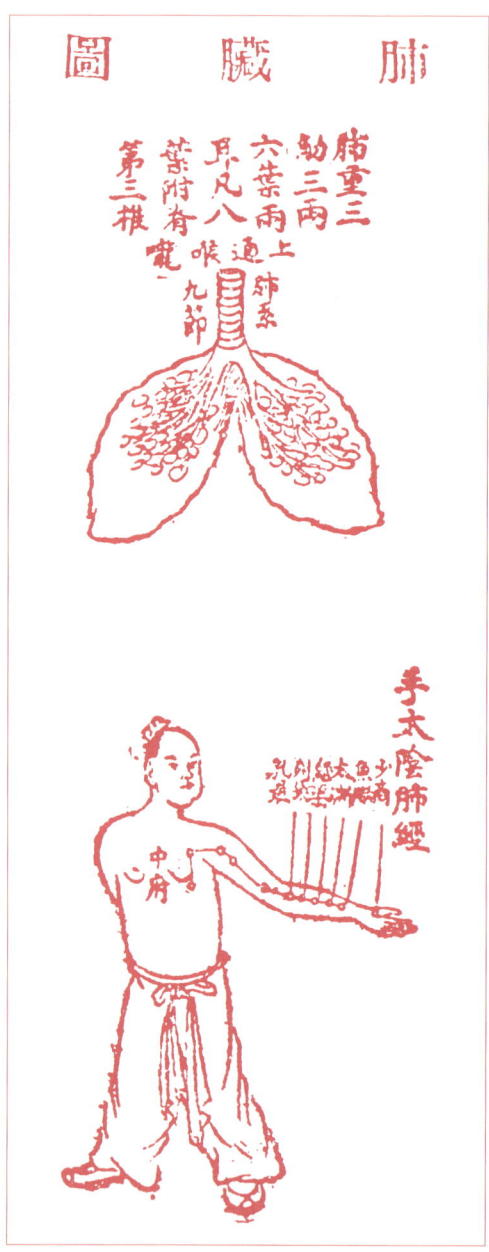

Abbildung 10
Traditionelle Darstellung der Lungen und
des Lungenmeridians Hand Taiyin. Abb.
aus: Zhenjiu Dacheng, Schriftenrolle 8, S. 3.

nung der Lungen" (der äußere Zugang zu dem inneren Organ der Lunge) ist die Nase, denn Atmung und auch der Geruchssinn hängen von der Funktion der Lungen ab.

Luo-Punkte *luoxue*: Punkte der Luo-Leitbahnen in der Akupunktur (→ Meridiane und Luo-Leitbahnen). Die Luo-Leitbahnen sind Querausläufer der 12 Hauptmeridiane, so daß sich in der Vorstellung der TCM ein Gesamtnetz von 12 Hauptmeridianen und den sie kreuzenden Luo-Leitbahnen ergibt. Jeder der 12 Hauptmeridiane hat einen entsprechenden Luo-Punkt im Bereich der Extremitäten und verbindet auf diese Weise einen bestimmten Yin-Hauptmeridian mit einem anderen bestimmten Yang-Meridian. Ein solcher Punkt, der einen Yin- mit einem Yang-Hauptmeridian innen und außen verbindet, heißt „*Luo-Punkt*". Insgesamt gibt es fünfzehn Luo-Punkte, von denen zwölf den Hauptmeridianen der zwölf Inneren Organe zugeordnet werden und je zwei des Ren- und Du-Meridians sowie ein Luo-Punkt der Milz. Luo-Punkte sind klinisch indiziert bei Erkrankungen der entsprechenden inneren Organe. Die fünfzehn Luo-Punkte sind: Di6, Ni4, Lu7, Ha58, Mi4, DE5, Ma40, P6, Dü7, Le5, He5, Ga37, Mi21, Du1, Ren15.

M

Mafutang (eigentlich „Hanf und kochendes Wasser"): über Mundzufuhr verabreichtes Betäubungsmittel aus Hanf und starkem Wein, das → Hua Tuo (141–212) aus Anlaß der verschiedensten Operationen, einschließlich solcher im Unterleibsbereich, seinen Patienten als Narkosemittel verabreicht haben soll.

Magen *wei*: eines der Sechs → Fu-Organe, auch → „Kornkammer" genannt wegen seiner Funktion der vorübergehenden Lagerung der zur Verdauung aufgenommenen Nahrung; nach Auffassung der TCM sind → Milz und Magen die beiden Hauptorgane in der Nahrungsaufnahme und der Verdauung. Der Magen steht mit Lungen und Nieren in enger funktionaler Beziehung wegen des nach unten gerichteten Nahrungsflusses in den Magen und der Umwandlung von Flüssigkeit in Urin in den Nieren. Der Magen wird unterteilt in „obere Magengrube" (*shangwan*), auch Akupunkturpunktname für Ren13, „mittlere Magengrube" (*zhongwan*), auch Name für Ren12, und „untere Magengrube" (*xiawan*), auch Name für Ren10.

Magenausgang *youmen* (westliche Medizin „Pyrolus", wörtlich: „weit entferntes Tor"): 1. einer der Sieben Durchgänge des Nahrungstraktes, 2. Name für Akupunkturpunktstelle Ni21, indiziert bei Unterleibsschmerzen und Erbrechen.

Mageneingang *ben men*: einer der → Sieben Durchgänge des Ernährungstraktes im menschlichen Körper.

Mangel-Überschuß-Symptome in der Diagnostik *xushi bianzheng*: Symptomkomplexe zur Untersuchung und Unterscheidung krankmachender Faktoren in der TCM (→ Acht Orientierungssymptomkomplexe der Diagnose). Arten: a) Mangelerscheinungen des Qi (*xu*): lang vorhal-

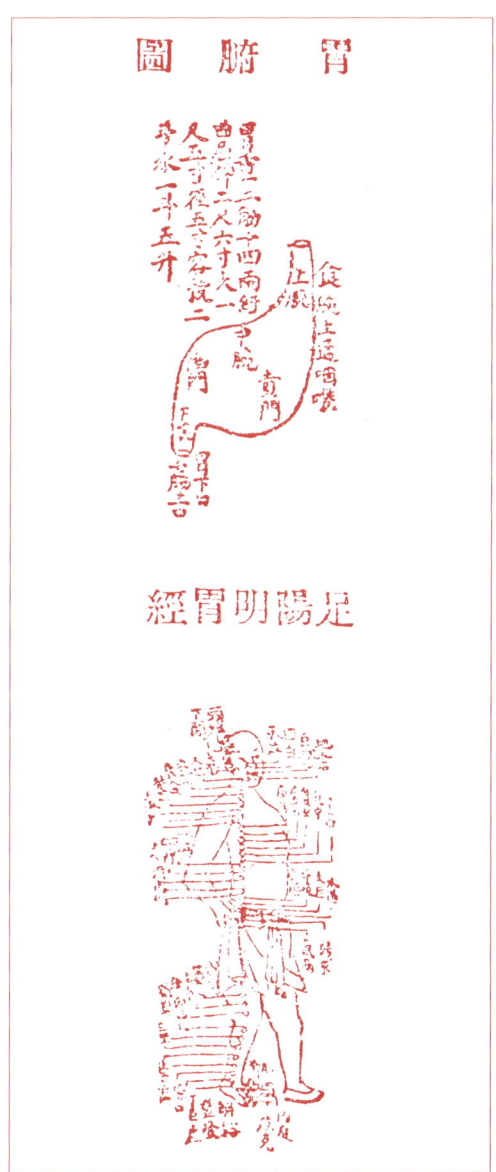

Abbildung 11
Traditionelle Darstellung des Magens und des Magenmeridians Fuß Yangming. Der Magen ist das korrespondierende Fu-Organ der Milz. Abb. aus: Zhenjiu Dacheng, Schriftenrolle 8, S. 11.

tende Erkrankungen wie Blässe, Herzklopfen, Schlaflosigkeit, schlechtes Gedächtnis, nächtliches Schwitzen, fadenhaft schwacher Puls, blaßfarbene Zunge mit dünnem Belag; b) Überschußerscheinungen des Qi (*shi*): plötzlich aufgetretene Erkrankungen mit gerötetem Gesicht, heftigem (hechelndem) Atem, Völlegefühl im Brustkorb, Unterleibsschmerzen, Verstopfung. Pulsmerkmale und rotfarbene Zunge mit dickem Belag deuten auf Qiüberschuß.

Mark → Medulla *sui*: in der TCM Sammelbegriff für das Gehirn-, Rücken- und Knochenmark. Nach Auffassung der TCM entsteht dieses Mark in den Nieren.

Massage *tuina liaofa* (eigentlich „Massagetherapie"): neben Akupunktur, Moxibustion und Pharmakologie in der TCM. Bereits im → *Neijing* erwähnt und insbesondere in der Tang-Zeit (618–907) sehr beliebt. Massagetechniken: Einsatz der Fingernägel, Fingerspitzen, Fingerknöchel, Ellbogen, Zehen, Knie u. a.

Medulla: → Mark.

Meridiandiagnostik *jingluo bianzheng*: eigentlich „Diagnostik der Gleichgewichtsstörungssyndrome anhand der Meridiane und Luo-Leitbahnen". Die Hauptmeridiane sind ja bestimmten inneren Organen zugeordnet, und da folglich die jeweiligen inneren Organe betreffenden krankhaften Störungen in den entsprechenden Meridianen/Luo-Leitbahnen auftreten, sind solche Störungen auch in den betreffenden Meridianen und Leitbahnen festzustellen. Krankheitsdiagnose daher durch Untersuchung der jeweiligen Stellen, an denen solche Störungen auftreten, und ihrer jeweiligen spezifischen Eigenschaften. Den jeweiligen Meridianen werden in der Literatur im einzelnen folgende Störungsanzeichen zugeordnet:

Lungenmeridian: Husten, Asthma, Ausspucken von Blut, entzündeter Rachen, Bronchialkatarrh, Schmerzen im Muldenbereich der vorderen Bauchfellfalte zwischen Nabel und Blasenspitze, in Schulter, Rücken u. a.

Dickdarmmeridian: Nasenbluten, Zahnschmerzen, entzündete Kehle/Rachen, Schmerzen im Hals- und vorderen Schulterbereich, Darmgeräusche im Bauch, Unterleibsschmerzen und -blähungen, Erbrechen, Durchfall

Magenmeridian: Darmgeräusche im Bauch, Unterleibsschmerzen und -blähungen, Erbrechen

Milzmeridian: Aufstoßen (Rülpsen), Erbrechen, Schmerzen in der Oberbauchgegend, flüssiger Stuhlgang, Gelbsucht

Herzmeridian: Herzschmerzen, Herzklopfen, Schlaflosigkeit, nächtlicher Schweißaustritt

Dünndarmmeridian: Taubheit, gelbe Lederhaut des Auges, Schmerzen und Blähungen im untersten Unterbauchbereich

Harnblasenmeridian: Bettnässen, Harnflußstau, Schnupfen, Kopfschmerzen, Schmerzen in Genick und Rückenregion

Nierenmeridian: Bettnässen, unkontrollierter Stuhlaustritt nachts, Impotenz, Hexenschuß, Schwäche der unteren Gliedmaßen

Herzbeutelmeridian: Herzschmerzen, Herzklopfen, psychisch bedingte Unruhe

Dreifacher-Erwärmer-Meridian: Unterleibsblähungen, Ödeme, Bettnässen, Taubheit, Ohrensausen, Schmerzen beim Harnlassen

Gallenblasenmeridian: verschwommenes

Lungenmeridian Hand Taiyin (Lu)
Dickdarmmeridian Hand Yangming (Di)
Magenmeridian Fuß Yangming (Ma)
Milzmeridian Fuß Taiyin (Mi)
Herzmeridian Hand Shaoyin (He)
Dünndarmmeridian Hand Taiyang (Dü)
Harnblasenmeridian Fuß Taiyang (Ha)
Nierenmeridian Fuß Shaoyin (Ni)
Herzbeutelmeridian Hand Jueyin (P)*
Dreifacher-Erwärmer-Meridian Hand Shaoyang (DE)
Gallenblasenmeridian Fuß Shaoyang (Ga)
Lebermeridian Fuß Jueyin (Le)
Ren-Meridian (Ren)
Du-Meridian (Du)

* P: von der lateinischen Bezeichnung Pericardium für „Herzbeutel".

Tabelle 11: Übersicht über die vierzehn Hauptmeridiane (in Klammern die standard-mäßig in diesem Lexikon verwendeten Abkürzungen für die Bezeichnungen dieser Meridiane)

Sehen, Kopfschmerzen, Schmerzen im Bereich der vorderen Bauchfalte zwischen Nabel und Blasenspitze, eingebildete Schmerzen
Lebermeridian: Schmerzen im unteren Rückenbereich, im Unterleib, Schluckauf, Bettnässen, seelische Erkrankungen
Du-Meridian: Kopfschmerzen, steifes und schmerzhaftes Rückgrat
Ren-Meridian: übermäßig vorhandenes weißes Scheidensekret, unregelmäßige Menstruation, Nabel/Leistenbruch, Harnflußstau, Ober- und Unterleibsschmerzen
Chong-Meridian: Unterleibsschmerzen, Krämpfe der Muskeln im Unterleib
Dai-Meridian: Unterleibsschmerzen, Hexenschuß, zuviel weißes Scheidensekret
Yangqiao-Meridian: Epilepsie, Schlaflosigkeit

Yinqiao-Meridian: Schlaflosigkeit
Yangwei-Meridian: Frösteln, Fieber
Yinwei-Meridian: Herzschmerzen

Meridiane (Einteilung/Nomenklatur):
Neben den → Meridianen und Luo-Leitbahnen wird weiterhin unterschieden zwischen den

1. Zwölf Meridianen (s.o.), denen die zwölf inneren Organe zugeordnet werden;
2. Acht Außerordentlichen oder Außerregulären Meridianen (im Gegensatz zu den Zwölf Meridianen sind sie nicht einzelnen inneren Organen zugeordnet: Renmai, Dumai, Chongmai, Yinweimai, Yangweimai, Yinqiaomai, Yangqiaomai).
3. Die Vierzehn regulären Meridiane – die Zwölf Meridiane (s.o.) und die beiden

Außerordentlichen Meridiane Renmai und Dumai – werden als die „Vierzehn regulären Meridiane" (*shisijing*) bezeichnet.

4. Die Sechs Meridiane (*liujing*) sind die jeweils sechs dem Fuß bzw. der Hand zugeordneten zwölf Meridiane (s.o.).
5. Die Drei Yang-Meridiane (*sanyang*) der Hand und des Fußes (insgesamt sechs).
6. Die Drei Yin-Meridiane (*sanyin*) des Fußes und der Hand (insgesamt sechs).

(Die Bezeichnung Yangming steht für den Zweiten Yang-Meridian, Shaoyang für Ersten Yang-Meridian, Taiyang für Dritten Yang-Meridian; ähnliches gilt für die Yin-Meridiane: Dritter Yin für die Taiyin-Meridiane, Zweiter Yin für die Shaoyin-Meridiane, Erster Yin für die Jueyin-Meridiane).

Meridiane und Luo-Leitbahnen *jing-luo*: nicht real existierende, sondern in der Vorstellung der TCM vorhandene Verbindungslinien zwischen verschiedenen Punktstellen in der Akupunktur auf der Körperoberfläche mit gleichen oder ähnlichen diagnostischen und therapeutischen Auswirkungen auf ein bestimmtes inneres Organ. In der Systematik der Meridiane werden zwei Arten unterschieden: 1. die Haupt- oder regulären Meridiane (*jingmai* oder *jing*), die in Körperlänge vertikal oder quer gerichtet verlaufen, 2. die Luo-Leitbahnen (*luomai* oder *luo*), die kleiner sind und Ausläufer der Hauptmeridiane sind. Insgesamt vierzehn Meridiane mit den zwölf Hauptmeridianen, die den Zwölf → inneren Organen zugeordnet sind, und zwei Meridiane der → Acht Außerordentlichen Meridiane (→ Ren- und → Du-Meridian). Je-

der dieser vierzehn Hauptmeridiane hat sein eigenes Ausläufersystem an Luo-Leitbahnen. Insgesamt fünfzehn Luo-Leitbahnen mit dem Hauptausläufer der → Milz-Luo-Leitbahn. Benennung der Meridiane nach den Organen, auf die sie sich beziehen und bestimmte Auswirkungen haben (z. B. Magenmeridian), oder nach speziellen Aufgaben/Auswirkungen, die sie haben (z. B. der Du-Meridian, der übersetzt auch „Herrscher- oder Regierender Meridian" genannt wird). Die Anzahl der einem Meridian zugeordneten Akupunkturpunktstellen ist von Meridian zu Meridian unterschiedlich; während der Herzmeridian nur neun solcher Punktstellen hat, sind für den Harnblasenmeridian 67 Punkstellen bekannt. Meridiane und Luo-Leitbahnen sind über den ganzen Körper verteilt und formen ein zusammenhängendes Netzwerk, durch das ständig Qi und Blut fließen und die Organe und das Gewebe mit Nahrungssubstanz versorgen. In den Meridianen und Luo-Leitbahnen treten Krankheiten auf und werden durch sie auch weitergeleitet.

Die Namen der ersten zwölf Hauptmeridiane, die den zwölf inneren Organen zugeordnet werden, bestehen aus drei Teilen: a) dem Namen für das jeweilige Organ selbst (z. B. „Lunge" in „Lungenmeridian"), b) dem Verlaufsweg (z. B. Lungenmeridian Hand Taiyin), wo Hand eher für „Arm" stehen könnte und „Fuß" für „Bein" in den anderen Fällen, c) der Zugehörigkeit der den Meridianen zugeordneten Organe zur Kategorie → Yin oder Yang → sowie den entsprechenden → Körperzonen. (Tabelle 11)

Meridianqi *jingqi*: 1. Lebensenergie schlechthin, die in den Meridianen zirkuliert, 2. das gesamte Qi im physiologischen

Körperumflußzyklus, 3. die lebensnotwendige Aufgaben der Meridiane selbst.

Meridiansyndrom *jingzheng*: Syndrom eines durch die → krankmachenden Einflußfaktoren gestörten Meridians, wobei das entsprechende Organ selbst noch nicht in Mitleidenschaft gezogen wurde.

Meridian-Tropismus *guijing*: Theorie, nach der die Wirkungsweise von Medikamenten auf innere Organe, das Meridiansystem und verschiedene Körperregionen erklärt wird hinsichtlich der jeweils spezifischen Auswirkungen auf diese Bereiche.

Metall *jin*: eine der → Fünf Wandlungsphasen, die Lunge symbolisierend. Nach der Theorie der Fünf Wandlungsphasen fördert Metall (Lunge) das Wasser (Nieren), wirkt auf Holz (Leber) und überwindet (vernichtet) Feuer (Herz).

Milz *pi*: eines der fünf → Zang-Organe. Abweichend vom Verständnis der westlichen Medizin, umfaßt die Milz den gesamten Pankreasbereich; andererseits wird die Milz der TCM auch mit der Gleichsetzung der Milz im Sinne der westlichen Medizin debattiert oder die Gleichsetzung der Milz der TCM mit Milz- und Pankreasbereich im Sinne der westlichen Medizin. In der TCM werden ihr folgende Hauptaufgaben zugeschrieben: Verdauung und Aufnahme von Nahrung, Regulierung des Blutkreislaufs, die Muskeln sind von der Funktion der Milz abhängig, der Zustand der Milz ist am → Mund ablesbar, ihre Funktion wirkt sich auch auf die Funktion der → Leber aus, sie ist auch wesentlich für die Funktion der Lungen, da die Milz das

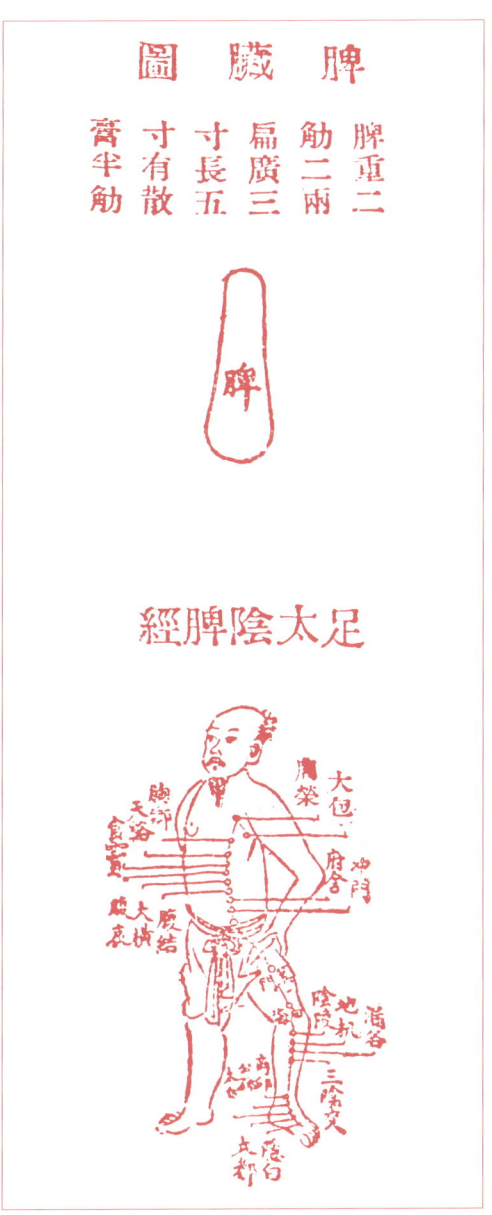

Abbildung 12
Traditionelle Darstellung von Milz/Pankreas und des Milzmeridians Fuß Taiyin. Abb. aus: Zhenjiu Dacheng, Schriftenrolle 8, S. 20.

Körperfleisch versorgt, das die Lungen stärkt; Milz als Sitz von Vorstellung und Ideen.

Mischung *heji*: Auskochen von zwei oder mehr Arzneimittelsubstanzen in Wasser, das man dann verdunsten läßt, oder: Arzneimittelextrakt wird in Wasser aufgelöst und dann als Sud eingenommen.

Mittags-Mitternachtsbeziehung *zheng-wu yeban guanxi*: Das Qi durchfließt die inneren Organe in einer bestimmten Reihenfolge, und in der TCM wird jedem der Zwölf inneren Organe innerhalb einer Zeitspanne von zwölf Stunden ein Höhepunkt seiner Aktivität zugesprochen, wobei es auf eine Behandlung dann besonders an-

spricht. Um dabei das bestmöglichste Ergebnis zu erzielen, sollte die Nadelung zu der entsprechenden Stunde an dem betreffenden Organ durchgeführt werden (so z.B. die Leber zwischen ein und drei Uhr nachts, wenn diese den Höhepunkt ihrer Aktivität erreicht hat, um so ein bestmögliches Behandlungsergebnis für die Leber zu erzielen). Diese Grundregel der Mittags-Mitternachtsbeziehung kann auch in der Diagnosestellung herangezogen werden, z.B.: Wenn beim Patienten um Mitternacht schmerzhafte Koliken auftreten, sind diese entweder durch die Gallenblase oder das Herz verursacht (s. folgende Tabelle). In den klassischen Schriften der TCM sind an Stelle der in der Tabelle angeführten westlichen Stundenangaben dazu die Be-

Zeit	Organmeridian	Punktstellen Eintritts-Punkt	Austritts-Punkt	Luo-Punkt
Mitternacht				
23 – 1 Uhr	Gallenblase	Ga1	Ga41	37
1 – 3 Uhr	Leber	Le1	Le14	5
3 – 5 Uhr	Lunge	Lu1	Lu7	7
5 – 7 Uhr	Dickdarm	Di4	Di20	6
7 – 9 Uhr	Magen	Ma42	Ma1	40
9 – 11 Uhr	Milz	Mi21	Mi1	4
Mittag				
11 – 13 Uhr	Herz	He9	He1	5
13 – 15 Uhr	Dünndarm	Dü19	Dü1	7
15 – 17 Uhr	Harnblase	Ha67	Ha1	58
17 – 19 Uhr	Nieren	Ni1	Ni22	4
19 – 21 Uhr	Herzbeutel	P1	P23	5
21 – 23 Uhr	Dreifacher Erwärmer	DE1	DE23	5

Tabelle 12: Zeitangaben zur Aktivität der inneren Organe auf ihrem jeweiligen Höhepunkt mit Angabe der relevanten Punktstellen (vgl. → Mutter-Kind-Beziehung)

zeichnungen der Zwölf Erdzweige angeführt, denen bestimmte Zeitperioden von
zwei Stunden entsprechen (vgl. Tabelle im
Anhang).
In Tabelle 12 wird der Kreislauf von Qi und
Blut in den Meridianen in der jeweiligen
zeitlichen Reihenfolge dargestellt. Ausgehend vom Zeitpunkt Mitternacht zwischen
23 und 1 Uhr (Zweistundenperiode nach der
alten chinesischen Tageszeitzählung), wo
die Gallenblase den Höchstpunkt ihrer Aktivität erreicht, durchfließt das Qi/Blut dann
die Leber, Lungen, den Dickdarm, Magen,
Milz; mittags zwischen 11 und 13 Uhr ist
der Höchstpunkt der Aktivität des Herzens
erreicht, worauf dann die jeweiligen Zeit-
punkte von Dünndarm, Harnblase, Nieren,
Herzbeutel und Dreifacher Erwärmer folgen. Damit hat sich der kreisförmige Durch-
lauf zunächst geschlossen und setzt dann

um Mitternacht zwischen 23 und 1 Uhr mit
der Zeitspanne der Gallenblase wieder ein.

Mittlere Magenhöhle *zhongwan*: 1. mittlerer Teil des Mageninneren, 2. Akupunkturpunktname für Ren12 bei Schmerzen
im Darmbereich, Unterleibsblähungen, Erbrechen, Durchfall.

Moxa japanisch *mogusa* in der Bedeutung
„brennendes Heilkraut", das „u" in *mogusa*
ist kaum hörbar, so daß eigentlich „moksa"
gesprochen wird, bei der Übernahme dieses Wortes in westliche Sprachen aus dem
Japanischen hat sich dann die Schreibung
„moxa" etabliert, ursprünglich chinesisch
ai: Die getrockneten Blätter des → Beifuß
in der → Moxibustion, in verschiedenen
Größen, z. B. als Moxakügelchen oder -stäb-
chen.

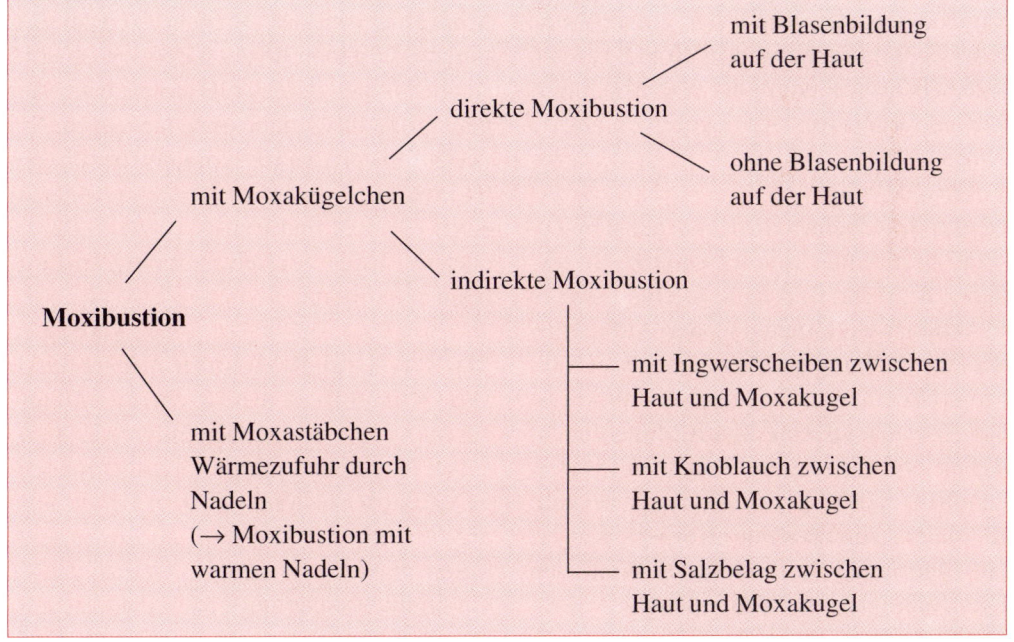

Abbildung 13: Formen der Moxibustion

Moxibustion *jiu*: Therapie- und Vorbeugungsmethode gegen Krankheiten in der TCM, indem durch brennendes → Moxa an ausgewählten Punktstellen des Körpers Hitze zugeführt wird durch Einsatz von brennenden Moxakügelchen oder -stäbchen. Wirkungen: Erwärmung und Beseitigung von Qiflußhindernissen in den Meridianen, der Beseitigung von → Kälte und → Feuchtigkeit. Formen der Moxibustion siehe Abbildung 13.

Gegenanzeigen für den Nichteinsatz von Moxibustion: hohes Fieber, Gesicht und Kopf, Unterleib, Kreuzbeinbereich der schwangeren Frau, Körperpartien in der Nähe innerer Organe, wichtiger Arterien und Knochen.

Moxibustion mit warmen Nadeln *wenzhenjiu*: eine der Anwendungsformen der → Moxibustion. Dabei wird ein Stück Moxawolle um den Griff der eingeführten Nadel geschlungen und in Brand gesetzt. Indiziert insbesondere bei Gelenkschmerzen auf Grund von → Feuchtigkeit und → Hitze.

Mund *kou*: liefert Hinweise auf den Zustand bestimmter innerer Organe. So stehen z. B. Mund und Milz in einem engen Funktionszusammenhang der Aufnahme, der Weiterleitung und Verdauung von Nahrung. Übermäßige Speichelproduktion ist ein Hinweis auf eine durch Magenfeuchtigkeit und -hitze geschädigte Milz. Herunterhängende Mundwinkel deuten bei vollständiger Lähmung einer Körperhälfte auf ein Eindringen von üblem → Wind hin. Die Unfähigkeit zur Schließung des Mundes zeigt sich in Fällen übermäßiger Schwächeerscheinungen des Qi.

Mu-Punkte *mu xue* (auch „Vordere Mu-Punkte" genannt): jene Stellen, an denen nach Auffassung der TCM das → Qi der entsprechenden → inneren Organe in die entsprechenden → Meridiane eintritt. Lokalisation: Brustkorb- und Unterleibsbereich ganz in der Nähe der jeweiligen inneren Organe. Ist eines der betreffenden Organe in Mitleidenschaft gezogen, so macht sich dies durch anormale Reaktionen an den betreffenden Punkten wie Überempfindlichkeit (z. B. Schmerz) bemerkbar. Diese Punkte kommen in der Diagnosestellung wie auch in der eigentlichen Therapie zum Einsatz. Die betreffenden Mu-Punkte sind: Lu1, Re17, Le14, Ga24, Re14, Re13, Le13, Ga25, Ma25, Re5, Re4, Re3.

Muskelmeridiane *jinjing*: Die Meridiane sind an der Entstehung von Krankheiten im Muskelbereich beteiligt (Muskeln, Muskelnahtstellen), Beziehungen zu den inneren Organen liegen nicht vor, obwohl sie die Namen der jeweils am nächsten liegenden zwölf Organmeridiane tragen. Sie verlaufen von den Extremitäten der oberen und unteren Glieder und enden jeweils an Kopf, Gesicht und Rumpf sowie in Bereichen der Haut, wo sich auch die Luo-Leitbahnen befinden.

Mutter-Kind-Beziehung *muzi guanxi*: Das Qi durchfließt die einzelnen zwölf Organmeridiane in einer bestimmten Reihenfolge: Beginnend mit dem Lungenmeridian und abschließend mit dem Lebermeridian beginnt der Kreislauf im Lungenmeridian wieder von neuem. Gemäß dieser Grundregel ist derjenige Meridian, der vom Qi vor einem anderen durchflossen wird, die „Mutter" und der darauf unmittelbar

Organmeridian	Zeitpunkt	Punktstellen Eintritts- Punkt	Austritts- Punkt	Luo- Punkt
Lunge	3 – 5 Uhr	Lu1	Lu7	7
Dickdarm	5 – 7 Uhr	Di4	Di20	6
Magen	7 – 9 Uhr	Ma42	Ma1	40
Milz	9 – 11 Uhr	Mi21	Mi1	4
Mittag				
Herz	11 – 13 Uhr	He9	He1	5
Dünndarm	13 – 15 Uhr	Dü19	Dü1	7
Harnblase	15 – 17 Uhr	Ha67	Ha1	58
Nieren	17 – 19 Uhr	Ni1	Ni22	4
Herzbeutel	19 – 21 Uhr	P1	P8	6
Dreifacher				
Erwärmer	21 – 23 Uhr	DE1	DE23	5
Mitternacht				
Gallenblase	23 – 1 Uhr	Ga1	Ga41	37
Leber	1 – 3 Uhr	Le1	Le14	5

Tabelle 13: Zeitpunkt der Höchstaktivität des Qi in Übereinstimmung mit der Qizirkulation (vgl. auch → Mittag-Mitternachts-Beziehung)

folgende das „Kind". So ist z. B. der Dünndarmmeridian die „Mutter" in bezug auf den folgenden Harnblasenmeridian und gleichzeitig das „Kind" in bezug auf den dem Dünndarmmeridian vorhergehenden Herzmeridian. Die Behandlung der „Mutter" übt einen das Qi stärkende Wirkung aus und ist indiziert bei *Qimangelsyndromen* (*xu*); die Behandlung des „Kindes" hat einen das Qi jeweils schwächenden Effekt und ist angezeigt bei *Qiüberschußsyndromen* (*shi*). Diese Grundregel der Mutter-Kind-Beziehung kann auch auf die Theorie der Fünf Wandlungsphasen übertragen werden: Wenn z. B. eine Schwäche des Lungenqi vorliegt, sollte die Milz (Mutter) gestärkt (tonisiert) werden, liegt ein Überschuß des Lungenqi vor, sollte die

Niere (Kind) geschwächt (sediert) werden.

Die vorstehende Tabelle 13 enthält weitgehend analoge Angaben wie die Übersicht zu → Mittag-Mitternachts-Beziehung. Der Unterschied zwischen beiden liegt jedoch darin, daß in der Tabelle 12 zur → Mittag-Mitternachts-Beziehung ein zeitlicher Kreislauf des Qiflusses ohne Berücksichtigung der Meridianreihenfolge, die der Flußverlauf des Qi nimmt, dargestellt wird; in der Übersicht zur → Mutter-Kind-Beziehung wird die Qiflußreihenfolge unabhängig vom chronologischen Zeitverlauf (→ Mittags-Mitternacht-Beziehung) dargestellt. Aus jeweils unterschiedlichen Perspektiven heraus kann die eine oder andere Variante jedoch für die Behandlung Vorrang haben.

N

Nächtlicher Ausstoß *mengyi*: bei Furcht und übermäßigem Sexualleben, führt zu einer Schwäche des Nierenqi und Übermaß von → Feuer im Herzen. Symptome: Schwindelgefühl, Herzklopfen u. a.

Nadeln der Akupunktur *zhen*: Schon in den *Historischen Aufzeichnungen* (*Shiji*) von Sima Qian (145–90 v. Chr.) werden früheste Vorläuferformen der heutigen Akupunkturnadeln aus Stein in der Zeit des Paläolithikums (Altsteinzeit) und *bianshi* (Steindurchbohrer), Chanshi (Steinbohrer), zhenshi (Steinnandel) genannt. Im Neolithikum (Jungsteinzeit) sollen Nadeln aus Knochenmaterial, Bambus und später aus Metallen wie Gold, Silber, Kupfer u. a. hergestellt worden sein. Das *Neijing* erwähnt → Neun Arten von Akupunkturnadeln. Gelben Metallen (Gold, Kupfer) wurde eine *Yang-Wirkung* (anregende) und weißen Metallen (Silber, Chrome) eine *Yin-Wirkung* (abschwächende) zugeschrieben. Eine gute Nadel muß stark und biegsam sein, der Körper griffig und die Nadelspitze einer Tannenbaumnadel in der Form gleichen. Größe und Länge der Nadeln, wie sie heute gewöhnlich verwendet werden: a) Länge: 12,7 mm, 25,4 mm, 38,1 mm, 50,8 mm, 63,5 mm, 76,2 mm, 101,06 mm, 127 mm. b) Format an Durchmesser in mm: 0,46 mm, 0,28 mm, 0,32 mm, 0,26 mm.

Nadelstärke *xinghao*: Akupunkturnadeln haben verschiedene Größen:

Nadelstärke:	26	28	30	32
Durchmesser in mm:	0,46	0,38	0,32	0,26

Nase *bi*: In der Nase kann sich der Zustand verschiedener innerer Organe reflektieren, z. B. rot und geschwollen weist auf → Feuchtigkeit von Magen und Milz hin, weiße Nase auf eine Qischwäche, weißglänzende Nase deutet auf einen Stillstand von Nahrung im Darmbereich hin.

Neijing eigentlich: *Huangdi Neijing* „Klassiker des → Gelben Kaisers zur Inneren Medizin“: erstes und ältestes Werk zur TCM, das der Autorenschaft des → Gelben Kaisers zugeschrieben wird, sehr wahrscheinlich aber in der Zeit zwischen 475 bis 221 v. Chr. als Werk eines oder mehrerer unbekannter Autoren entstanden. Das Buch gliedert sich in zwei Teile: *Suwen* („Reine Fragen“) und *Ling Shu* („Wundersame Türangel“). Im Suwen-Teil werden die Grundlagen der TCM in Gesprächen zwischen dem → Gelben Kaiser und seinem Minister → Qi Bo erörtert mit Aussagen zu Funktion des Körpers, Organen, Krankheiten, Diagnostik, Behandlung durch Akupunktur usw. → Yin-Yang und die Theorie der → Fünf Wandlungsphasen spielen dabei eine wesentliche Rolle (deutsche Teilübersetzung mit Einleitung und Kommentar vgl. Schmidt 1993).

Neun medizinische Fachgebiete der Qing-Dynastie *Qingdai Jiuke*: innere Medizin, Fieberkrankheiten, Frauen- und Kinderheilkunde, Geburtshilfe, Geschwüre und Abszesse, Augenheilkunde, Erkrankung von Mund, Zahn und Rachen, Akupunktur und Moxibustion, Orthopädie.

Neun medizinische Spezialgebiete der Song-Dynastie *Song Jiuke*: innere Medizin, Kinderheilkunde, Augenheilkunde,

Geschwüre/Abszesse mit Traumatologie, „Wind"-Medizin, Mundschleimhaut- und Rachenheilkunde, Zahnheilkunde, Akupunktur und Moxibustion, Schwert- und Bogenschußwunden sowie nicht in der TCM-Literatur erfaßte Krankheiten.

Neun Nadeln der Akupunktur *jiuzhen*: 1. Nadel mit Pfeilkopfform: 1 Cun, 6 Fen lang für oberflächliches Stechen; 2. runde Nadel: 1 Cun, 6 Fen lang für massagemäßigen Einsatz, 3. stumpfe Nadel: 3 Cun, 5 Fen lang für Klopfen oder Drücken, 4. scharfe dreikantige Nadel: 1 Cun, 6 Fen lang für venöses Stechen, 5. schwertförmige Nadel: 4 Cun, 1,5 Cun groß für Eiterentfernung, 6. scharfe runde Nadel: 1 Cun, 6 Fen lang für schnelles Stechen, 7. Filiform-Nadel: 3 Cun, 6 Fen lang, meistens verwendet, 8. lange Nadel: 7 Cun für tiefes Stechen, 9. Große Nadel: 4 Cun lang bei Behandlung von Gelenkentzündungen und -schmerzen.

Neunzehn Gegensätze *shijiu wei*: in der Pharmakologie der TCM 19 bekannte Fälle von Wirkungen folgender medikamentöser Kombinationen aufeinander, die sich in ihrer Wirkung gegenseitig aufheben oder sich sogar in ihrer jeweiligen Kombination aufeinander gegenseitig neutralisieren: 1) Schwefel und Mirabilitum depuratium, 2) Quecksilber und Arsenicum sublimatum, 3) Radix Euphorbia Ebracteolatae und Lythargyrum, 4) Fructus craotonis und Semen pharbitidis, 5) Flos Carophylli und Radix curcumae, 6) Nitrum und Rhizoma sparganii, 7) Radix aconiti sowie Radix aconiti agestis befinden sich im Gegensatz zu Cornu Rhinoceri Asiatica, 8) Radix Ginseng und Faeces Trogaptori, 9) Cinna-

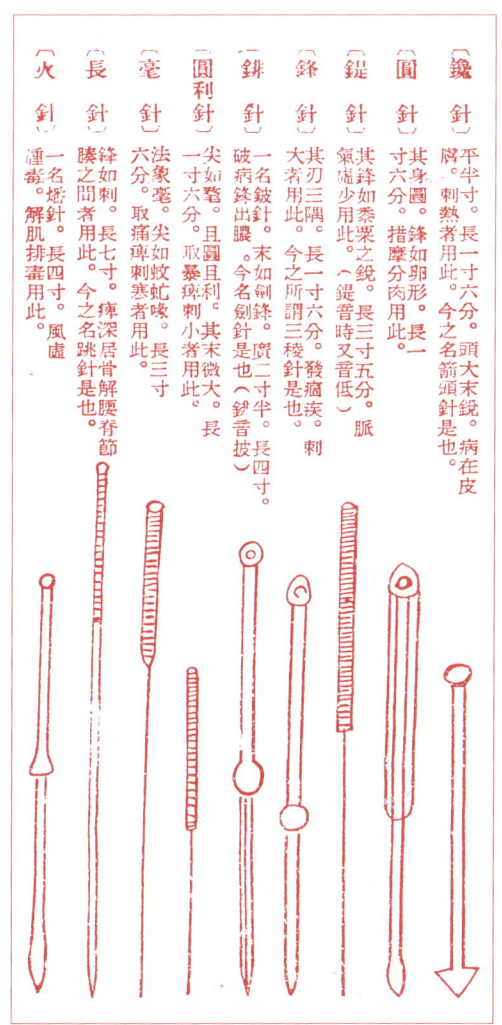

Abbildung 14
Die Neun Standardnadeln der Akupunktur.
Abb. aus Zhenjiu Dacheng, Schriftrolle 5,
S. 101.

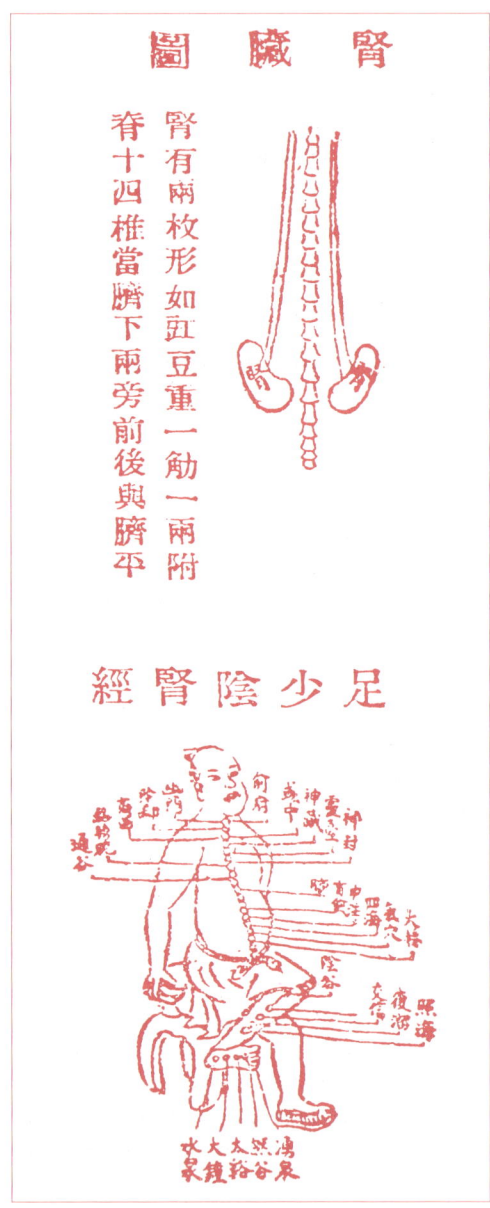

Abbildung 15
Traditionelle Darstellung der Nieren und
des Nierenmeridians Fuß Shaoyin. Abb.
aus: Zhenjiu Dacheng, Schriftenrolle 8,
S. 44.

monum Argentum Gamble (Rinde) und
Bolus Rubra.

Nichtanwendung von Akupunktur:
→ Kontraindikationen.

**Nichtäußere und nichtinnere Krank-
heitsfaktoren** *bu nei bu wai yin*: Krankheitsfaktoren, die weder äußeren noch inneren Krankheitsfaktoren in der TCM zugerechnet werden, diese sind: 1. Ernährungsweise:
Unmäßigkeit in Essen und Trinken, 2. Sexualleben: übermäßiges Sexualleben schädigt das Nierenqi, 3. → Lebenskraft/körper-
liche Aktivität: Erschöpfung, Ermüdung,
körperlicher Bewegungsmangel, 4. Verschie-
denes: Verbrennungen, Insekten- oder sonstige tierische Bisse, Schnittwunden u. a.

Nieren *shen*: eines der Fünf → Zang-Organe. Lage der Nieren war schon in der
TCM gut bekannt, jedoch gab es ein wesentlich von der westlichen Medizin abweichendes Verständnis ihrer Funktion.
Danach wurde das Urin aus dem Dünndarm in die Harnblase weitergeleitet durch
ein Loch an der Spitze der Harnblase. Die
Harnleiter wurden als Transportröhren für
den männlichen Samen angesehen. – Haupt-
funktionen der Nieren: 1. Speicherung von
Qi und Regulierung der biologischen Re-
produktion, daher auch die Bezeichnung
„Wurzel allen Lebens" für die Nieren, die
rechte Niere des Mannes wird auch *mingmen* (→ Tor des Lebens) genannt, weil
dort der männliche Samen gespeichert wird.
Die sexuelle Potenz des Mannes hängt von
den Nieren ab; 2. Herstellung von → Mark,
Blut, Gehirn; der Zustand der Nieren
bedingt auch den Zustand der Knochen;
3. Kontrolle des Wasserflusses, Aufrecht-

erhaltung der Körperflüssigkeit; 4. verantwortlich für die Aufnahme des → reinen Qi; 5. Zustand der Nieren spiegelt sich auch in den Ohren wider: Taubheit und Ohrenentzündung bei einer Schwäche des Nierenqi (→ Organqi); 6. für emotionale Faktoren/Charaktereigenschaften wie Willen und Durchsetzungsvermögen ausschlaggebend; 7. beeinflussen das Kopfhaar; der Zustand der Nieren spiegelt sich auch in der Haarbeschaffenheit wider; 8. Funktion der Nieren ist auch ausschlaggebend für den Zustand der Milz („die N. regieren/kontrollieren die Milz").

Nierenyang *shenyang*: auch die „wahre Lebensfunktion" genannt oder „Wahres Feuer des Tor des Lebens", da das Nierenyang als materielle Grundlage des Körperqi überhaupt angesehen wird.

Nierenyin *shenyin*: auch „wahre Substanz" genannt, weil die Nierenflüssigkeit als materielle Grundlage für die lebenswichtige Funktion der Nieren angesehen wird.

Normale Weiterleitung *shunzhuan*: von der TCM angenommener normaler Verlauf einer Krankheit von einen in den anderen Meridian, z.B. vom Taiyang- in den Yangming-Meridian oder vom Shaoyang- oder sonstigen Yang-Meridian in einen der Yin-Meridiane (→ Meridiane und Luo-Leitbahnen).

Oberer Teil des Magens *shangwan*: 1. oberer Teil des Magens (→ Kardia), 2. Akupunkturpunktstelle Ren 13, indiziert bei Schmerzen im Magen-Darmbereich, Erbrechen.

Oberster medizinischer Arbeiter *shanggong*: Anrede für einen besonders fähigen Arzt der TCM im kaiserlichen China.

Ödeme *shuizhong* auch *shuiqi*, also „Wasserqi": eine Überflutung von übermäßiger Flüssigkeit im Körper auf Grund eines Verschlusses der Wasserflußwege im Bereich des → Dreifachen Erwärmers, bedingt durch in die Lungen eingedrungenen → Wind und → Kälte oder durch eine Schwäche des Milz- und Nierenyangs (→ Organyang). Arten: a) Überschuß (*shi*) an Qi: Auftreten ganz plötzlich, Ödeme zeigen sich zunächst im Gesichtsbereich, am Kopf oder den unteren Gliedern; b) Mangel (*xu*) an Qi: Ödeme treten plötzlich und unerklärlich auf, erst an den Füßen, Augenbrauen, und verbreiten sich von dort über den ganzen Körper (sog. Anasarka).

Ohnmacht (1) während der Akupunkturbehandlung *yunzhen*: normalerweise durch die Nervosität des Patienten oder unzureichende Nadelungstechnik des Arztes bedingt.

Ohnmacht (2) *jue*: plötzlicher Bewußtseinsverlust, in der Regel durch angegriffene Gesundheit mit Störungen des seelischen Gleichgewichts und auf Grund von allgemeiner Erschöpfung. Qi und Blut der

Zwölf Hauptmeridiane können nicht in den Kopf aufsteigen, das Yangqi (→ Organqi) erreicht die Extremitäten der Gliedmaßen nicht, und das ernährende Qi und das Abwehrqi befinden sich nicht in normalem Fluß. Arten: a) Mangel des Qi (*xu*): Symptome wie flaches Atmen, übermäßiges Schwitzen, Blässe, kalte Extremitäten der Glieder, fadenförmiger Puls, geöffneter Mund, b) Qiüberschuß (*shi*): Symptome wie u. a. grobe Atemzüge, starker Puls, starre Glieder, zusammengezogene Kinnladen.

Ohrakupunktur *er zhen liaofa*: Methode der Krankenheilung durch die Stimulation bestimmter Ohrakupunkturpunkte mit Nadeln. Erwähnt wird diese Behandlungsmethode im → Handbuch zur Akupunktur und Moxibustion mit Bezug auf die Behandlung von Grauem Star. Da alle Meridiane im Ohr aufeinandertreffen, können Krankheiten in allen Bereichen des Körpers durch Nadelung der entsprechenden Punkte im Ohr behandelt werden. Vor rund 20 Jahren wurde diese Methode auch in Europa zunehmend eingesetzt, vor allem durch P. NOGLER in Frankreich. Nach der von P. NOGLER vertretenen Theorie spiegeln sich die verschiedenen Organe und Körperpartien in speziellen Bereichen des Ohrs wider, das mit einem aufrecht sitzenden Fötus im Mutterleib verglichen wird. Seither haben sich Sonderanwendungen wie die Elektroakupunktur entwickelt. Ohrakupunktur seit 1959 zur Schmerzbehandlung in China angewendet. In Fällen wie Entzündungen des Ohrs sollte Ohrakupunktur nicht zum Einsatz kommen.

Ohren *er*: Wie Augen und Mund spielen sie eine wichtige Rolle in der chinesischen Physiognomie und in der TCM. Der Zustand vieler innerer Organe kann sich in den Ohren widerspiegeln, weil alle Meridiane in diesem Sinnesorgan aufeinandertreffen. So kann sich die erschöpfte → Lebenskraft (*jing*) der Nieren z. B. in trockenen oder zusammengezogenen schwarzgrünen Ohren in Fällen von → Kälte oder Mangelerscheinungen widerspiegeln; schwarz gefärbte Ohren deuten auf eine Erschöpfung von Wasser hin; → feuchte Hitze in der Gallenblase manifestiert sich in der Regel durch die Ansammlung von Eiter im Ohr.

Ölentfettung *quyou*: Vorgang, bei dem Öle und Fette bestimmter medizinischer Substanzen entfernt werden zur Verminderung von Überreaktion, toxischer Anteile und gegenläufiger Nebenwirkungen.

Ordnen und zerschneiden *zhixiao*: Vorgang der Entfernung nichtmedizinischer Teile; das Zerschneiden, Zermahlen oder Zerbrechen zur Anfertigung von Arzneimittelpräparaten.

Organqi: das Qi der → Fu- und → Zang-Organe; nach dem heutigen Verständnis der TCM ein Sammelbegriff für die verschiedenen Funktionen der einzelnen Organe (z. B. das mit *weiqi* bezeichnete Magenqi, worunter in erster Linie alle Funktionen des Magens einschließlich des Darmsystems, wie z. B. die der Verdauung, fallen).

Organyang: Begriff für die Lebensfunktion eines → Zang- oder → Fu-Organs schlechthin (z. B. das mit *weiyang* bezeichnete Magenyang für die Lebensfunktion des Magens).

Organyin: die materielle Basis für die Lebensfunktion eines bestimmten → Zang- oder → Fu-Organs (z.B. das als *weiyin* bezeichnete Yin des Magens, nach Auffassung der TCM identisch mit der → Körperflüssigkeit.

„Östliche Medizin" *dongyi* (japanisch: *to-i*, koreanisch: *dong-ui*): die im Zuge der kulturellen Austauschbeziehungen Chinas mit anderen angrenzenden Ländern (Korea, Vietnam u. a.) in diesen Ländern heimisch gewordene TCM.

P

Pflaumenblütenakupunktur *meihua-zhen*: → Hautakupunktur.

Pharmakologie (TCM): neben → Akupunktur/Moxibustion eines der drei hauptsächlichen Therapiegebiete der TCM. Im Gegensatz zu den beiden anderen Therapiegebieten entzog sich die Pharmakologie zu Entstehungszeiten des → *Neijing* noch weitgehend der „klassischen" Theorie der Pulse, des Meridiansystems u. a., die als Merkmale einer „aufgeklärten", von Aberglauben und Magie befreiten Erfahrungsmedizin galten. Zu Zeiten des → *Neijing* wurde die Pharmakologie noch weitgehend in den Bereich der magisch-religiösen Medizin verwiesen und wohl auch noch nicht von examinierten Medizinern ausgeübt, die Kenntnisse in der Pulslehre, dem Meridiansystem usw. hatten. Ab dem 3. nachchristlichen Jahrhundert muß es erste Versuche gegeben haben, die Pharmakologie

in den medizinischen Ausbildungskanon von Akupunktur und Moxibustion zu integrieren (→ Hua Tuo, → Zhang Zhongjing), ab dem 7. nachchristlichen Jahrhundert wird die Pharmakologie zwar wie Akupunktur und Moxibustion eigenständiges Prüfungsfach an den medizinischen Akademien, Akupunktur/Moxibustion einerseits und Pharmakologie andererseits werden jedoch nach wie vor von verschiedenen Ärzten praktiziert. Eine volle Gleichberechtigung und Integration in die Lehrgebäude der TCM erfährt die Pharmakologie wohl erst in der Neuzeit (etwa ab 1949 auf dem Festland). Dies hängt mit dem → Berufsbild des Arztes im vorrepublikanischen China zusammen: Pharmakologie wurde in der Regel von Wanderärzten praktiziert, denen der zweifelhafte Ruf des „Wunderheilers" anhaftete. Der Einbezug u. a. des Meridiansystems in die Wirkungsweise von Arzneimitteln, die Zuordnung von Yin und Yang in der Pharmakologie (→ Meridian-Tropismus/Farb- und Geschmacks-Tropismus/ Eigenschaften und Geschmäcker als Yin und Yang) ist wohl erst relativ späten Datums. Der traditionelle Klassiker der chinesischen Pharmakologie ist der *Shennong Bencao Jing*, der wie das → *Neijing* für die Akupunktur/Moxibustionstherapie in der Pharmakologie einen ähnlich verbindlichen und autoritativen Status einnimmt. Als weitere wichtige, in der Tradition des *Shennong Bencao Jing* stehende Klassiker der Pharmakologie späteren Datums gelten u. a. das *Shanghan Lun* von → Zhang Zhongjing (als eine neuere Ausgabe des ursprünglichen Werkes) sowie das reichillustrierte *Ben Cao Gangmu* von → Li Shizhen aus dem Jahre 1590. Die chinesische Pharmakologie unterscheidet verschiedene

→ Wirkungen von Medikamenten in bezug auf Krankheiten, innere Organe usw.; in der Zusammenstellung von Rezepturen zwischen → Herrscher, Minister, Assistent und Gehilfe, → Sieben Formen der gegenseitigen Beeinflussung von medikamentösen Komponenten im Rahmen einer Rezeptur, → Sieben Rezepturkategorien hinsichtlich der Beziehungen zwischen Geschmäckern von Medikamenten sowie ihrer therapeutischen Wirkungen (→ Fünf Wirkungsrichtungen/Wirkungen/Meridian-/Farbe- und Geschmackstropismus/Fünf Wirkungsrichtungen). Außerdem sind allgemein verbindliche Standards für die Weiterverarbeitung von medikamentösen Rohmaterialien bekannt (→ Weiterverarbeitung von Medikamenten) sowie allgemeine Grundsätze hinsichtlich ihrer Verträglichkeit und möglichen Nebenwirkungen (→ Achtzehn Unverträglichkeiten/Neunzehn Gegensätze, Sieben Formen der gegenseitigen Beeinflussung). Heute wird zunehmend mit modernen labortechnischen Methoden und unter Zugrundelegung exakter naturwissenschaftlicher Kriterien versucht, chemische Zusammensetzung und klinische Wirkung der aus der traditionellen pharmakologischen Literatur Chinas bekannten Arzneisubstanzen zu verifizieren, und die synthetische fabrikmäßige Herstellung angestrebt.

Pillen *wanji*: Arzneimittelsubstanzen werden zu Puder zerstoßen, dann mit Honig oder anderen Arzneimittelsäften angereichert zu rundförmigen Pillen verschiedener Größe weiterverarbeitet.

Pillen oder Pulver *dan*: 1. für die äußere Anwendung werden sie durch Hitzezufuhr als medizinische Mineralien weiterverarbeitet, in denen auch Quecksilber- und Schwefelanteile enthalten sind. Meist zur Behandlung von Hauterkrankungen und bei Eiterbildung eingesetzt; 2. für die Einnahme über den Mund speziell zubereitet, von höherer Wirksamkeit und kostenträchtigeren Pulvern, Tabletten oder ovalförmigen Pillen.

Pockenschutzimpfung *rendou jiefangzhong*: Methode der Schutzimpfung gegen Pocken, angewandt in der Regierungsperiode Long Qing (1567–1572) zu Zeiten der Ming-Dynastie (1368–1644). Einer gesunden Person wurde eine dicke Flüssigkeit mit Pocken angereichert zugeführt, um so das Immunsystem gegen Pocken zu aktivieren. Diese Methode ist heute durch die Virenimpfmethode abgelöst worden. Tatsächlich läßt sich aber der Gedanke der Pockenschutzimpfung bis ins 10. nachchristliche Jahrhundert in die Zeit der Nördlichen Song-Dynastie (960–1127) zurückverfolgen. Verschiedene Methoden wie die Form der „Wasserimpfmethode" oder der „Trockenimpfmethode" waren bekannt (vgl. JIANMING ZHONGYI CIDIAN, Hongkong 1979:22). In der westlichen Medizin wurde die Vorsorge gegen Pocken in Form der BOYERschen Pockenschutzimpfung in der 2. Hälfte des 18. Jahrhunderts erstmals bekannt.

Pollution: → Verschmutzung.

Pomen (auch *gangmen*) für → Geist des Lebens: Nach Auffassung der TCM wird über diesen Weg das Endprodukt des Lungenqi (*feiqi*) ausgeschieden. Hierbei spielen die beiden unteren Yin-Leitbahnen eine wichtige Rolle; der Vorgang der Ausscheidung wird außerdem durch den Funktionskreis Niere sowie durch die Funktionskreise Dick- und Dünndarm beeinflußt („Funktionskreis" meint hier die Gesamtheit der entsprechenden Meridiansysteme mit ihren Entsprechungen und Zusammenhängen mit anderen Organen).

Poren *xuanfu* (eigentlich: „Wundersame Stelle", auch „Gastor" *qimen* oder „Teufelstor" *guimen*): Schweißaustrittstellen; nach Auffassung der TCM entsteht Schweiß aus dem Lungenqi und wird als dessen Endprodukt durch die Poren der Haut ausgeschieden.

Promptes Stechen *dianci*: schnelle Einstichmethode in der Akupunktur.

Puls der Drei Hindernisse *sanguan zhi mai*: am unteren Fingeransatz, in der Fingermitte und an der Fingerspitze eines aufrecht gehaltenen Zeigefingers gelegene Pulsfühlungsstellen bei Kindern unter drei Jahren: „Windhindernis" (*fengguan*), „Qihindernis" (*qiguan*) und „Lebenshindernis" (*mingguan*) entsprechend genannte Stellen,

an denen eine Diagnosestellung anhand der Venen an diesen drei Stellen des Zeigefingers vorgenommen werden kann.

Pulsfühlung *qiemai*: Pulstastung durch den Arzt mit Hilfe des Zeige-, Mittel- und Ringfingers als Teil der Diagnostikmethoden in der TCM. Zeige-, Mittel- und Ringfinger des Arztes ruhen dabei oberhalb des Handgelenks an der Radialarterie (*cunkou*). Der Puls kann dabei an drei Stellen gefühlt werden: a) gleich unterhalb der Hand selbst mit dem Zeigefinger; dies ist die Cun-Stelle; b) unmittelbar unter der ersten Stelle mit dem Mittelfinger; diese Stelle heißt „Guan"; c) die dritte Stelle heißt „Chi", auf ihr ruht der Ringfinger; sie befindet sich unterhalb von Guan. Pulsfühlung erfolgt auf zwei verschiedenen Fingerdruckebenen: oberflächlich und tief. Normaler Puls in regelmäßigem Rhythmus, eben und stark mit 4–5 Pulsschlägen pro Einatmungszug des Arztes. Insgesamt sechs Pulse an jedem Handgelenk: drei oberflächlich und drei tief gelegene. Jedes Paar entspricht dabei einer oberflächlichen und einer tief gelegenen Stelle. Oberflächliche Pulse sind solche der Kategorie Yang (Ehemannpuls,

Handgelenk, Radialarterie		Inneres Organ	
Handgelenk	Stelle	oberflächlich (Yang)	tief gelegen (Yin)
links	Cun	Dünndarm	Herz
	Guan	Gallenblase	Leber
	Chi	Harnblase	Nieren
rechts	Cun	Dickdarm	Lunge
	Guan	Magen	Milz
	Chi	Dreifacher Erwärmer	Herzbeutel

Tabelle 14

„außen"), tief gelegene sind solche der Kategorie Yin (Ehefraupulse, „innen"). Beziehung der jeweiligen Pulsstellen zu den jeweiligen inneren Organen sind aus Tabelle 14 zu ersehen.

Pulsfühlungsstelle an der Radialarterie *cunkou* (am rechten und linken Handgelenk): Stelle am Handgelenk über der Radialarterie zur Pulsfühlung. → Pulsfühlung.

Pulsklassiker *Mai Jing*: das erste umfassende und systematische Werk zur Pulskunde in der TCM von → Wangxi.

Pulver *san*: 1. für die innere Anwendung: Arzneimittel werden zunächst zu grobförmigen Substanzen verarbeitet, anschließend mit Wasser aufgekocht und zu feinen Pülverchen weiterverarbeitet, die dann, mit Wasser, Reissuppe oder Wein vermischt, trinkend eingenommen werden; 2. für die äußere Anwendung: die zerstoßenen Arzneisubstanzen werden auf der Wundoberfläche, mit Wein, Honig oder Essig vermischt, aufgetragen oder sonstigen betroffenen Körperpartien zugeführt.

Q

Qi: Luft oder Lebensenergie ist die zentrale Bedeutung von Qi in der TCM. Unsichtbar ermöglicht sie Lebensfunktionen wie Atmung usw. Zirkuliert durch alle Körperpartien, nämlich das Leitbahnsystem der Akupunktur (→ Meridiane und Luo-Leitbahnen). Stärke, Fluß und Verteilung des Qi im Körper hängen von dem Gleichgewicht

zwischen → Yin und → Yang ab. Das normale Qi (*zhengqi*) ohne besondere Eigenschaften entsteht durch a) das Ursprungsqi (*yuanqi*) in den Nieren (→ Nierenqi), wird von den Eltern ererbt und hat die Eigenschaft der Fortpflanzung, b) → Kornqi (*guqi*), das durch die Nahrungsaufnahme entsteht, c) natürliches Qi (kongqi) der Luft von außen. Diesem so entstandenen Qi werden verschiedene Aufgaben zugesprochen: a) das Qi der inneren Organe (*zangfu qi*) wie z.B. Herz-, Lungen-, Nierenqi usw., b) das Qi der Meridiane und Leitbahnen (*jingluo qi*), c) das Nahrungsqi (*yingqi*), das vom Blut in alle Teile des Körpers transportiert wird und den Körper ernährt, d) Abwehrqi (*weiqi*), zirkuliert in den Blutbahnen und „verteidigt" den Körper gegen krankmachende Einflüsse von außen (eine Art Immunitätsfunktion), e) → Elterliches Qi (*zongqi*), das in der Brust gebildet wird und Herz und Lungen in ihrer jeweiligen Funktion unterstützt. 3. Gas, insbesondere Gase im Inneren des Körpers (→ Verschmutzung). Der Begriff des Qi im Chinesischen ist vielschichtig und daher nur schwer in die Terminologie westlicher Sprachen übersetzbar.

Qi Bo: Minister des → Gelben Kaisers, der im → *Neijing* auf Fragen des Gelben Kaisers zur TCM antwortet. Die TCM wird manchmal auch *Qi Bo zhi shu* (Die Kunst Qi Bos) genannt.

Qi erhalten/bekommen *de qi*: zeigt sich nach Einführung der Nadel, wenn der Patient das Gefühl des Wundseins/Schmerzes, der Blähung, der Schwere und der Gefühllosigkeit um die Einstichstelle herum hat. In diesem Fall eine normale Reaktion.

Eine Verzögerung des Erhaltens von Qi kann durch eine Blockade des gesamten betreffenden Meridians bedingt sein. In einem solchen Fall keine Nadelung, statt dessen der Einsatz von sanfter → Moxibustion und die Auswahl anderer Punktstellen.

Qin Yueren: → Bian Que.

Quellpunkte *yuanxue*: jeder der Zwölf Hauptmeridiane (→ Meridiane und Luo-Leitbahnen) hat einen Quellpunkt in der Nähe von Gelenk und Knöchel, bei den Yin-Meridianen fällt dieser mit dem jeweiligen Shu-(Strom-)Punkten (→ Shu Punkte/Fünf Transportpunkte) zusammen. Die Quellpunkte sind wichtig für Diagnose und Behandlung von Krankheiten der betreffenden Meridiane bzw. direkt betroffener Organe dieser Meridiane. Indiziert bei Qischwäche und bei Qiüberschuß der betreffenden Organe, oft in Verbindung mit den → Luo-Punkten.

Übersicht über die Quellpunkte:

Gelenk	Punktstelle
Hand	Lu9, P7, He7, DE4, Dü4, Di4
Fuß	Ga40, Ha64, Mi3, Ni3, Ma42, Le3

R

Rebellisches Qi *qi ni*: fließt in der falschen Richtung im Körperinneren, führt zu Erbrechen, Aufstoßen; bedingt durch das Magenqi, das nach oben steigt, obwohl es im Normalfall nach unten sinken sollte.

Reguläre Meridiane, vierzehn *shisi jing*: Sammelbegriff für die Zwölf Meridiane der inneren Organe sowie die beiden Außerordentlichen Meridiane Renmai und Dumai. → Meridiane (Einteilung/Nomenklatur).

Rein *qing*: hat in der TCM u.a. folgende Bedeutungsfelder: sauber, klar, reinhaltig (unvermischt) im Gegensatz zu schmutzig, verunreinigt. *Qing Qi* ist z.B. das → reine, klare, unverbrauchte Qi.

Reines Qi *qing qi*: frische Luft oder die von Überflüssigem befreiten (z.B. ausgeschiedenen) Substanzen der Nahrung. Gelangt in die Lunge und wird von dort in die übrigen inneren Organe weitergeführt.

Ren-Meridian *renmai*: einer der Acht Außerregulären Meridiane und mit zu den vierzehn Hauptmeridianen gehörend. Entspringt im Uterus und ist mit der Vorstellung von Empfängnis und Schwangerschaft verbunden, steht mit den Yin-Meridianen in funktionalem Zusammenhang. Bruch der Eingeweide, Fehlfunktionen der Inneren Organe schlechthin und auch eine allgemeine Schwäche/Anfälligkeit in der Konstitution des Patienten werden mit diesem Meridian in Verbindung gebracht.

Rezepturen mit mehreren Hauptmitteln *oufang*: Rezepturen mit mehr als zwei Hauptmitteln (→ Herrscher, Minister, Assistent und Gehilfe) werden verordnet, wenn sowohl der Krankheitstyp als auch das entsprechende Stadium der Krankheit als „kompliziert" einzustufen sind und mit Sicherheit mehrere pathogene Faktoren ursächlich beteiligt sind. → Sieben Rezepturen.

Rezepturen mit nur einem Hauptmittel *jifang*: werden verordnet bei Vorliegen einer eindeutigen, relativ einfachen Erkrankung; in der Regel bei gerade erst aufgetretenen Erkrankungen in einem frühen Stadium. → Sieben Rezepturen.

Rheuma: → Bi-Syndrome/Fünf Bi-Syndrome. Die Krankheitserscheinungen, die in der westlichen Medizin unter den Rheumabegriff fallen würden, sind in der TCM nach unterschiedlichen Gesichtspunkten gegliedert und benannt. Damit ist der westliche Rheumabegriff nicht mit dem entsprechenden Krankheitsverständnis in der TCM deckungsgleich.

Rotationsmethode *nianzhen*: Methode der Nadelführung zur Stärkung und Schwächung des Qi. → Schwächungs-/Stärkungsmethode.

Rückbildung der Zunge *bo tai*: Normalerweise ist die Zunge ohne Belag, feucht mit normal geformten Papillen. Eine teilweise Rückbildung der Papillen kann ein Hinweis auf Parasitenbefall sein, eine vollständige Rückbildung der Zungenpapillen kann eine Schwäche des Leber- und Nierenqi zur Ursache haben.

Rücken-Shu-Punkte *beishuxue*: Punkte, an denen das Qi der einzelnen inneren Organe in die Meridiane eintritt. Diese Punkte befinden sich am Rücken auf beiden Seiten entlang der Wirbelsäule ganz in der Nähe der jeweiligen inneren Organe. Empfindlichkeitsreaktionen an diesen Punktstellen bei Beeinträchtigung der entsprechenden Organe. Jeder Meridian hat einen solchen Punkt, der wichtig für die Diagnosestellung und Behandlung von Krankheiten der betreffenden Organe ist. Diese Punkte können entweder allein oder in Verbindung mit den → Mu-Punkten zum Einsatz kommen. Die entsprechenden Punkte sind: Ga13 (Lunge), 14 (Herz), 15 (Herz), 18 (Leber), 19 (Gallenblase), 20 (Milz), 21 (Magen), 22 (Dreifacher Erwärmer), 23 (Nieren), 25 (Dickdarm), 27 (Dünndarm), 28 (Harnblase). Bei typischen Erkrankungen der Lunge wie Asthma, Lungenentzündung usw. kommt Ga26, bei Lebererkrankungen wie Hepatitis z. B. Ga18 in Betracht usw.

S

Sachter Puls *wei mai*: ein fadendünner und leiser Puls, feststellbar bei extremen Erschöpfungszuständen.

Schädelakupunktur *touzhen liaofa*: neuere Form der Akupunktur seit ca. 1970 in China, auf der Grundlage der Funktion des gesamten Nerven- und Körpersystems (Neuro-anatomisches System). Den jeweiligen Akupunkturpunktstellen am Schädel entsprechen die jeweiligen funktionalen Einheiten des Gehirns (Bewegungszentrum, sinnliche Wahrnehmungen, Sprachzentrum, Brust-, Magen- und Fortpflanzungsbereich); Schädelakupunktur wird daher insbesondere in Fällen schlimmer Schädelverletzungen, die die Funktion des Gehirns schädigen, oder bei Schlaganfall eingesetzt.

Schädigung der → Körperflüssigkeit *shang jin*: insbesondere die Schädigung von → Körperflüsssigkeit und der → Lunge mit Symptomen wie Durst, trockener Husten u. a.

Schädigung des Yang *shang yang*: durch verschiedene Ursachen wie Eindringen von → Kälte oder einer Überdosis an kühlender Heilkräutermedizin.

Schädigung des Yin *shang yin*: hat die Schädigung von → Leber- und → Nieren-Yin (→ Organyin) zur Folge; bei Fieberkrankheiten im fortgeschrittenen Stadium die wichtigste Erscheinungsform.

Schambein *henggu*: der Akupunkturpunkt Ni11, 0,5 Cun seitlich des Ren2 gelegen, indiziert bei Schmerzen in den Genitalien, Impotenz. Andere Bezeichnung *qugu* („gewölbter Knochen").

Schlafflähmung *weizheng*: durch Schädigung der Sehnen auf Grund der Ansammlung von → feuchter Hitze, die die Yangming-Meridiane in Mitleidenschaft zieht; Erschöpfung/Auslaugung der → Körperflüssigkeit durch Einwirkung äußerer → Wind-Hitze auf die Lungen; Verlust an → Lebenskraft und → Qi der → Leber und → Nieren nach langer Krankheit, die von einem übermäßigen Sexualleben herrührt.

Schlaganfall → Apoplexie *zhong feng*: Der chinesische Terminus bedeutet wörtlich „vom bösen Wind geschlagen sein". Nach Auffassung der TCM gibt es folgende Ursachen: a) äußerliche (d. h. außerhalb der inneren Körperfunktion liegende) Faktoren wie pfeifender Wind bei einer Überfunktion des Leber-Yangs bei Verzweiflung und Aufregung, b) innere Faktoren wie → Schleim-Hitze nach übermäßigem Alkoholgenuß oder übermäßigem Genuß fettreicher Nahrung. Arten: a) bedrohlich, wenn die inneren Organe in Mitleidenschaft gezogen werden und die Symptome im Bereich der → Luo-Leitbahnen, Meridiane und der inneren Organe liegen; b) nicht bedrohlich, wenn sich Symptome nur im Bereich der Meridiane und Luo-Leitbahnen finden.

Schleim *tan*: 1. krankheitsbedingte flüssige Ausscheidungen aus dem erkrankten Atmungssystem, 2. krankheitsbedingter schleimiger flüssiger Austritt aus beliebigen erkrankten Organen. Schleim wird in der TCM von → Speichel (*xian*) unterschieden, der als dünn und nützlich, farblos und durchsichtig gilt. Schleim hingegen ist dicklich, grau, gelblichgrün, unnütz, gefährlich und stammt in der Regel aus dem Atmungstrakt und tritt bei Erkrankung desselben auf. Störungen der Lunge, Milz und Nieren führen nach Auffassung der TCM zu Störungen in der Verteilung der → Körperflüssigkeit über den ganzen Körper, was dann zur Bildung von Schleim im Atmungstrakt führt. Symptome bei Schleimausscheidung: a) Lunge: Husten, Asthma, übermäßiger Austritt an Spucke; b) Herz: Klappern im Hals, Koma; c) Meridiane und Luo-Leitbahnen: Starre/Steifheit der

Glieder und vollständige Lähmung einer Körperhälfte bei Blockierung der Meridiane und Luo-Leitbahnen durch Schleim → Speichel.

Nach dem ZHONGGUO ZHENJIU DA CIDIAN (1988:999) tritt der Schleim aus Lungenbereich und Atmungstrakt, während Milz/Pankreas als der „Ursprungsort der Entstehung des Schleims" (wei sheng tan zhi yuan) gelten. → Speichel.

Schlüpfrige Rezepturen *huaji*: mit abführender Wirkung, bei Verstopfung der Darmwege indiziert.

Schmerzbehandlung → Analgesie *zhenci zhentong*: seit 1959 in der VR China entwickelt zur Schmerzbeseitigung mittels Akupunktur in Kombination mit TCM und westlicher Schulmedizin. *Begriff:* auch „Akupunkturanalgesie", „Akupunkturanästhesie". Der Terminus „Akupunkturanalgesie" ist jedoch zutreffender, weil die eigentlichen Ergebnisse in der Abwesenheit von Schmerzen bestehen, während die anderen Sinne/Gefühlswahrnehmungen unberührt bleiben. Eine oder mehrere Nadeln werden an bestimmten Punkten von Gliedern, Ohren, Nase und Gesicht eingeführt; die Schmerzblockade erfolgt einige Minuten nach Einführung der Nadeln. Chirurgische Eingriffe müssen in weniger als einer Stunde abgeschlossen sein, um ein Aufbrechen der Schmerzblockade zu vermeiden. Der Patient ist bei vollem Bewußtsein, und mit Ausnahme der Schmerzunempfindlichkeit verlaufen alle sonstigen physischen Körperfunktionen normal. Nach chinesischen Quellen in 61,3–97,9 % aller Fälle je nach punktierter Stelle erfolgreich (vgl. ZHONGGUO ZHENJIU DA CIDIAN,

1988:520). Nach neueren Theorien stimuliert die Einführung der Nadel die Freisetzung morphinähnlicher Substanzen im Zentralnervensystem und in anderen Körperteilen, die die Schmerzblockade aufbauen (sog. → Endorphine).

Schnappender Puls *jiesuo mai*: ohne bestimmten Rhythmus, gleicht dem Schnappen eines Seils, einer der sieben Pulse, die auf den bevorstehenden Tod hinweisen.

Schnell wirkende Rezepturen *jifang*: bei unmittelbarer Gefahr für Leib und Leben des Patienten verordnet, auch in sonstigen kritischen Situationen. → Sieben Rezepte.

Schneller Puls *shuo mai*: mit mehr als fünf Schlägen pro Einatmungszug des Arztes; die Einatmungszüge des Arztes gelten hier als Bezugspunkt im Verhältnis zur gefühlten Pulsqualität beim Patienten; Hinweis auf → Hitze.

Schräge Einführung der Nadel *xieci*: Bei Einführung der Nadel entsteht ein Winkel von 45° im Verhältnis zur Hautoberfläche, diese Einführungsmethode der Nadel ist besonders an dünnen Muskelstellen oder in Nähe wichtiger innerer Organe angezeigt.

Schröpfen *baguan liaofa*: alte und volkstümliche Therapiemethode, u. a. auch in der TCM. Die Schröpfgefäße sind aus Glas, Metall, Holz oder Bambus hergestellt. Durch Verbrennen alkoholgetränkter Baumwollstoffbällchen (bei gläsernen oder metallenen Schröpfgefäßen) bzw. durch Kochen (bei Schröpfgefäßen aus Bambus oder Holz) entsteht ein Vakuum. Die Schröpfgefäße werden dann an die entsprechende Stelle der Hautoberfläche geführt, mit oder ohne Verritzungen der Haut. Kühlen die Schröpfgefäße ab, saugen sie sich an der Haut völlig fest und füllen sich mit Blut (im Falle von Hautverritzungen). Dunkles Blut soll die Gifte, die zu einer Erkrankung geführt haben, aus dem Körper ziehen und diesen von solchen Stoffen „entschlacken". Wie auch bei im Prinzip ähnlichen Techniken in der → Moxibustion ist Schröpfen vor allem bei Erkältungserkrankungen angezeigt: allgemeine Erkältung, Bronchitis, Rheuma, Gelenkschmerzen usw. Schröpfen sollte nicht bei Krämpfen, allergischen Hautreaktionen, Ödemen, Hang zu Blutungen angewandt werden.

Schule der klassischen Rezepturen *jingfangpai*: Richtung in der Pharmakologie der TCM mit dem vorherrschenden Einsatz → klassischer Rezepturen vor der Zeit der Song-Dynastie (960–1279). Die → klassischen Rezepturen gehen u. a. auf die Tradition des *Shanghan Lun* zurück, das auch als eines der späteren wichtigen Werke zur Pharmakologie der TCM gilt.

Schwache Rezepturen *xiaofang*: bei weniger schlimmen Erkrankungen verordnet, mit schwacher Dosierung der jeweiligen Komponenten.

Schwacher Puls *ruo mai*: tief und nur leise wahrnehmbar, in Fällen allgemeiner Schwäche auftretend.

Schwächungsmethode *xiefa*: Um eine Schwächung übermäßig vorhandenen Qis zu erreichen, wird 1. die Nadel vorsichtig

angehoben und dann schnell und sanft gestoßen, 2. die Nadel immer wieder und schnell in einem großen Umdrehungsradius hin- und hergedreht.

Schwächungspunkte *xiexue*: werden zur Schwächung übermäßig vorhandenen Qis in der Nadelung (→ Schwächungsmethode) benutzt. Nach dem Prinzip der → Mutter-Kind-Beziehung befindet sich der jeweilige Schwächungspunkt auf dem Meridian A, der nach der Theorie der → Fünf Wandlungsphasen das „Kind" der eigenen Wandlungsphase ist: Z.B. die Nieren werden dem Element Wasser zugeordnet, die auf Wasser folgende Phase ist die des Holzes (das „Kind" von Wasser), Schwächungspunkt wäre daher in diesem Fall der Punkt Ni1. → Mutter-Kind-Beziehung.

Schweiß *han*: Ergebnis der Umwandlung von Lungenluft (*feiqi*); ausgeschieden als überflüssige Reste in Form von Schweiß durch die Poren der Haut.

Schwere Rezeptur *zhongji*: Rezeptur aus Medikamenten mit relativ schwerem Gewicht, wirken auf das Yang, haben eine das Qi abschwächende und allgemein beruhigende Wirkung.

Schwert- und Bogenschußwunden *jinzou*: medizinisches Spezialgebiet der TCM zur Behandlung von Kriegswunden, durch Bogen-, Kanonen- oder Pfeilschuß u. a. verursacht, vergleichbar mit der Militärchirurgie der heutigen Zeit.

Sechs atmosphärische Einflüsse im Übermaß *liuyin*: Kälte, Wind, Sommerhitze, Feuchtigkeit, Trockenheit und Hitze, die, wenn im Übermaß vorhanden, äußere krankmachende Einflüsse sein können.

Sechs Meridiane *liujing*: bezeichnet die Kategorie der → Taiyang-/Shaoyang-/Yangming-/Taiyin-/Jueyin- und Shaoyin-Meridiane. → Meridiane und Luo-Leitbahnen.

Sechs Meridiane, Diagnose auf der Grundlage der – *liujing bianzheng*: Theorie von Zhang Ji (150–219 ?) in dessen Werk *Shanghan Za Bing Lun* („Abhandlung über Fieber- und verschiedene andere Krankheiten"), nach der die äußeren krankmachenden Einflüsse einen bestimmten Verlauf innerhalb des Meridiansystems nehmen. Danach sind alle Erkrankungen auf Grund äußerer krankmachender Einflüsse von Fieber begleitet und entwickeln sich in einer bestimmten Reihenfolge innerhalb des Meridiansystems (dies aber nicht in jedem Einzelfall notwendigerweise): a) im Taiyang-Meridian findet das erste Krankheitsstadium statt mit Fieber, Erkältung, Kopfschmerzen und schwankendem Puls; danach weiterer Verlauf entweder in Shaoyang- oder Yangming-Meridian; b) Yangming-Meridian: weitere Krankheitsentwicklungen im Inneren mit Durst, Fieber, Schweißaustritt, schnellem Puls; c) Shaoyang-Meridian: Symptome sind Frösteln, Fieber, bitterer Geschmack im Mund, Appetitlosigkeit; d) Taiyin-Meridian: Unterleibsverstopfung, kein Durst, fast kein Appetit, Erbrechen, Durchfall u.a.; e) Shaoyin-Meridian: ohne Fieber, schwacher Puls, kalte Extremitäten durch mangelnde Durchblutung; f) Jueyin-Meridian: höchstes Entwicklungsstadium der Krankheit.

Sechs Vereinigungen der inneren Organe *liuhe*: 1. Lunge – Dickdarm, 2. Niere – Harnblase, 3. Leber – Gallenblase, 4. Herz – Dünndarm, 5. Herzbeutel – Dreifacher Erwärmer, 6. Milz – Magen. Diese „Vereinigungen" sind Funktionskreise, in denen jeweils ein Zang-Organ in enger funktionaler Verbindung mit dem jeweiligen Fu-Organ steht; Erkrankungen des einen Organs tangieren auch das andere innerhalb dieses Funktionskreises.

Sechs Yang-Pulse *liu yangmai*: die sechs vollen und großen Pulse, fühlbar an den jeweils drei Pulsfühlungsstellen des Handgelenks mit Hinweisen auf funktionale Abnormalitäten der betreffenden inneren Organe, nicht auf spezielle Krankheitserscheinungen.

Sechs Yin-Pulse *liu yinmai*: die sechs schwachen und fadendünnen Pulse, fühlbar an den jeweils drei Pulsfühlungsstellen des Handgelenks mit Hinweisen auf funktionale Abnormalitäten der betreffenden inneren Organe, nicht auf spezielle Krankheitserscheinungen.

See der Verschmutzung *zhuo hai*: Bezeichnung für die fünf Zentren der Sammlung und Ausscheidung verbrauchter Körperstoffe: 1. Lungen (verbrauchter Atem), 2. Nieren (Stickstoff), 3. Harnblase (flüssige Reste, von den Nieren produziert), 4. Dickdarm (feste und halbfeste Reststoffe), 5. Haut (Schweiß).

See des Blutes *xuehai*: 1. der Chong-Meridian, der als „der See der Zwölf Hauptmeridiane" bezeichnet wird, 2. Leber als das Hauptblutreservoir im Körper, 3. Akupunkturpunkt Mi10, indiziert in Fällen unregelmäßiger Menstruation, Uterusblutungen u. a.

See des Marks *suihai*: anderer Ausdruck für → Gehirn.

See des Qi *qihai*: Brustbereich zwischen den Brustwarzen im Bereich der Akupunkturpunktstelle Ren17 mit enger Verbindung zu Herz und Lungen.

See des Wassers und des Korns *shuigu zhi hai*: → Magen/Kornkammer.

Seele *hun*: eine der fünf geistig-seelischen Einheiten, die ihren Sitz in der Leber haben, die für das seelische Gleichgewicht zuständig ist. Nach chinesischer Auffassung wird der Körper von zwei „Seelen" beherrscht: die eine ist der → Geist des Lebens (*po*) mit der „niederen Seele eines Lebewesens" (darunter fallen z. B. Triebe, Instinkte u. ä., die auch im tierischen Bereich anzutreffen sind) sowie der „Seele des höherstehenden Geistes" (*hun*), worunter speziell menschliche Eigenschaften fallen (Moral, Verstand). Nach dem Volksglauben entflieht *hun* im Augenblick des Todes dem menschlichen Leib durch ein Loch an der Spitze des Kopfes, → Fontanelle (*xinmen*) genannt. Auch beim Träumen soll dies der Fall sein. Mit „Verlust der eigenen Seele" werden mentale Zustände wie psychische Instabilität oder übermäßige Furcht bezeichnet.

Sehnen *jin*: in der TCM ein Sammelbegriff für 1. Muskeln, 2. Sehnen (im Sinne der westlichen Medizin), 3. unter der Hautoberfläche sichtbare Venen, 4. alle Gebilde, die in der Form Sehnen oder Venen ähnlich sind. Zustand der Sehnen abhängig von dem der Leber; Schwäche des Leberblutes, Krämpfe, Steifheit und Starre können bei einer Funktionsstörung der Leber auftreten.

Senkrechte Einführung der Nadel *zhici*: senkrechte Einführung der Nadel im Verhältnis zur Hautoberfläche.

Shanghan Lun: → Abhandlung über Fieberkrankheiten.

Shanghan-Schule *shanghan pai*: Ärzte, die Anhänger der → Shanghan-Theorie waren und diese zur Ausgangsbasis für ihr therapeutisches Handeln machten.

Shanghan-Theorie *shanghan xueshuo*: Theorie der externen pathogenen Faktoren als Verursacher von Fieberkrankheiten, von → Zhang Zhongjing in seinem Werk *Shanghan Lun* vertreten (Han-Zeit).

Shaoxiao: altertümliche Bezeichnung für die heutige Kinderheilkunde der TCM.

Shaoyang Bing: → Sechs Meridiane, Diagnostik auf der Grundlage der –.

Shennong: zweiter der fünf legendären Herrscher der chinesischen Geschichtsschreibung. Ihm wird die Erfindung von Wagen und Pflug zugeschrieben. Er gilt somit als Begründer des chinesischen Akkerbaus. Daher auch die Bezeichnung Shennong (göttlicher Landmann). Außerdem gilt er als der Begründer der chinesischen Kräuterheilkunde, und er soll Autor des ersten und ältesten Klassikers zur Kräuter-

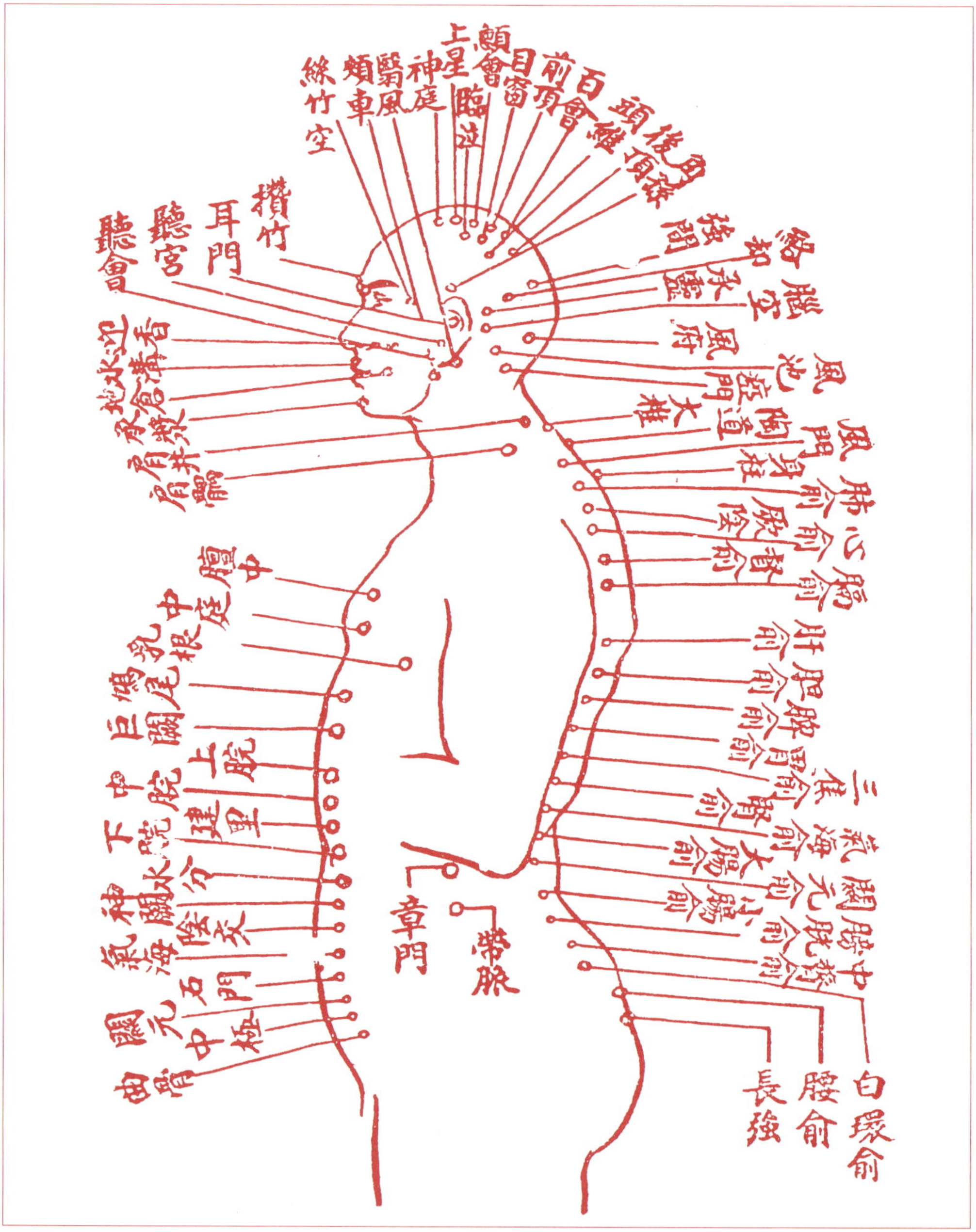

Abbildung 16
Lage der Shu-Punkte der jeweiligen 12 Organmeridiane und einiger anderer Punktstellen. Abb. aus: Zhenjiu Dacheng, Schriftrolle 10, S. 101.

heilkunde *Shennong Bencao Jing* (Der Klassiker des Shennong zur Kräuterheilkunde) sein. In diesem Klassiker werden 365 verschiedene Heilkräuter angeführt. Shennong soll Bruder des legendären → Gelben Kaisers und später dessen Rivale gewesen sein. Während der Gelbe Kaiser als Begründer der Akupunktur mit Diagnostik-, Krankheits- und Körperfunktionslehre gilt, wird Shennong die Begründung der chinesischen → Pharmakologie zugeschrieben. Beide Richtungen der TCM durchliefen für Jahrhunderte eine getrennte Entwicklung in China; Akupunktur und die damit verbundenen medizintheoretischen Konzepte galten als rational und inhaltlich begründet, während der Heilkräutermedizin noch weitgehend der Ruf des Magischen und Aberglaubens, verbunden mit „Wunderheilung", anhaftete. Die Kräuterheilkunde lief daher auch der vor allem konfuzianisch geprägten gesellschaftlich wünschenswerten Lebenssicht konträr; zeitweilig gehörte aus diesem Grunde auch die Heilkräutermedizin nicht zum klassischen medizinischen Ausbildungskanon der offiziell anerkannten Ärzte. Heute wird in der TCM vielfach der Versuch gemacht, diese Trennung zu überwinden und die Kräuterheilkunde gleichberechtigt in die TCM zu integrieren.

Shu-Punkte *shuxue*: Bezeichnung für: 1. Punktstellen der Akupunktur, wo Qi und Blut einströmen; wichtigste Punkte am Rücken, beiderseits der Wirbelsäule, → Rücken-Shu-Punkte genannt. Hier zieht das Qi der inneren Organe ein; 2. Shu-(Strom-)-Punktstelle, eine der fünf Shu-Punktkategorien, an der das Qi entlangfließt.

Sieben Durchgänge des Nahrungsweges *qi chongmen:* 1. Lippen (oder Fliegende Tür *feimen*); 2. Zähne (oder Vordertor *humen*); 3. Kehldeckel (oder Saugpumpentor *ximen*); 4. Mageneintrittsstelle (*benmen*); 5. Magenausgang (*youmen*); 6. Blinddarmkreuzung/-tor (*lanmen*); 7. After (oder Tor des Geist des Lebens *pomen*).

Sieben Formen der gegenseitigen Beeinflussung *qiqing*: bereits im „Shennong Bencao Jing" erwähnte Reaktionen von medikamentösen Komponenten im Rahmen einer Rezeptur (→ Herrscher, Minister, Assistent und Gehilfe) untereinander: → Einzelgänger/gegenseitige Erwartung/Hilfsfunktion/milde Unverträglichkeit/einander abstoßend/direkt miteinander konfrontierte Komponenten/Konfliktparteien.

Sieben Gemütszustände *qiqing*: 1. Freude (*xi*), 2. Wut/Ärger (*nu*), 3. Sorgen (*you*), 4. Grübeln (*si*), 5. Angst (*kong*), 6. Trauer (*bei*), 7. Furcht (*jing*). Krankmachende Auswirkungen nach Auffassung der TCM nur dann, wenn im Übermaß vorhanden oder der Patient besonders sensibel auf diese reagiert.

Sieben Öffnungen *qiqiao*: die oberen → Körperöffnungen von Ohren, Nase, Augen und Mund. Ihr Zustand weist auf die Befindlichkeit des Patienten hin.

Sieben Rezepte *qifang*: eine altertümliche Einteilung von Rezepturen: nach dem *Shanghan Ming Lun* (Erklärungen zum Shanghan Lun) von Cheng Wuji (um 1156). Cheng wählte dazu aus dem Shanghan Lilun 20 Rezepturen unter praktisch-therapeutischen Gesichtspunkten aus, faßte sie zu bestimmten Gruppen zusammen und hob die grundlegende Beziehung zwischen diesen Rezepturen (*fangyao*) und ihrer gegenseitigen Kombinierbarkeit (*peiwu*) hervor. Unterschieden wurden: → starke, schwache, schnell wirkende und langsam wirkende Rezepturen, → Rezepturen mit nur einem Hauptmittel/Rezepturen mit mehreren Hauptmitteln und kombinierte Rezepturen.

Sieben-Stern-Nadel *qixingzhen*: eine speziell aus sieben kurzen Nadeln bestehende Nadel, an einem 12–14 cm langen Griff befestigt, zum leichten Antippen an einer Stelle auf der Hautoberfläche. → Pflaumenblütenakupunktur/Antippen.

Sieben Verwundungen *qishang*: die → Sieben Gemütszustände im Übermaß haben nach der TCM folgende Schädigungen zur Folge: 1. Übermäßige Furcht schädigt die → Lebenskraft, 2. Sorgen schädigen den Geist, 3. übermäßige Freude schädigt den → Geist des Lebens, 4. Traurigkeit schädigt die Seele, 5. Melancholie schädigt das Bewußtsein, 6. starker Ärger/Wut schädigt den Willen, 7. übermäßige Müdigkeit beeinträchtigt das Qi.

Sima Qian (145–ca. 90 v. Chr.): Verfasser der → *Historischen Aufzeichnungen*, Hofchronist zu Zeiten der Han-Dynastie und erster Autor eines Geschichtswerkes mit Vorbildfunktion für die chinesische Geschichtsschreibung schlechthin. Zuletzt fiel er am Kaiserhof in Ungnade und wurde mit der Strafe der Kastration belegt.

Sommerhitze *shu*: einer der sechs äußeren krankmachenden Einflüsse; dadurch be-

dingte Krankheiten treten im Sommer auf und sind ursächlich meist auf übermäßigen Aufenthalt in der Sonne zurückzuführen oder Aufenthalt in heißen Räumen ohne Ventilation. Sommerhitze ist ein → Yang-Krankheitsfaktor, der → Qi und → Yin angreift und zur Störung des Bewußtseins führen kann. Symptome wie übermäßiges Schwitzen, Durst, Kurzatmigkeit, Müdigkeit, Delirium und Koma in schlimmen Fällen. Sommerhitze und Feuchtigkeit zeigen Symptome wie Mattigkeit, Übelkeit, Durchfall.

Sondermeridiane *biejing*: Der Verlauf der Yin-Meridiane ist entgegengesetzt zum Verlauf der Yang-Meridiane, die zum Kopf hin verlaufen, während die Yin-Meridiane in der Brustkorbregion in Schulternähe enden. Damit aber auch die Yin-Meridiane mit der Kopfregion verbunden sind, werden für die Yin-Meridiane noch Sondermeridiane, sogenannte „Separate Meridiane", angenommen. Jedes Paar der → Regulären Meridiane hat zusätzlich noch einen solchen Separaten Meridian wie z. B. im Falle des Lungen- und des Dickdarmmeridians (einen Yin-Meridian für den Lungenmeridian und einen Yang-Meridian für den Dickdarmmeridian), die zwei Organe miteinander verbinden (in dem erwähnten Beispiel verbindet der separate Meridian der Lunge diese mit dem Dickdarm, während der separate Meridian des Dickdarms diesen mit der Lunge verbindet). Er verläuft aufwärts und verbindet den entsprechenden Yin-Meridian in der Halsregion mit dem entsprechenden Yang-Meridian. Schließlich führt der Yang-Meridian allein zum Kopf hin. Diese Auffassung ergibt sich aus der paarigen Verbindung zwischen einzelnen Yang-

und Yin-Organen (d. h., einzelne Zang-Organe sind auf diese Weise immer funktional mit einem bestimmten Fu-Organ verbunden).

Speichel: → Schleim.

Spezialist für Gerichtsmedizin *fayi*, (wörtlich: „Gesetzesmediziner"): Ärzte, die in der Begutachtung Verstorbener sowie zur Begutachtung von Wunden besonders spezialisiert waren und ihre Gutachten gegenüber dem Gericht abgaben. Spezialisten für Gerichtsmedizin gab es bereits im frühen Altertum, erste Fachliteratur zur Gerichtsmedizin ab 951 n. Chr.

Stark/geringfügig/wenig/nichtgiftige Substanzen *dadu, changdu, xiaodu, wudu*: Einteilung von medizinischen Substanzen nach dem jeweiligen Grad ihrer Toxität (Giftigkeit): stark toxische sind solche mit hohem Toxitätsanteil, geringfügig toxische solche mit mittlerer Toxität, nichtgiftige sind solche ohne jegliche Toxität.

Starke Rezepturen *dafang*: Rezepturen mit starker Dosierung bestimmter Komponenten, für schlimmere Erkrankungen bestimmt. → Sieben Rezepte.

Stärkende Rezepturen *buji*: zur Kräftigung eines geschwächten Körpers und Wiederherstellung einer allgemein kräftigen Allgemeinkonstitution.

Stärkungsmethode *bufa*: zur Stärkung eines nicht ausreichend vorhandenen Qi: 1. Nachdem sich der Zustand des „Qi erhalten" einstellt, wird die Nadel leicht und langsam angehoben und dann schnell und mit starkem Druck gestoßen. 2. Die Nadel wird ständig und langsam in einem kleineren Umdrehungsradius hin- und herbewegt.

Stärkungspunkte *buxue*: Die jeweiligen Meridiane sind die sogenannten „Mutterpunkte" der jeweiligen Wandlungsphase; da z. B. die Lunge der Wandlungsphase Metall entspricht, ist die vorhergehende Phase Erde die „Mutter"; Stärkungspunkt in diesem Fall ist daher Lu9. → Mutter-Kind-Beziehung.

Stechende Zungenoberfläche *mang cishe*: Ergebnis einer Wucherung und Zellgewebevergrößerung der Geschmacksknorpel, Hinweis auf eine Überaktivität von krankmachender Hitze in den inneren Organen.

Straffer Puls *jin mai*: stark und vibrierend wie ein Seil, elastischer als der → drahtige Puls, fühlbar bei Überschußerscheinungen des Qi, Stillstand von Qi, Blut sowie bei äußerlich und innerlich bedingter Kälte.

Streifen und Zwicken *guasha*: weitverbreitete und beliebte Methode zur Behandlung allgemeiner Erkrankungen wie Kopfschmerzen, Erkältung, Schleimhautentzündung von Magen und Dünndarm. 1. Hals, Brust und Rücken des Patienten werden mit einer Münze, Kamm oder Löffel, die/der mit pflanzlichem Öl oder Melisse angefeuchtet ist, gestreift. Tritt eine purpurfarbene Veränderung der betreffenden Hautstelle auf, leidet der Patient an einer einfachen Erkältung, und die betreffenden Schadstoffe werden im Körper entfernt. 2. Man zwickt die Haut zwischen Augenbraue und Hals mit dem Daumen und dem Zeigefinger, wobei sich bei einer einfachen Erkältung punktförmige Spuren innerer Kapillarblutungen zeigen. Ursprünglich aus der Volksmedizin stammend.

Streuender Puls *san mai*: Strömen des Pulses nur bei sachter Berührung der Pulsfühlungsstelle spürbar und bei hartem Fingerdruck, in lebensbedrohlichen Fällen fühlbar.

Sun Simiao (581–682): berühmter Arzt in der Zeit der Tang-Dynastie, Autor von „Verschreibungen im Wert von Tausend Goldstücken" *Qianjinyaofang* in 30 Bänden und „Ergänzungen zu den Verschreibungen im Wert von Tausend Goldstücken" (*Qianjinyifang*) in 30 Bänden. Für die Akupunktur vertrat er das Prinzip „immer dort nadeln, wo sich Empfindlichkeit zeigt"; von daher rühren auch die → A-Shi-Punkte. In dem letztgenannten Werk, das 682 erschien, werden auch weitere Gebiete der TCM wie Heilkräutermedizin, Pulsfühlung, Akupunktur und Moxibustion behandelt.

Systematische Zusammenstellung des Neijing *Lei Jing*: ein wichtiges Nachschlagewerk zum → *Neijing* mit Kommentaren aus dem Jahre 1624 in zwölf Abteilungen zur Gesundheitshygiene, Pulslehre, zum Meridiansystem, zur Theorie von Yin und Yang, Akupunktur, Behandlung von Krankheiten u. a.

T

Taiji (deutsch etwa „der Höchste Grund"): Symbol des chinesischen Universalismus, das Gleichgewicht zwischen Yin und Yang darstellend. Beide Kräfte, Yin und Yang, rühren nach chinesischer Auffassung vom Taiji her, das den Ursprung aller Dinge und der sich in ihnen abbildenden Wirklichkeit darstellt. Der Kreis dieses Symbols steht für das Ganze und Eine und unterteilt sich in Schwarz (für Yin, das auch „dunkel" bedeutet) und Weiß (Yang, das auch „hell" bedeutet). Die kleinen jeweils gegenläufig gefärbten Punkte weisen auf das Yang in Yin und das Yin in Yang hin. Die Linie, die die schwarze und die weiße Fläche voneinander trennt, symbolisiert die unaufhörliche Bewegung von Yin und Yang: Sie bedingen sich gegenseitig in ihrem Entstehen, gehen ineinander über und hängen in ihrem Bestehen wechselseitig voneinander ab.

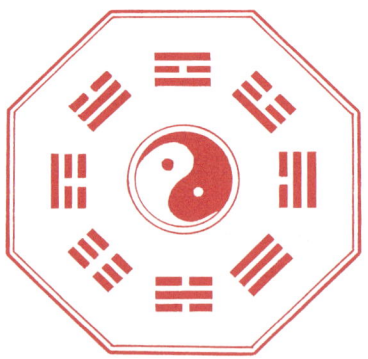

Abbildung 17
Die Acht Trigramme sind um das Yin-Yang-Symbol in der Mitte herum angeordnet und stellen so die Gegebenheiten des **Taiji** *dar.*

Taiyicheng: einem Verwaltungsbeamten des → Kaiserlichen Instituts für Medizin untergeordneter Assistent (vgl. auch → Taiyiling).

Taiyiling: der ranghöchste Verwaltungsbeamte im → Kaiserlichen Institut für Medizin.

TCM als Erfahrungsmedizin und westliche Schulmedizin: Die TCM verfolgt einen ganzheitlichen Ansatz in ihrer Sichtweise von Krankheit, Gesundheit, Leben und Tod des Menschen. Als primäre Erfahrungsmedizin vereinigt sie in ihrem Theoriegebäude einen reichen Fundus an Beobachtungen und Erfahrungen, die im Laufe der Jahrhunderte von chinesischen Ärzten gesammelt, systematisiert, erweitert und zu einem einheitlichen Theoriegebäude zusammengefügt wurden. Aus soziokulturellen Gründen, die das allgemeine Entstehen einer exakten Naturwissenschaft wie der des Westens im chinesischen Kulturkreis verhindert haben (vor allem die konfuzianische Scholastik, die Unterbewertung der Individualität, die für originäre und eigenständige Forschungen eine so hervorragende Rolle spielt), ist es im chinesischen Kulturkreis nicht zu einer Entwicklung der TCM im modernen naturwissenschaftlichen Sinne der westlichen Tradition gekommen. Als Erfahrungsmedizin hat die TCM das spekulativ-magische Anfangsstadium einer Orakel- und Dämonenmedizin (UNSCHULD) zwar weitgehend überwunden und alle Ansätze einer rational-empirischen Wissenschaftsausrichtung gezeigt (etwa um die Enstehungszeit des → *Neijing*), ist aber in der letzten Konsequenz den Schritt zu einer naturwissen-schaftlich orientierten Medizin wie der des Westens nicht weitergegangen. Als vornaturwissenschaftliche Erfahrungsmedizin kann sie im Einzelfall zwar Auskunft darüber geben, daß z.B. eine Therapie unter den und den Umständen wirkt, aber nicht *warum* und wie sie wirkt, während die heutige westliche Schulmedizin gerade diese Fragen in den Vordergrund ihrer wissenschaftlichen Betrachtung stellt und dafür Erklärungen auf Grund wissenschaftlich gesicherter Befunde beansprucht. Seit dem 17. Jh. war die chinesische Medizin, vor allem Akupunktur und Moxibustion, durch die Vermittlung jesuitischer Missionare in Europa bekannt geworden ebenso wie die damalige vornaturwissenschaftliche Medizin des Westens über die gleichen Vermittlungsträger im China des 17. Jh. bekannt gemacht wurde. Zu diesem Zeitpunkt konnte die Frage nach der vermeintlichen Überlegenheit des einen heilkundlichen Systems über das andere in seiner heute üblichen Absolutheit noch nicht gestellt werden. Vielmehr kann unterstellt werden, daß der Kenntnisstand der TCM in einzelnen Bereichen zu diesem Zeitpunkt sogar höher war als in entsprechenden Bereichen der damaligen vornaturwissenschaftlichen Medizin des Westens. Der *Überholpunkt*, also jener Punkt, zu dem in der westlichen Medizin die „Vernaturwissenschaftlichung" einsetzte und zu einer rasanten naturwissenschaftlichen Ausrichtung der westlichen Medizin mit einer entsprechenden Kenntniszunahme gegenüber der TCM führte, setzt in der westlichen Medizin frühestens ab Ende des 18. Jh. mit der Boyerschen Schutzimpfung, spätestens aber zwischen 1850 und 1900 ein auf Grund der bahnbrechenden Arbeiten von Virchow

u. a. Ein derart definierter *Überholpunkt* befindet sich im Gegensatz zu einem zu definierenden *Fusionspunkt*, zu dem sich westliche Schulmedizin und die vornaturwissenschaftliche TCM einander annähern und sich gegenseitig befruchten, und der ist wohl noch nicht völlig erreicht (NEEDHAM 1979). Dennoch bieten sich Chancen, diesen Fusionspunkt zu erreichen, insbesondere durch die in Angriff genommene Grundlagenforschung zu den Wirkungsweisen der verschiedenen Therapieformen der TCM (Akupunktur/Moxibustion/Pharmakologie) mit Hilfe moderner labortechnischer und naturwissenschaftlicher Methoden, die zu einer Erweiterung des Kenntnisspektrums beitragen (→ Geschichte der TCM).

Theorie der Acht Bereiche *bakuo*: Theorie in der Augenheilkunde der TCM, wonach das Auge in acht verschiedene Bereiche unterteilt wird, um Funktionen und Erkrankungen der Augen näher zu bestimmen und eine darauf aufbauende Diagnose mit entsprechender Therapie anzuschließen. Unterschieden werden: Wasser-, Wind-, Himmels-, Erd-, Feuer-, Donner-, See- und Bergbereich. In der Literatur der TCM werden die acht Bereiche z. B. den sechs → Fu-Organen einschließlich dem → Tor des Lebens (*mingmen*) zugeordnet, wobei die Beziehungen zwischen jeweiligen Zang- und Fu-Organen hier wie für die → Theorie der fünf Kreise ausschlaggebend sind. In einigen Werken der TCM wird für die Acht Bereiche auch die Ansicht vertreten, daß sie wohl einen Sitz, aber keine exakten Bezeichnungen hätten *(you wei, wu ming)*, vgl. JIANMING ZHONGYI CIDIAN, Hongkong 1979:15.

Die einzelnen Bezeichnungen orientieren sich weitgehend an denen der acht Trigramme: Tiankuo (Himmelsbereich) entspricht z. B. dem Chao-Trigramm, der Berg-Bereich (shankuo) dem Gen-Trigramm usw. – In den klassischen Werken der TCM wie dem → Neijing wird diese Theorie noch nicht erwähnt, ebensowenig wie die → Theorie der fünf Kreise. Da diese Theorien innerhalb der chinesischen Augenheilkunde der TCM entstanden sind, die sich in der TCM bei zunehmender Spezialisierung auf verschiedene klinische Bereiche, wie Kinderheilkunde usw., etwa seit dem 10. Jh. n. Chr. herausgebildet hat, ist sie jüngeren Datums und ein Ergebnis zunehmender angewandter Wissenschaft im Rahmen einer Erfahrungsmedizin.

Theorie der fünf Kreise *wulun*: Theorie in der Augenheilkunde der TCM, wonach das Auge, von seiner Peripherie ausgehend, zur Augenmitte hin in fünf Kreise unterteilt wird: 1. Der Muskelkreis (*roulun*), der sich auf die oberen und unteren Augenlider bezieht, repräsentiert die Milz, Erkrankungen in diesem Bereich werden in der Regel Milz und Magen zugeordnet; 2. Blutkreis (*xuelun*), bezieht sich auf die inneren und äußeren Canthi, wird dem Herz zugeordnet, Erkrankungen in diesem Bereich werden mit Herz und Dünndarm in Zusammenhang gebracht; 3. Qikreis (*qilun*), bezieht sich auf den weißfarbenen Augenteil, wird der Lunge zugeordnet, Erkrankungen in diesem Bereich werden Lunge und Dickdarm zugeordnet; 4. Windkreis (*fenglun*), bezieht sich auf den schwarzfarbenen Teil des Auges, wird der Leber zugeordnet, Erkrankungen in diesem Bereich werden mit Leber und Gallenblase in

Zusammenhang gebracht; 5. Wasserkreis (*shuilun*), bezieht sich auf die Augenpupille, wird den Nieren zugeordnet, Erkrankungen in diesem Bereich werden folglich mit Nieren und Harnblase in Verbindung gebracht.

Tiefer Puls *chenmai*: nur durch starken Fingerdruck spürbar, weist auf eine in der Tiefe des Körperinneren sitzende Krankheit hin.

Tong – Punkte *tongxue*: auch „gemeinsame Akupunkturpunkte" jener Außerordentlichen Meridiane, die nicht zu den Vierzehn Regulären Meridianen gehören (d. h., alle Meridiane dieser Acht Außerregulären Meridiane mit Ausnahme von Ren- und Du-Meridian). Diese Punkte des Chong-, Dai-, Yang/Yinqiao- und des Yang/Yinwei-Meridians sind allen diesen genannten Meridianen gemein, da diese Meridiane keine eigenständigen Punkte an der Hautoberfläche haben. Sie teilen sich eine Reihe von Punkten mit den Zwölf Hauptmeridianen, die den inneren Organen zugeordnet sind:

Meridian	Anzahl der gemeinsamen Punkte
Chong-Meridian	12
Dai-Meridian	3
Yangqiao-Meridian	12
Yinqiao-Meridian	2
Yangwei-Meridian	16
Yinwei-Meridian	7

Tor des Lebens *mingmen*: wie der → Dreifache Erwärmer als Organ im Sinne der westlichen Medizin nicht verifizierbar, aber vor allem in funktioneller Hinsicht für die TCM relevant. Bedeutungen: Entweder a) rechte Niere, in der das Sperma des Mannes entsteht bzw. wo die Aufgaben des Uterus bei der Frau wahrgenommen werden. Mangelndes → Feuer des Tor des Lebens auf Grund einer Schwäche der eigentlichen Lebensfunktion zeigt sich durch Symptome an wie Mattigkeit, Frösteln im Rücken, Schlaflosigkeit, Impotenz u. a. Sexuelle Überaktivität, Schlaflosigkeit, ständiges und vieles Träumen u. a. weisen jedoch auf einen Überschuß an → Feuer am Tor des Lebens hin, das sich normalerweise auf Grund einer Schwäche des Nierenyin ergibt. Therapie: Behandlung von Du4 durch Nadelung bei Impotenz, nächtlicher Ausscheidung u. a. Auf dem Hintergrund einer integrierten Sichtweise von westlicher Schulmedizin und TCM vor allem auf dem Festland hat man das *Tor des Lebens* wie folgt „modern" zu interpretieren versucht: 1. das Tor des Lebens entspräche der rechten Niere; 2. das Tor des Lebens entspräche den beiden Nieren; 3. das Tor des Lebens entspräche dem Bereich zwischen den beiden Nieren; 4. experimentelle Studien weisen auch auf mögliche Bezüge zum Drüsen- und Hormonsystem des menschlichen Körpers hin; 5. vielfach wird auch das Tor des Lebens mit dem Yang der Nieren (→ Organyang) gleichgesetzt.

Treffpunkte *huixue*: Punktstellen eines Meridians, die an bestimmten Stellen mit dem Punkt eines anderen oder sogar mehrerer Meridiane zusammentreffen und meistens im Kopf-, Gesichts- und Rumpfbereich liegen und besonders in solchen Fällen indiziert sind, wo Krankheiten mehrere Meridiane betreffen. Von den Treffpunkten sind die wichtigsten die des Du- und des Ren-Meridians. Ren1 ist der Treffpunkt für alle Yin-Meridiane und ist indiziert bei unregelmäßiger Menstruation, Urinstau, seelischen Erkrankungen u. a. Du20 ist der Treffpunkt der drei Fuß-Yang-Meridiane und ist indiziert bei seelischen Erkrankungen, schlechter Sicht u. a.

Trockenheit *zao*: einer der sechs äußeren krankmachenden Faktoren, gewöhnlich im späten Herbst vorkommend, behindert die Lebenskraft der inneren Organe und die → Körperflüssigkeit, führt zu geröteten Augen, ausgetrockneter Nase und Lippen, Trockenhusten, Verstopfung. Arten: a) äußere Austrocknung (*wai zao*), bei extrem starkem Ausgesetztsein an Trockenheit, ausgetrocknete Haut und Lippen, brüchige Fingernägel, b) innere Austrocknung (nei zao), schwerwiegender als die äußere Austrocknung, entsteht durch Verlust an → Körperflüssigkeit. Symptome: psychische Störungen und Traurigkeit treten im späten Stadium fieberhafter Erkrankungen oder bei ständigem Erbrechen, starkem Durchfall, übermäßigem Schwitzen oder Gefäßblutungen auf.

Tropfender Puls *wu lou mai*: einer der sieben Pulse, die den bevorstehenden Tod anzeigen. Die Pulsqualität ähnelt der des Wassers, das von der Dachpfanne eines Hauses rinnt.

U

Überaktivität des Magens *weihuo* (wörtlich „Magenfeuer"): Krankheitszustand mit Anzeichen von übelriechendem Atem, Geschwüren im Mundbereich, Sodbrennen, Durst, geröteter Zunge mit gelbem Belag, rasendem und starkem Pulsschlag.

Überschwemmender Puls *hong mai*: ähnelt schäumenden Wasserwogen, steigt abrupt und stark an und läßt langsam an Intensität nach. Bei Erkrankungserscheinungen auf Grund eines Übermaßes an übler Hitze (→ Fünf Übel).

Übles Qi *liqi, duqi, xieqi*: außer den sechs krankmachenden Einflüssen gibt es in der TCM ein krankmachendes Qi, das als Ursache für Übertragung und Ansteckung von Krankheiten angesehen wird; entspricht zwar seinem Wesen nach der krankmachenden Hitze, gilt aber als viel gefährlicher. Krankheiten des üblen Qi haben oft tödlichen Ausgang und verbreiten sich in bevölkerungsreichen Gebieten besonders schnell.

Umgebung *huanjing*: in der TCM 1. äußere krankmachende Faktoren wie → Wind, → Hitze, → Feuchtigkeit, → Trockenheit usw., 2. innere Faktoren wie Emotionen, Gefühle (→ Sieben Emotionen).

Unbeständiger Puls *se mai*: verläuft zögernd, matt, wie ein dünner Strahl, und deutet auf Mangel an Qi und Blut hin.

Unbewegliche schädliche Feuchtigkeit *shidu*: mit unterschiedlichen Symptomen in Abhängigkeit von dem jeweils betroffenen inneren Organ. Z. B. Blutung des Mastdarms bei unbeweglicher schädlicher Feuchtigkeit im Darmsystem, Karbunkel oder Beulen auf den Beinen bei unbeweglicher schädlicher Feuchtigkeit in den Muskeln oder der Haut der unteren Gliedmaßen.

Unbewegliches Qi (qi zhi): führt in Organen oder Meridianen zu Schädigungen der betroffenen Organe oder Schädigungen in den betroffenen Meridianbereichen. Ursachen können seelische Störungen, Trauma oder äußere krankmachende Einflüsse sein. Hauptsymptome sind Schmerzen und Blähungen, Atemnot, Husten, Brustkorbblähungen bei unbeweglichem Qi in den Lungen, Unterleibsblähungen, Unterleibsschmerzen, schmerzende und anschwellende Brust z. B. bei unbeweglichem Qi in der Leber.

Unbeweglichkeit, sechs Arten der *liuyu*: mit die Gesundheit beeinträchtigenden Folgen: Unbeweglichkeit von → Qi/ Blut/Feuchtigkeit, Feuer/Schleim/Nahrungssubstanzen. Am wichtigsten sind die Unbeweglichkeiten von Qi und Blut.

Unterbrochener Puls *dai mai*: langsam, mit regelmäßig aussetzenden Pulsschlägen, Hinweis auf eine Schwäche der Fünf Zang-Organe, oft bei Herzkrankheiten fühlbar.

Unterdrückende Rezepturen *jiangji*: in der Wirkung auf eine Gegensteuerung anormaler, krankheitsbedingter Steigerung der Lebensaktivität gerichtet, Einsatz z. B. bei Husten, Erbrechen usw.

Unterer medizinischer Arbeiter *xiagong*: Anrede für einen unvollständig in der Heilkunst der TCM ausgebildeten Arzt im kaiserlichen China.

Unterleib: → Abdomen/Bauchhöhle.

Verbiegen der Nadel *wanzhen*: möglicher Unglücksfall in der Akupunkturbehandlung, vor allem dann, wenn die Nadel mit ungleichmäßigem Fingerdruck und zu starkem Druck eingeführt wird oder auf inneres Festgewebe stößt.

Verbundene Punkte: → Rücken-Shu-Punkte.

Verknoteter Puls *jie mai*: langsam mit unregelmäßig aussetzenden Pulsschlägen, fühlbar bei einer Behinderung von Qi und Blut durch → Kälte.

Verschluß und Zurückweisung *guange*: in der TCM 1. Erbrechen und Verstopfung, behinderter Harnabfluß, 2. behinderter Harnabfluß und Durchfall, 3. ein besonders starker Pulsschlag, der auf Trennung von → Organyang und → Organyin hinweist.

Verschreibungen im Wert von Tausend Goldstücken *Qianjin Yaofang*: ein Werk von → Sun Simiao aus dem Jahre 652, das verschiedene medizinische Spezialthemen wie Heilkräuter, Pulsfühlung, Akupunktur, Moxibustion, Kinderheilkunde u. a. behandelt.

Verschmutzung *zhuo*: entsprechend der Ausscheidungsfunktion bestimmter Organe des Körpers wird von „Verschmutzung" gesprochen (z. B. in bezug auf die Funktion der Nieren); anderen Organen wie z. B. dem Dünndarm können in bezug auf ihre Funktion einerseits eine reinigende Wirkung (z. B. bei der Aufnahme von Nahrungsüberresten) und andererseits eine verschmutzende Funktion (z. B. bei Ausscheidung der nicht verdaubaren Überreste) nachgesagt werden. Der Ausdruck „verschmutzendes Qi" (*zhuoqi*) bezieht sich auf die unreinen Teile der Nahrungssubstanz (die nicht verdaubaren Überreste) und die dadurch entstehenden Gase (Blähungen). Qi hat hier nicht die Bedeutung von „lebenswichtiger Energie".

Verspäteter Puls *huan mai*: mit vier Pulsschlägen pro Einatmungszug des Arztes und ebenem Rhythmus, fühlbar bei normalem Gesundheitszustand. Allerdings auch bei Fällen von → Feuchtigkeit und einer Fehlfunktion von Magen und Milz fühlbar.

Versteckter Puls *fu mai*: Dieser Puls ist nur bei starkem (hartem) Fingerdruck fühlbar, da er innerhalb der Muskeln verläuft. Bei Schockzuständen, starken Schmerzen und Ohnmacht fühlbar.

Vibrieren der Nadel *zhen chan shen*: Nadelungsmethode, bei der die Nadelungsreaktion der Qizufuhr (→ Qi erhalten) durch ein schnelles Anheben und Stoßbewegungen (spezielle Nadelungstechnik zu diesem Zweck) herbeigeführt wird.

Vier medizinische Spezialgebiete der Tang-Dynastie *Tangdai sike*: innere Medizin, Akupunktur, Massage und „Wunschmedizin".

Vier Meere *sihai*: „Hai" oder „Meer" bezieht sich in der TCM auf die innere Umgebung des Körpers. Nach Auffassung der TCM sind dem Menschen „vier Meere" eigen; diese sind: 1. Das Meer des Marks (*sui hai*) mit Bezug auf das → Gehirn; 2. das Meer des Blutes (*xuehai*) mit Bezug auf den → Chong-Meridian, der „das Meer der Zwölf Hauptmeridiane" (*shi'er jing hai*) ist. Die → Milz gilt in diesem Zusammenhang als ein „ergänzendes Meer des Blutes"; 3. das Meer der Luft (*qi hai*) im Bereich der Brustwarzen (in der Nähe von Ren17); steht in enger Verbindung mit → Herz/Lungen. Manchmal wird auch von „zwei Qimeeren" ausgegangen, nämlich eins im Bereich von Ren17, das dann das „obere Meer des Qi" genannt wird, das andere im Bereich von Ren6, das als das „untere Meer des Qi" bezeichnet wird; 4. das Meer von Wasser und Getreide (*shuigu zhi hai*) für den → Magen.

Vier Methoden der Diagnostik *si zhenfa*: sind 1. Inaugenscheinnahme, 2. Abhorchen und Beriechen, 3. Befragung und 4. Abtasten mit Pulsfühlung. Wahrscheinlich auf → Bian Que zurückgehend.

Vier Schulen der Heilkunde unter der Jin- und der Yuan-Dynastie *Jinyuan si da jia*: die vier Richtungen der TCM unter den Ärzten Liu Wansu, Zhang Zihe, Li Dongyuan und Zhu Danxi unter der Jin-(1115–1234) und der Yuan-Dynastie (1271 bis 1368, Mongolenzeit): → Kälte- und Kühle-Schule/Entschlackungsschule/Erdenährende Schule/Yin-nährende Schule.

Violette Gesichtsfarbe *qingse*: durch Stillstand von Qi und Blut mit Hinweis auf Kälte, Schmerzen, Blutstau, Krämpfe.

Violettfarbene Zunge *qingzi se she*: durch Blutstillstand.

Vogelpickender Puls *quehui mai*: Pulsschlag ohne einheitlichen Rhythmus, ähnelt dem Picken eines Vogels. Eine der sieben Pulse, die den bevorstehenden Tod anzeigen.

Voller Puls *shi mai*: ein starker Puls, fühlbar bei leichtem als auch festem Fingerdruck, bei Ansammlung von einem Übermaß an Hitze im Körperinneren.

Vordere Mu-Punkte: → Alarm-Punkte/Mu-Punkte.

Vordere Privatzonen *qianyin*: die äußeren Genitalien einschließlich der Außenöffnung des Ureter.

#

Wahre Bedeutung des Klassikers der Schwierigkeiten *Nanjing benyi*: sehr einflußreiches Werk der Kommentarliteratur zum → Klassiker der Schwierigkeiten, von Hua Shou (1304–1386), 1361 erschienen.

Wang Ji (1463–1539): auch Wang Shenzhi, Wang Shishan; Lehrbuchautor u. a. von „Fragen und Antworten zur Akupunktur und Moxibustion" *Zhenjiu Wenda* aus dem Jahre 1530; Einführung in Grundlagen der Akupunktur und Moxibustion, als Lehrwerk für Anfänger; zur Chirurgie erschien ein illustriertes Werk „Grundlagen der Chirurgie" *Waike Lili*, „Grundlagen der Medizin" *Yixue Lili* u. a.

Wang Shuhe (210–285): auch Wang Xi, Spezialist in der Pulslehre und Pulsfühlung, Mitglied der Kaiserlichen Akademie für Medizin und Verfasser des *Pulsklassikers Mai Jing*, des systematischen ersten Werkes zur Pulskunde in der TCM überhaupt, verstand die Pulsfühlung als eine der vier Methoden der Diagnostik (neben Inaugenscheinnahme, Befragung, Abhorchen, Beriechen).

Wang Weiyi (987–1067): bekannter Akupunkteur der Nördlichen Song-Dynastie, Sponsor einer lebensgroßen hohlen Bronzefigur, die innen mit Wasser gefüllt wurde, mit Bezeichnung des Meridian- und Luo-Leitbahnsystems und der genauen Lage von Akupunkturpunkten versehen war zu Lehrzwecken; Verfasser von „Illustriertes Handbuch der Akupunktur- und Moxibustionspunkte, wie man sie auf der Bronzefigur vorfindet" (*Tongren Shuxue Zhenjiu Tujing*), das allerdings erst 1207 veröffentlicht und zu Lehrzwecken eingesetzt wurde.

Wärme und Hitze *wenre*: in der TCM 1. ein krankmachender Einfluß, plötzlich auftretend und bis in Winter, Frühling und Herbst hinein vorhaltend, 2. weitverbreitete Fieberkrankheit, allein durch → Hitze bedingt.

Waschen *xi*: Waschen des Rohmedikaments, um es von Sand, Morast und sonstigem Schmutz zu befreien.

Wasser *shui*: eine der → Fünf Wandlungsphasen, die Nieren symbolisierend. Wasser fördert nach der Theorie der Fünf Wandlungsphasen das Holz (Leber), überwindet das Feuer (Herz) und richtet sich gegen die Erde (Milz).

Wechselnder Puls *fu mai*: bei leichtem Abtasten fühlbar, bei festem Fingerdruck nicht mehr fühlbar; weist auf eine Störung hin, die auf Grund übler Einflüsse von außen an der Körperoberfläche Platz ergriffen hat.

Weiße Gesichtsfarbe *baise*: bei Schwäche mit Hinweis auf → Kälte und Blutschwäche.

Wind *feng*: einer der Sechs → äußeren krankmachenden Faktoren. In der TCM bezieht sich dieser Terminus nicht auf die in der Natur beobachtete Bewegung von Luft, die allgemein mit dem Begriff „Wind" umschrieben wird. Vielmehr bezieht sich *Wind* in der TCM auf eine nicht gegenständliche (immaterielle) Einheit, der dessenungeachtet jedoch die Eigenschaft der Bewegung zugeschrieben wird. Danach bewegt sich Wind ständig und verändert sich in seiner Qualität. Als äußerer krankmachender Faktor vor allem im Frühling anhaltend, böenartig auftretend, mit direkter oder indirekter Beeinträchtigung der inneren Organe, in Verbindung mit anderen krankmachenden Faktoren wie Kälte, Feuchtigkeit u. a. – Arten: a) äußerer Wind (*waifeng*) bei äußerlich bedingten Erkrankungen mit unerwartetem Auftreten wie z. B. allgemeiner Erkältung; b) innerer Wind (*neifeng*) mit inneren Krankheitsursachen, chronischem Krankheitsverlauf, Symptomen wie Mattigkeit, Steifheit, Krämpfen (z. B. Krankheitsmerkmale, die denen der Parkinsonschen Krankheit in der westlichen Medizin entsprechen, u. a.)

Wind-Medizin *fengke*: altes medizinisches Spezialgebiet der TCM mit Spezialisierung auf vom → Wind als pathogener Faktor verursachte Krankheiten.

Wu-Geng-Durchfall *wugeng xie*: Wugeng im alten chinesischen Tageszeitmaßsystem entspricht der Stunde des Morgengrauens, zu der täglich Durchfall auftritt und nach Auffassung der TCM von einer Schwäche des → Feuers am → Tor des Lebens, das den Magen und die Milz erwärmt, herrührt. Wugeng entspricht der Zeit zwischen 3 und 5 Uhr morgens.

Wunschmedizin *zhuyou, zhoujin*: altes medizinisches Spezialgebiet der Krankheitsbehandlung durch das Aufsagen von Gebeten.

Wu Youxing (1582–1652): Autor der Abhandlung über die Verbreitung von Fieberkrankheiten (*Wenyi Lun*), das verschiedene Arten von Fiebererkrankungen, die es seinerzeit in den verschiedensten Gebieten Chinas (mit unterschiedlichen Klimazonen) gab, behandelt. Auf ihn geht auch die Theorie vom → üblen Qi zurück und spielt in der Ursachenforschung (Ätiologie) von übertragbaren Krankheiten innerhalb der TCM eine nicht unwesentliche Rolle.

X

Xi-Punkte *xi xue*: sogenannte Sammelpunkte der Meridiane, an denen das → Qi aus den verschiedenen Meridianen zusammenströmt. Darunter stellt man sich Lücken- oder Spaltenpunkte vor, an denen das → Qi aus den einzelnen Meridianen heraustritt und folglich unmittelbar beeinflußbar ist. Insgesamt sechzehn Punkte: zwölf Sammelpunkte auf den → Hauptmeridianen sowie vier auf den → Außerordentlichen Meridianen. Diese Punkte werden in der Akupunkturtherapie zur Behandlung akuter Beschwerden in den Bereichen der einzelnen Meridiane und der ihnen jeweils zugeordneten → inneren Organe eingesetzt.

Hauptmeridiane	Xi-Punkte
Lungenmeridian	Lu6 (Kongzui)
Herzbeutelmeridian	P4 (Ximen)
Herzmeridian	H6 (Yinxi)
Dickdarmmeridian	Di7 (Wenliu)
Dreifacher-Erwärmer-Meridian	DE7 (Huizong)
Dünndarmmeridian	Dü6 (Yanglao)
Magenmeridian	Ma34 (Liangqiu)
Gallenblasenmeridian	Ga36 (Waiqiu)
Harnblasenmeridian	Ha63 (Jinmen)
Milzmeridian	Mi8 (Diji)
Lebermeridian	Le6 (Zhongdu)
Nierenmeridian	Ni5 (Shuiquan)
Außerordentliche Meridiane	Xi-Punkte
Yangqiao	Ga59 (Fuyang)
Yinqiao	Ni8 (Jiaoxin)
Yangwei	Ga35 (Yangjiao)
Yinwei	Ni9 (Zhubin)

Xu Shuwei (1079–1154): bekannter Arzt des 12. Jh. und Anhänger der Lehre von → Zhang Zhongjing als Herausgeber einer graphisch illustrierten Bandes zur Klassi-

fikation der 36 Pulsarten nach der Theorie Zhangs, Autor von „Klassifizierte Rezepte zur allgemeinen Linderung von Krankheiten" *Lei Zheng Puji Benshifang*, wahrscheinlich 1132 in 10 Bänden erschienen; vertrat in der chinesischen Pharmakologie die Ansicht, daß der Einsatz von Medikamenten in Abhängigkeit von der Intensität einer Krankheit erfolgen muß.

Yang Jizhou (1522–1620): Verfasser des → Handbuchs zur Akupunktur und Moxibustion, erschienen im Jahre 1602, mit Hinweisen zum Einsatz der Moxibustion an der Ohrenspitze zur Behandlung des Grauen Stars.

Yangming-Syndrom *Yangming bing*: zwei Arten: a) Syndrom des Yangming-Meridian mit Fieber, Durst, Schwitzen, Empfindlichkeit gegen Hitze; b) Syndrom der inneren Organe des Yangming-Meridians mit Fieber, Delirium, Unterleibsschmerzen, Verstopfung u. a. → Sechs Meridiane, Diagnose auf Basis der –.

Yangqiao-Meridian *yangqiaojing/yangqiaomai*: einer der Acht Außerregulären Meridiane, beginnend an der Fersenseite, und an der Akupunkturpunktstelle Ga20 endend. Krankheitsanzeichen dieses Meridians sind u. a. Epilepsie und Schlaflosigkeit.

Yangwei-Meridian *yangweijing/yangweimai*, *wei*- Verbindung: einer der Acht Außerregulären Meridiane, an der Ferse beginnend, verbindet alle regulären Yang- und

Ebene	Yin	Yang
Organbereich Zang-/Fu-Organe	Zang-Organe (Speicherfunktion)	Fu-Organe (Umwandlung und Ausscheidung der Nahrungsüberreste
Qi und Blut (Lebensenergie)	Blut (*xue*)	Qi
Körperregion	Bauchbereich (Körpervorderseite)	Rückenbereich (Körperhinterseite)
Thermische Zustände	Kühle, Kälte	Wärme, Hitze
Krankheiten	Kältekrankheiten (zuviel Kälte, absorbiert Wärme)	Wärmekrankheiten (zuviel Wärme bzw. Hitze, absorbiert lebensnotwendige Kühle)

Tabelle 15: Grundlegende Bedeutungen von Yin und Yang in der TCM

Yin-Meridiane (→ Reguläre Meridiane) miteinander, endet an der Akupunkturpunktstelle Ren15. Hauptkrankheitsanzeichen dieses Meridians sind Fieber und Frösteln.

Yin-Krankheiten *yin bing*: Krankheiten aus der Kategorie der Qischwäche; Kälte auf Grund von Immunschwäche oder unzureichender Qi-Funktion sowie Krankheiten der Drei Regulären Yin-Meridiane (→ Reguläre Meridiane).

Yinqiao-Meridian *yinqiaojing/yinqiaomai*: einer der → Acht Außerregulären Meridiane; verläuft von der Ferse bis zum inneren Augenwinkel, stellt die Verbindung zum → Yangqiao-Meridian her; Hauptkrankheitsanzeichen dieses Meridians ist u. a. Schlaflosigkeit.

Yinwei-Meridian *yinweijing/yinweimai*: einer der → Acht Außerregulären Meridiane; stellt die Verbindung zu allen Regulären Yin-Meridianen (→ Reguläre Meridiane) her, Verlauf von der unteren Beinmitte bis zum Hals, Hauptkrankheitsanzeichen dieses Meridians sind Schmerzen im Herzbereich.

Yin-Yang-Konzept *yinyangshuo*: Konzept der alten universalistischen chinesischen Philosophie, auch in der TCM. Nach dieser Lehre beherrschen die beiden Grundkräfte Yin und Yang das Universum, die gegenseitig im Widerstreit zueinander stehen, sich aber auch gegenseitig ergänzen. Bedeutungen: *a) Yang*: warm, männlich, Himmel, hell, aktiv, äußerlich; *b) Yin*: kalt, weiblich, Erde, dunkel, passiv, innerlich. Alle elementaren Vorgänge wie Wandel,

Geburt, Wachstum, Tod beruhen auf dem wechselseitigen Wirken von Yin und Yang. Harmonie zwischen diesen beiden gegenpoligen Kräften, wenn Gleichgewicht zwischen ihnen vorhanden ist; bei Ungleichgewicht zwischen ihnen tritt Krankheit auf. Yin und Yang sind Bestandteile von → Taiji. (siehe Tabelle 15)

Yin-Yang-Orientierungssymptomkomplexe, Diagnose auf der Grundlage der – *yinyang bianzheng*: zur Erklärung für einige der krankheitsbedingten Änderungen der Zang-Fu-Organe und des Gewebes: a) Yin-Symptom-Komplex: eine Kombination von Anzeichen mit Bezug auf Körperinneres, Qimangel und Kälte wie z. B. Blässe, Schwitzen, Kurzatmigkeit, Vorliebe für heiße Getränke, kühle Haut, blaßfeuchte Zunge, schwacher Puls; *b) Yang-Symptom-Komplex:* eine Kombination von Anzeichen mit Bezug auf Körperäußeres, Qiüberschuß und Hitze: Schwitzen, schnelles Atmen, gerötetes Gesicht, Vorliebe für kalte Getränke, heiße Haut, Rastlosigkeit, trockenrote Zunge, Verstopfung, starker Puls.

Z

Zähne *ya* (auch *Humen* „Vordertor" genannt): eine der → Sieben Durchgänge für den Nahrungsweg. In der TCM stellen sie eine Kategorie der Knochen dar und hängen bezüglich ihres Zustandes von den Nieren ab. Bei häufigen gesundheitlichen Problemen mit den Zähnen sind auch die Nieren auf ihren Zustand hin zu untersuchen. Zustand der Zähne gibt Hinweis auf den Zustand bestimmter innerer Organe:

trockene Zähne und Zahnfleisch deuten auf → Hitze im Magen; Zähne, die wie „getrocknete Bohnen" aussehen, weisen auf eine Schwäche des Nierenqi hin; knirschende Zähne des Nachts sind ein Anzeichen für → Hitze.

Zang-Organe *wuzang*: besser Fünf Zang-Organe: → Herz, Leber, Milz, Lunge und Nieren. Sie sind sogenannte „feste" Organe und stellen Qi, Blut und die → Körperflüssigkeit her und speichern sie. In der TCM werden diese Organe weniger als – wie in der westlichen Medizin üblich – Entitäten, sondern vor allem hinsichtlich ihrer Physiologie (Funktion) verstanden und als solche klassifiziert. Zang-Organe werden der Kategorie Yin zugeordnet. Der Herzbeutel (*xinbao*) zählt hier zwar nicht als eigenes Organ (sonst wären es nämlich sechs Zang-Organe), für ihn gibt es aber in der Akupunktur einen eigenen Meridian (→ Meridiane und Luo-Leitbahnen).

Zangfu-Störungssymptomkomplexe *zangfu bianzheng*: eine der Diagnostikkategorien in der TCM. Bei krankheitsbedingter Betroffenheit eines Organs kann die Störung entweder auf das betreffende Organ beschränkt oder durch Störungen anderer Organe bedingt sein.

Zauberdoktor *wuyi*: Heiler, die mit Mitteln des Aberglaubens (Schamanismus), manchmal in Verbindung mit dem Einsatz von Drogen ihr Handwerk ausübten (Altertum).

Zehn Rezepturen *shiji*: alte Einteilung von Rezepturen nach ihrer jeweiligen Wirkung: → beseitigende/mobilisierende/stärkende/abführende/leichte/schwere/schlüpf-rige/zusammenziehende/trocknende und feuchtmachende Rezeptur.

Zehn wichtige Punkte der Untersuchung in der Diagnostik der TCM

wangzhen shiyao: ein standardisierter Kriterienkatalog in der Diagnostik der TCM. Dazu gehören: 1. Gesichtsausdruck als äußeres Abbild der Lebensfunktion und als Hinweis auf mögliche geistig-seelischen Störungen; 2. körperliches Erscheinungsbild: Körperbau, anormale Bewegungen des Rumpfes und der Glieder u. a.; 3. Gesichtsfarbe mit Hinweisen auf mögliche Erkrankungen der inneren Organe; 4. Zunge: Störungen der inneren Organe, Meridiane und Luo-Leitbahnen, von Qi, Blut und Körperflüssigkeit; 5. große Knochen als Hinweis auf ernste chronische Erkrankungen; 6. Zähne mit Hinweisen auf Zustand der Nieren, Blutkreislauf, Magen, Milz; 7. Ernährungsweise; 8. Fingerabdruck mit Hinweisen auf Blutkreislauf in den oberen Blutbahnen; 9. Organe wie Augen, Mund, Ohren können Hinweise auf den aktuellen Zustand von Leber, Milz und Nieren geben; 10. Kopfhaar kann Hinweise auf den Zustand von Nieren, Blut und Qi geben.

Zhang Ji (150–219 ?): bekannter Arzt aus der Zeit der Han-Dynastie, Autor mehrerer Werke zur TCM wie → „Abhandlung über Fieber und verschiedene andere Krankheiten" *Shanghan Za Binglun* sowie „Zusammenstellung von Rezepten aus der Goldenen Kammer" *Jinkui Yaoliie Fanglun*, erstmaliger Verfechter einer Diagnostik auf der Grundlage der → Sechs Meridiane und der Acht Methoden der Diagnostik. Er gilt als Urheber der Theorie der Behandlung von Krankheiten an Hand einer differenzierten Diagnostik von Krankheitssymptomen.

Zhang Jingyue (1563–1640): Autor verschiedener Werke zur TCM, die die Pulslehre, Kinder- und Frauenkrankheiten sowie Fragen der Chirurgie behandeln. Wichtigstes Werk → „Systematische Zusammenstellung des Neijing".

Zungendiagnose *shezhen*: wichtige Teilkomponente in der Diagnostik der TCM, die von einem engen Zusammenhang zwischen Zunge, den inneren Organen, Meridianen und Luo-Leitbahnen, Qi, Blut und Körperflüssigkeit ausgeht. Bereits im → *Neijing* werden verschiedene Zustandsformen der Zunge beschrieben, so auch später durch Zhang Deng in seinem Werk „Spiegel der Zunge im Lichte kältebedingter Krankheiten" *Shanghan Shejian* aus dem Jahre 1667, in dem er 120 verschiedene Zungenformen beschrieb. Bei der Zungendiagnose wird die eigentliche Zunge vom Zungenbelag unterschieden. Ein gesundes Zungenaussehen zeichnet sich durch normale Zungengröße, hellrote Färbung, Beweglichkeit aus; Zungenbelag ist dünn, weißlich und feucht. Der Zustand einzelner innerer Organe läßt sich in verschiedenen Teilbereichen der Zunge ablesen: Spitze, Mitte, Zungewurzel und Ränder entsprechen jeweils Herz, Milz bzw. Magen, Nieren, Leber und Gallenblase. Untersuchung der Zunge berücksichtigt Beweglichkeit, Größe sowie ihre Oberfläche (der Zunge selber einschließlich des jeweiligen Zungenbelags).

Aspekt	Anzeichen	Befund
Farbe	weißlich	Mangel an Qi und Blut
	überrötet/dunkelrot	intensive Hitze
	bläulich-lila	Blutstillstand
Belag	weiß, dünn u. glitschig	Kälte außen
	weiß, schleimig und schmierig, schwer zu entfernen	überdurchschnittlich mangelnde Antriebskraft, Blutstillstand
	gelb, dick und schleimig	starke Hitze im Magen
	gelb, dünn und schleimig	krankmachende äußere Einflüsse im Körperinneren
	schwarz, trocken	übermäßige Hitze
	schwarz, feucht	übermäßige Kälte
Form	pflaumig	Mangel an lebenserhaltender Funktion von Milz und Nieren
	dünn und eingeschrumpft	Mangel an Qi und Blut oder innerer Hitze
	Zungensteifheit/-starre	Blockade von *jing* und *luo* mit Hinweis auf Fieberkrankheiten
	trockene Zunge, beim Heraushängen sich nach einer Seite bewegend	Schlaganfall
	gewellte Zunge	keine Körperflüssigkeit mehr
	zitternde Zunge	Hitze im Inneren, Mangel an Yin (Nierenqi)
Zungen-feuchtig-keit	Zunge ohne Belag, glatt und spiegelhaft	Mangel an Qi der Leber und der Nieren
	Zunge kratzend und trocken	Überwucherung und Vergrößerung der Geschmacksknospen
	schwarzfarben, feucht	Kälte und andere krankmachende Faktoren in den drei Yin-Meridianen von Fuß und Hand
	schwarzfarben, trocken	Hitze im Inneren und Blutstillstand
	Zunge von grau zu aschen-schwarzer Farbe oder von schwach lila zu dunkler Farbe oder bei weißem, schimmel-farbenem Belag und fäuligen Pickeln oder schneeflocken-farben aussehend	todkranker Zustand des Patienten mit kurz bevorstehendem Eintritt in den Tod

Tabelle 16: Einzelheiten des Zungenbefundes in der Diagnostik der TCM (aus: Schmidt, W. G. A., „Die alte Heilkunst der Chinesen. Ihre Kultur und Anwendung", Freiburg 1992, S. 80 bis 81)

Zusammenstellung einer Rezeptur
fangji peiwu: die Zusammenstellung verschiedener medikamentöser Komponenten nach dem jeweilig vorliegenden Krankheitsbild und der zu erzielenden therapeutischen Wirkung (→ Herrscher, Minister, Assistent und Gehilfe).

Zusammenziehende Rezepturen *seji*: verordnet bei chronischem Durchfall u. ä. Krankheitsbildern, mit astringierender Wirkung.

Zwei Yin *er yin*: Geschlechtsorgane sowie Harnröhrenöffnung und After.

Zwerchfell *ge*: Nach Auffassung der TCM verhindert das Zwerchfell das Eindringen von üblen Winden, ein Ergebnis der Verdauung, nach oben zu den Lungen vorzudringen und Herz und Lungen zu „verschmutzen". Trotz guten Appetits behalten einige Patienten ihre dünnleibige Gestalt wegen der völligen Erschöpfung des Zwerchfells auf Grund von Krankheiten, die durch Überarbeitung entstehen. Bei Erbrechen und Aufstoßen (Rülpsen), Schwierigkeiten beim Hinunterschlucken ist die Behandlung des Punktes Ha46 klinisch indiziert; Ha17 ist auch angezeigt bei Erbrechen, Schluckauf, Schwierigkeiten beim Hinunterschlucken, Asthma, Husten.

Zwölf Gelenke *shi'er jie:* Gelenke der Schulter, Ellenbogen, Hand, der oberen Glieder, Oberschenkel, Knie und der unteren Glieder.

Zwölf Rezepturen *shi'er ji*: Sammelbegriff für die → Zehn Rezepturen sowie kalte und heiße oder erhebende und unterdrückende Rezepturen.

Anhang

Hinweise zum Anhang

Soweit chinesische Schriftzeichenangaben im Rahmen dieses Lexikons überhaupt erforderlich wurden, wurde die in der klassischen TCM-Literatur übliche traditionelle *Langzeichenform* gewählt.

In dem *Verzeichnis der chinesischen Termini* sind alle chinesischen Äquivalente der deutschen Stichworte im Hauptteil dieses Lexikons in chinesischen Schriftzeichen sowie in der Lateinumschrift Hanyu Pinyin enthalten. Der Leser kann hier, ausgehend vom entsprechenden deutschen Begriff im Hauptteil des Lexikons und die darauf folgende chinesische Übersetzungsangabe, den entsprechenden chinesischen Begriff in bezug auf seine jeweilige Schreibung in chinesischen Schriftzeichen nachschlagen. Im einzelnen gelten für den Anhang nachfolgende Anordnungsregeln in der Auflistung der chinesischen Termini:

Die chinesischen Termini werden alphabetisch nach ihrer Schreibung in Hanyu Pinyin mit Schriftzeichen und in der Lautschrift Hanyu Pinyin angeführt. Für die Aussprachekonventionen dieser Umschrift sei der Leser auf die Ausspracheangaben am Anfang des Lexikons verwiesen.

In einigen wenigen Fällen wurde die sonst alphabetische Anordnung der chinesischen Termini nicht eingehalten; nämlich immer dann, wenn mehrere mehrsilbige Termini mit dem gleichen Schriftzeichen beginnen.

Des weiteren wurde in einigen ganz wenigen Fällen auch die deutsche Bedeutung hinter die jeweiligen Schriftzeichenangaben mit ihren lateinischen Transkriptionsäquivalenten in Hanyu Pinyin gesetzt; und zwar immer dann, wenn an sich zwei in Hanyu Pinyin gleichlautende Begriffe als Homophone aufzufassen sind, die sich in ihrer Bedeutung unterscheiden und folglich auch mit jeweils anderen Schriftzeichen geschrieben werden. Dies soll die Zuordnung der entsprechenden deutschen Stichworte im Hauptteil des Lexikons zu ihren jeweiligen genuinen chinesischen Ausgangsbegriffen in einem solchen Fall erleichtern: Wie will man sonst unterscheiden, ob *ai* „Geschwulst" oder „Beifuß" bedeutet?

In einigen Fällen, wo sich im westlichen Sprachgebrauch für Phänomene der TCM nichtchinesische Termini aus anderen ostasiatischen Sprachen, wie z. B. im Falle von „Moxa" über „mogusa" (chinesisch *ai*) im Japanischen, eingebürgert haben, wurde dies auch gesondert vermerkt unter Angabe des chinesischen Äquivalents.

Chinesische Originaltitel von TCM-Klassikern und sonstigen Werken zur TCM wurden in der Lateinumschrift Hanyu Pinyin in Anführungsstrichen gesetzt.

In manchen Fällen wurden auch Synonyme für bestimmte chinesische Ausgangsbegriffe mit angegeben sowie bei Personen, für die sich mehrere Namen eingebürgert haben, dies entsprechend vermerkt.

Bei Personennamen wurden die biographischen Daten in bezug auf Geburts- und Todesjahr mit angegeben.

Bei Sammelbegriffen wie bei *shi' er jing* für die Zwölf Hauptmeridiane wurden die jeweiligen dazugehörigen Einzelbegriffe (in bezug auf das Beispiel der Zwölf Hauptmeridiane z. B. die Bezeichnungen für die einzelnen Zwölf Hauptmeridiane selbst) mit angeführt.

In der auf das *Verzeichnis der chinesischen Termini* folgenden *Liste der 361 Regulären Akupunkturpunkte* sind die heute in der TCM der VR China gebräuchlichen Namen für die Akupunkturpunkte der Zwölf Hauptmeridiane sowie des Ren- und Du-Meridians alphabetisch nach ihrer jeweiligen Schreibung in der Lateinumschrift Hanyu Pinyin angeführt. Enthalten sind die entsprechenden Schriftzeichenangaben, die Umschrift in Hanyu Pinyin, die Punktstellenbezeichnung mit Angabe des entsprechenden Meridians sowie der jeweiligen Punktstellennummer innerhalb des jeweiligen Meridians sowie der Versuch einer deutschen Übesetzung des jeweiligen Punktnamens. Dazu ist jedoch einschränkend zu vermerken:

Für manche Punktstellen gibt es durchaus mehrere Bezeichnungen; gewählt wurde die jeweilige heute in der TCM-Literatur der VR China üblicherweise verwendete. Will man sich über weitere mögliche Bezeichnungen für eine bestimmte Punktstelle informieren, so konsultiere man WISEMAN/ BOSS 1990.

In manchen Fällen sind die entsprechenden chinesischen Schriftzeichen für die Aku-

punkturpunktnamen, wie sie in der klassischen TCM-Literatur vorkommen, so speziell und selten oder heute außer Gebrauch gekommen, daß sie in keinem gängigen chinesischen Textverarbeitungssystem mehr enthalten sind. Es war daher notwendig, mit einem chinesischen Font-Editor solche Zeichen eigens für die Zwecke dieser *Liste der 361 Regulären Akupunkturpunkte* herzustellen.

In der Tabelle zu den *chinesischen Maßen und Gewichten* finden sich die chinesischen Bezeichnungen für die Maßeinheiten in der Lateinumschrift Hanyu Pinyin und die jeweiligen Schriftzeichen und Entsprechungsangaben des metrischen Systems.

In den Tabellen zu den *Himmlischen Stämmen* sowie zu den *Zwölf Erdkreisen* finden sich die jeweils in der deutschen sinologischen Fachliteratur eingebürgerten deutschen Bezeichnungen und die entsprechenden chinesischen Termini in Schriftzeichen und der Lateinumschrift Hanyu Pinyin. In der Tabelle zu den *Zwölf Erdkreisen* sind außerdem die entsprechenden westlichen Stundeneinheiten mit angegeben.

Die Rahmendaten zur chinesischen Geschichte von der Antike bis heute sind entsprechend den Konventionen der traditionellen chinesischen Geschichtsschreibung weitestgehend nach den kaiserlichen Herrscherhäusern oder dynastischen Epochen unterteilt. Entsprechende Angaben finden sich in der Tabelle zu den *Dynastien der chinesischen Geschichte* unter Berücksichtigung der neuzeitlichen Entwicklungen ab 1911 am Ende des Anhangs.

Tabelle der Speziellen Punkte

| Meridiane | Die Fünf Kategorien der Transportpunkte (Shu) | | | | | Luo-P. | Yuan-P. |
	Holz	Feuer	Erde	Metall	Wasser		
Herz	9	8	7	4	3	5	7
Dünndarm	3	5	8	1	2	7	4
Harnblase	65	60	40	67	66	58	64
Nieren	1	2	3	7	10	4	3
Herzbeutel	9	8	7	5	3	6	7
Dreif. Erwärmer	3	6	10	1	2	5	4
Gallenblase	41	28	24	44	43	37	40
Leber	1	2	3	4	8	5	3
Lunge	11	10	9	8	5	7	9
Dickdarm	3	5	11	1	2	6	4
Magen	43	4	36	45	44	40	42
Milz	1	2	3	5	9	4	3

Die Ziffern dieser Tabelle beziehen sich auf die Punktstellennummern der entsprechenden Regulären Yang- und Yin-Meridiane.

Verzeichnis der chinesischen Termini

A

癌	ai (Geschwulst)
艾	ai (Beifuß), japan. もぐさ (mogusa → moxa)
啊是穴	A Shi Xue

B

八	ba
八法	bafa
八風	bafeng
八綱辯證	bagang bianzheng
八卦	bagua
扒罐療法	baguan liaofa
八會穴	ba huixue
八廓	bakuo
八脈交會穴	bamaijiaohuixue
八溪	baxi
白色	baise
背俞穴	beishuxue
賁門	benmen
本草	bencao
《本草綱目》	„Bencao Gangmu“
《本草原始》	„Bencao Yuanshi“
鼻	bi (Nase)
痹	bi
扁鵲	Bian Que (ca. 500 v. Chr.) s. 秦越人 Quin Yueren
表里辯證	biaoli bianzheng
表證	biaozheng
別經	biejing
《瀕湖脈學》	„Bin Hu Mai Xue“ s. 李時珍 Li Shizhen
并病	bingbing

病因辯證	bingyin bianzheng
剥苔	botai
補法	bufa
補土派	butupai
補穴	buxue
不内不外因	bu nei bu wai yin

C

倉廩	canglin
草藥	caoyao
茶	cha
長脈	chang mai
沉脈	chen mai
陳實功	Chen Shigong (1555–1636)
遲脈	chi mai
赤脚醫生	chijiao yisheng
衝服劑	chongfuji
重舌	chongshe
出針	chuzhen
唇	chun
唇腫	chunzhong
促脈	cu mai
寸	cun
寸口	cunkou, synonym auch 氣口/qikou

D

大毒、常度、小毒、無毒	dadu, changdu, xiaodu, wudu
大腸	dachang
大方	dafang
大方脈	dafangmai
大腹	da fu
大脈	da mai
大醫	dayi
大夫	daifu
帶下醫	daixiayi
代脈	dai mai
丹	dan

膽	dan, auch: 膽囊 dannang
膽肝	dan'gan
膽汁	danzhi
道	dao
搗針	daozhen
得氣	dei qi
等分	dengfen
地	di
地機	Diji (Mi8)
點刺	dianzi
電針	dianzhen
錠	ding
動脈	dong mai
東醫	dongyi, jap.: to-i, korean.: dong-ni
短脈	duan mai
斷針	duan zhen
奪精	duo jing
毒藥攻邪	duyao gongxie

E

二十八脈	ershiba mai
二陰	er yin
耳	er
耳針療法	er zhen liaofa

F

法醫	fayi
方劑配伍	fangji peiwu
方士	fangshi
肺	fei
肺氣	feiqi
風	feng (外、内風 /wai-/neifeng)
風科	fengke
腹	fu
復方	fufang
釜沸脈	fueimai
夫婦關系	fufu guanxi

浮脈	fu mai (wechselnder Puls)
伏脈	fu mai (versteckter Puls)
伏羲	Fuxi
跗陽	Fuyang (Ha59)

G

肝	gan
肛門	gangmen
膏	gao
膏肓	gaohuang
膈	ge
革脈	ge mai
攻下派	gongxiapai
刮痧	guasha
骨	gu
骨度	gudu
關格	guange
管針	guanzhen
歸經	guijing
谷氣	guqi

H

寒	han (Kälte)
寒劑	hanji
寒熱辯證	hanre bianzheng
漢醫	hanyi
汗	han (Schweiß)
合劑	heji
橫刺	hengci
橫骨	henggu, synonym: 曲骨 /qugu
合穴	hexue
洪脈	hong mai
喉	hou
滑脈	hua mai
滑壽	Hua Shou (1304–1386)
滑劑	huaji
華佗	Hua Tuo (141–212)

華佗夾脊穴	Hua Tuo jiajixue
黃帝	Huangdi
《黃帝内徑》	„Huangdi Neijing" (2 Teile des H.N.):
《素文》	„Suwen"
《靈樞》	„Lingshu"
緩脈	huan mai
黃膽	huangdan
皇甫謐	Huangfu Mi (214–282)
皇漢醫學	Huanghan Yixue
環境	huanjing
灰黑苔	huiheitai
會穴	huixue
會陰	huiyin
會宗	Huizong (DE7)
魂	hun
火	huo

J

劑/劑型	ji/jixing
急方	jifang
忌口	jikou
甲	jia
煎	jian
降劑	jiangji
間接灸	jianjie jiu
膠	jiao
角法	jiaofa
緊脈	jin mai
津液	jinye (2 Arten von Körperflüssigkeit):
津	jin
液	ye
交信	Jiaoxin (Ni8)
結脈	jie mai
解索脈	jiesuo mai
筋	jin (Sehnen)
金	jin (Metall)
金元四大家	Jinyuan Si Da Jia
經	jing
十二經脈	shi'er jing (12 Hauptmeridiane):

手太陰肺經	shoutaiyin feijing
手陽明大腸經	shouyangming dachangjing
足陽明胃經	zuyangming weijing
足太陰脾經	zutaiyin pijing
手少陰心經	shoushaoyin xinjing
手太陽小腸經	shoutaiyang xiaochangjing
足太陽膀胱經	zutaiyang pangguanjing
足少陰腎經	zushaoyin shenjing
手厥陰心包經	shoujueyin xinbaojing
手少陽三角經	shoushaoyang sanjiaojing
足少陽膽經	zushaoyang danjing
足厥陰肝經	zujueyin ganjing
奇經八脈	Qijing bamai (8 Außerordentliche Meridiane):
任脈	Renmai
督脈	Dumai
衝脈	Chongmai
帶脈	Daimai
陰維脈	Yinweimai
陽維脈	Yangweimai
陰蹻脈	Yinqiaomai
陽蹻脈	Yangqiaomai
經方	jingfang
經方派	jingfangpai
經外奇穴	jingwai qixue
驚風	jingfeng
禁急證	jinjizheng
精	jing
精氣	jingqi
精汁	jingzhi, synonym mit → 膽汁 danzhi
經脈	jingmai
經絡	jingluo
經絡辯證	jingluo bianzheng
經氣	jingqi
經證	jingzheng
經穴	jingxue (Flußpunkte)
筋經	jinjing
井穴	jingxue (Brunnen-/Quellpunkte)
金門	Jinmen (Ha63)
灸	jiu
酒劑	jiuji
九針	jiuzhen

九竅	jiuqiao
疾醫	jiyi
疽	ju
厥	jue
厥陰病	jueyin bing
君臣佐使	jun chen zuo shi

K

芤脈	kong mai
孔最	Kongzui (Lu6)
口	kou

L

郎中	Langzhong
闌尾炎	lanweiyan
牢脈	lao mai
《類經》	„Lei Jing"
煉丹術	liandanshu
良工	lianggong
梁丘	Liangqiu (Ma34)
戾氣	liqi
李東垣	Li Dongyuan (1180–1225)
李時珍	Li Shizhen (1518–1593), auch → 瀕湖 Bin Hu
李中立	Li Zhongli, auch 李正宇/Li Zhengyu, ca. Anfang 17. Jh.
鈴醫	lingyi
里證	lizheng
六腑	liufu
六經	liujing
六經辯證	liujing bianzheng
六合	liuhe
六淫	liuyin
六陽脈	liu yangmai
六陰脈	liu yinmai
六郁	liuyu
劉完素	Liu Wansu (1120–1200)
留針	liu zhen
絡	luo

絡脈	luomai
絡穴	luoxue

M

麻沸湯	mafutang
脈	mai
《脈經》	„Mai Jing"
埋綫療法	maixian liaofa
芒刺舌	mang cishe
毛髮	maofa
夢遺	mengyi
梅花針	meihuazhen
面神經麻痹	mianshen jing ma bi
苗竅	miaoqiao
命門	mingmen
木	mu
木舌	mushe
墓穴	muxue
母子關系	muzi guanxi

N

《難經》	„Nanjing"
《難經本義》	„Nanjing Benyi"
腦	nao
內寒	neihan
"內傷脾胃， 　　百病由生"	„nei shang piwei, bai bing you sheng" 　　(→ Erde-nährende Schule)
《內經》	„Neijing"
《內經素問》	„Neijing Suwen"
《內經素問· 　　三部九候論》	„Neijing Suwen: Sanbu Jiuhou Lun" 　　(Kap. 20)
內因	neiyin
內燥	neizao
捻針	nianzhen
逆氣	ni qi

O

偶方	oufang

P

膀胱	pangguang
泡	pao
炮制	paozhi
漂	piao
皮膚	pifu
皮膚針	pifuzhen
脾	pi
脾大絡	pidaluo
魄	po
魄戸	pohu
魄門	pomen

Q

敲	qiao (anklopfen)
歧伯	Qi Bo
七衝門	qi chongmen
七方	qifang (Sieben Rezepturen)
七情	qiqing (Sieben Gemütszustände)
七竅	qiqiao
七傷	qishang
七星針	qi xingzhen
前陰	qianyin
《千金藥方》	„Qianjin Yaofang"
《千金翼方》	„Qianjin Yifang"
切脈	qiemai (Drei Pulsstellen am Handgelenk):
寸口	cunkou
寸	cun
關	guan
尺	chi
切診	qiezhen
氣	qi

	Quellen des Qi:
原氣	yuanqi
谷氣	guqi
空氣	kongqi
	Funktionen/Aufgaben/Manifestationen des Qi:
髒腑氣	zangfu qi
經絡氣	jingluo qi
營氣	yingqi
衛氣	weiqi
宗氣	zongqi
氣海	qihai
氣化	qihua
氣逆	qini
氣味	qiwei
氣味陰陽	qiwei yinyang
氣滯	qizhi
奇經八脈	qijing ba mai
《奇經八脈考》	„Qingbamai Kao"
奇方	qifang (Rezepturen mit nur einem Hauptmittel)
奇恒之腑	qiheng zhi fu
秦越人	Qin Yueren, eigentl. Name von 扁鵲 Bian Que
青色	qingse
請紫色舌	qingze seshe
清	qing
清代九科	Qingdai Jiuke
清氣	qing qi
氣陷	qixian
輕方	qingfang
曲	qu
去火毒	quhuodu
去油	quyou
全身邊診法	quanshen bianzhenfa
雀喙脈	quehui mai

R

熱	re
表熱	biaore
里熱	lire
熱劑	reji

人	ren
人痘接種法	rendou jiezhongfa
人中	Renzhong (Du26)
儒醫	ruyi (Arzt mit offizieller Prüfung)
濡脈	ru mai
弱脈	ruo mai

S

三寶	sanbao (精、氣、神 /jing, qi, shen)
三部九候	sanbu jiuhou
三法	sanfa (汗、吐、下法/han-/tu-/xiafa)
三關之脈	sanguan zhi mai (風、氣、命關/feng-/qi-/mingguan)
三棱針	sanlengzhen
三角	sanjiao (上、中、下角/shang-/zhong-/xiajiao)
三品(上 、中、下品)	sanpin (shang-/zhong-/xiapin)
三陽	sanyang
三陰	sanyin
散	san
散脈	san mai
色	se
澀劑	seji
澀脈	se mai
傷風	shangfeng
傷寒	shanghan
傷寒派	shanghanpai
傷寒學說	shanghan xueshuo
《傷寒論》	„Shanghan Lun"
《傷寒舍監》	„Shanghan Shejian"
《傷寒雜病論》	„Shanghan Za Binglun"
傷津	shangjin
傷陽	shangyang
傷陰	shangyin
上部	shangbu
上工	shanggong
上脘	shangwan
少小	shaoxiao
燒灼	shaozhuo
少陽病	shaoyangbing
少陰病	shaoyinbing

神	shen
神農	Shennong
《神農本草經》	„Shennong Bencao Jing"
腎	shen
腎陽	shenyang
腎陰	shenyin
升降浮沉	shengjian fuchen
舌診	shezhen
實	shi
實脈	shi mai
濕	shi
濕毒	shidu
濕劑	shiji (feuchtmachende Rezeptur)
濕痰	shitan
時方	shifang
時方派	shifangpai
十劑	shiji (Zehn Rezepturen)
十八反	shiba fan
十二劑	shi'er ji
十二節	shi'er jie
十九畏	shijiu wei
十三科	shisan ke
十四經	shisijing
《十四經發揮》	„Shisijing Fahui"
《史記》	„Shiji"
濕疹	shizhen
世醫	shiyi (Ärzte über Generationen hinweg)
食醫	shiyi (Ernährungsmedizin)
食治	shizhi
綴方	shoufang
手針	shouzhen
署	shu
水	shui
水泉	Shuiquan (Ni5)
水谷至海	shuigu zhi hai
水腫	shuizhong, Synonym: 水氣 shuiqi
水針療法	shuizhen liaofa
俞穴	shuxue
順針	shunzhen
數脈	shuo mai

四海	si hai (die Kategorien der Vier Meere):
髓海	suihai
血海	xuehai/十二經海 shi'er jing hai
氣海	qihai
水谷之海	shuigu zhi hai
四氣	siqi
四診法	si zhenfa
司馬遷	Sima Qian (145 v. Chr.–90 n. Chr.)
宋九科	Song Jiuke
嗽	sou
髓	sui
髓海	suihuai
孫絡經	sunluojing
孫思邈	Sun Simiao (581–680)

T

太極	Taiji
太平惠民和劑局	Taping Huimin Hejiju
太陽病	taiyangbing
太醫	Taiyi
太醫丞	Taiyicheng
太醫令	Taiyiling
太醫院	Taiyiyuan
太陰病	taiyinbing
痰	tan
唐代九科	Tangdai Jiuke
湯液/湯劑	tangye/tangji
糖尿病	tangnaobing
彈石脈	tanshi mai
天	tian
同身寸	tongshen cun
同穴	tongxue
通劑	tongji
頭	tou
頭疼	touteng
頭針療法	touzhen liaofa
透刺	touci
土	tu
推拿療法	tuina liaofa

脱肛	tuogang
脱陽	tuo yang
脱陰	tuo yin
脱證	tuozheng

W

外寒	waihan
外科	waike
《外科正宗》	„Waike Zhengzong"
外丘	Waiqiu (Ga36)
外燥	waizao
丸劑	wanji
亡陽	wangyang
亡陰	wangyin
王機	Wang Ji (1463–1539), auch 王省之／王石山／Wang Shengzhi, Wang Shishan, u. a. Autor von:

《針灸問答》	„Zhenjiu Wenda"
《外科理例》	„Waike Lili"
《醫學理例》	„Yixue Lili"

王叔和	Wang Shuhe (210–285), auch 王熙 Wang Xi, u.a. Autor von:

《脈經》	„Mai Jing"

王維一	Wang Weiyi (987–1067), u. a. Autor von:

《銅人俞穴針灸圖經》	„Tongren Shuxue Zhenjiu Tujing"

望診十要	wangzhen shiyao
彎針	wan zhen
胃	wei, auch: 胃脘 weiwan (下、中、上脘 /xia-/zhong-/shangwan)
胃蒼	weicang (Ha50)
胃寒	wei han
胃火	weihuo
胃實	weishi
胃氣	weiqi
胃陽	weiyang
胃陰	weiyin
衛分證	weifenzheng
微脈	wei mai
《微濟寶書》	„Wei Ji Bao Shu"

痿證	weizheng
瘟病派	wenbingpai
瘟病學説	wenbing xueshuo
温溜	Wenliu (Di7)
《温疫論》	„Wenyi Lun"
問診	wenzhen (Befragen des Patienten)
聞診	wenzhen (Abhorchen und Beriechen des Patienten)
温熱	wenre
温針灸	wenzhenjiu
五痺	wu bi
五奪	wuduo
五惡	wu'e
五更瀉	wugeng xie
五谷	wugu
五官	wuguan
五戒	wu jie
五禁	wujien
五勞	wulao
五輪	wulun
肉、血、氣、水、風輪	rou-/xue-/qi-/shui-/fenglun
五禽戲(法)	wuqin xi(fa)
五色	wuse
五色五味所入	wuse wuwei suoru
五實	wushi
五輸穴	wushuxue (Fünf Transportpunktkategorien):
井穴	jingxue
滎穴	yingxue
輸穴	shuxue
經穴	jingxue
合穴	hexue
五味	wuwei
五行説	wuxing shuo
五虚	wuxu
五宜	wuyi
五音	wuyin (chinesische Tonleiter):
角	jiao
徵	zhi
宮	gong
商	shang
羽	yu
五髒	wuzang

五志	wuzhi (Fünf Gemütszustände):
喜	xi
怒	nu
憂	you
思	si
恐	kong
五走	wuzou
巫	wu (Zauberer)
巫醫	wuyi
屋漏脈	wulou mai
吳又可	Wu Youke (1582–1652), auch 吳有性/Wu Youxing

X

洗	xi
下部	xiabu
下工	xiagong
下竅	xiaqiao
蝦游脈	xiayou mai
涎	xian
癇癲	xiandian
弦脈	xian mai
象	xiang
相生相剋	xiang sheng xiang ke
相反	xiangfan
想殺	xiangsha
相使	xiangshi
相位	xiangwei
想惡	xiangwu
想需	xiangxu
小腸	xiaochang
小方	xiaofang
小方脈	xiaofangmai
小腹	xiao fu
校正醫書局	Xiaozheng Yishuju
消渴病	xiaokebing
斜刺	xieci
瀉法	xiefa
瀉穴	xiexue
泄劑	xieji

細脈	xi mai
希門	Ximen (P4)
心	xin
心包	xinbao, synonym 小心/xiaoxin
型號	xinghao
囟門	xinmen
性能	xingneng
希穴	xixue
虛	xu
虛脈	xu mai
虛實辯證	xushi bianzheng
許叔微	Xu Shuwei (1079–1154)
宣劑	xuanji
眩暈	xuanyun
血	xue
血海	xuehai
血室	xueshi
穴位	xuewei

Y

牙	ya, synonym: 闓門 /hunmen
眼	yan
瘍醫	Yangyi
陽交	Yangjiao (Ga35)
陽明病	yangmingbing
陽蹻經/脈	Yangqiaojing/mai
陽維經/脈	Yangweijing/mai
陽痿	yangwei
羊角風	yangjiaofeng
羊癇風	yangxianfeng
養老	Yanglao (Dü6)
楊濟時	Yang Jishi (1522–1620), auch 楊繼洲 Yang Jizhou
《易經》	„Yijing"
遺溺	yini
陰病	yinbing
陰蹻經/脈	yinqiaojing/mai
陰維經/脈	yinweijing/mai
陰陽水	yinyangshui
陰陽說	yinyangshuo

陰陽辯證	yinyang bianzheng
陰郄	Yinxi (H6)
疫氣	yiqi, synonym: 毒氣/duqi, 邪氣/xieqi
醫	yi (Gegensatz → 巫 wu)
醫工	yigong
醫官	yiguan
醫經	yijing (medizinische Klassiker)
醫林	yilin
醫學手相述	yixue shou xiangshu
飲	yin
引經報使	yinjing baoshi
癰	yong
幼科	youke
"有位無名"	„you wei wu ming" (→ Theorie der Acht Bereiche)
源穴	yuanxue
暈針	yunzhen
魚翔脈	yuxiang mai
禦醫	yuyi

Z

髒腑	zangfu
髒腑辯證	zangfu bianzheng
燥	zao
張登	Zhang Deng (17. Jh., Qing-Zeit)
張機	Zhang Ji (150–209?), auch: 張仲景 Zhang Zhongjing
張景岳	Zhang Jingyue (1563–1640), auch 張介賓 Zhang Jiebin
張子和	Zhang Zihe (1156–1228)
震顫針	zhenchanshen
針	zhen
針刺針痛	zhenci zhenteng
針灸	zhenjiu
針灸銅人	zhenjiu tongren
《針灸大成》	„Zhenjiu Dacheng"
《針灸問答》	„Zhenjiu Wenda"
《針灸問對》	„Zhenjiu Wendui"
《針灸甲已經》	„Zhenjiu Jiayi Jing"
針指紋	zhenzhiwen
正氣	zhengqi (Formen des Zhengqi):
谷氣	guqi

元氣	yuanqi
空氣	kongqi
正午夜半關系	zhengwu yeban guanxi
痔	zhi
直刺	zhici
直接灸	zhijie jiu
治削	zhixiao
滯針	zhizhen
指針療法	zhizhen liaofa
直中	zhizhong
中部	zhongbu
中草藥	zhongcaoyao
中都	Zhongdu (Le6)
中風	zhongfeng
中工	zhonggong
中脘	zhongwan
重劑	zhongji
《肘后備急方》	„Zhou Hou Bei Ji Fang"
築賓	Zhubin (Ni9)
朱丹溪	Zhu Danxi (1280–1358)
猪頭風	zhutoufeng
煮散	zhusan
祝由/咒禁	zhuyou/zhoujin
濁海	zhuohai
子宮	zigong
滋陰派	ziyinpai
宗氣	zongqi

Verzeichnis der 361 Regulären Akupunkturpunkte

B

白環俞   Baihuanshu, Ha30, Weißer Kreis Shu
百會   Baihui, Du20, Hundert Treffpunkte
胞肓   Baohuang, Ha53, Leben im Mutterleib
本神   Benshen, Ga13, ursprünglicher Geist
髀關   Biguan, Ma31, Oberschenkelhindernis
臂臑   Binao, Di14, Oberarm
秉風   Bingfen, Dü12, Windschirm
布朗   Bulang, Ni22, Wandelpfad
不容   Burong, Ma19, keine Geduld

C

長強   Changqiang, Du1, lang und mächtig
乘扶   Chengfu, Ha36, Unterstützung erhalten
承光   Chengguang, Ha6, Licht erhalten
承漿   Chengjiang, Ren24, Flüssigkeit erhalten
承筋   Chengjin, Ha56, Muskelunterstützung
承靈   Chengling, Ga18, Geist erhalten
承滿   Chengman, Ma20, Fülle erhalten
承泣   Chengqi, Ma1, Tränen erhalten
承山   Chengshan, Ha57, Bergunterstützung
尺澤   Chize, Lu5, Fußteich
衝門   Chongmen, Mi12, rauschendes Tor
衝陽   Chongyang, Ma42, rauschendes Yang
次窌   Ciliao, Ha32, Zweiter Knochen

D

大包	Dabao, Mi21, großer Umschlag
大腸俞	Dachangshu, Ha25, Dickdarm Shu
大都	Dadu, Mi2, Große Hauptstadt
大敦	Dadun, Le1, groß und stämmig
大赫	Dahe, Ni12, groß und berühmt
大横	Daheng, Mi15, großer Horizont(alstrich)
帶脈	Daimai, Ga26, Gürtelmeridian
大巨	Daju, Ma27, ausgesprochen großartig
大陵	Daling, P7, große Form
膽俞	Danshu, Ha19, Gallenblasen Shu
大杼	Dazhu, Ha11, Großes Schiffchen
大迎	Daying, Ma5, großartige Begrüßung
大鐘	Dazhong, Ni4, große Glocke
大椎	Dazhui, Du14, großer Wirbel
地倉	Dicang, Ma4, örtliche Kornkammer
地機	Diji, Mi8, örtliches Kreuz
地五會	Diwuhui, Ga42, Ort der Fünf Wiedervereinigungen
犢鼻	Dubi, Ma35, Kalbsnase
兌端	Duiduan, Du27, Extremität des Mundes
督俞	Dushu, Ha16, regierendes Shu

E

耳和窌	Erheliao, DE21, Ohr in Harmonie mit dem Zweiten Knochen
二間	Erjian, Di2, Zweite Öffnung
耳門	Ermen, DE21, Tor des Ohres

F

肺俞	Feishu, Ha13, Lungen Shu
飛揚	Feiyang, Ha58, auffliegen
風池	Fengchi, Ga20, Windteich
風府	Fengfu, Du16, Windpalast
豐隆	Fenglong, Ma40, große Schwellung
風門	Fengmen, Ha12, Windtor
風市	Fengshi, Ga31, Windmarkt
腹哀	Fu'ai, Mi16, Unterleibsleid

浮白   Fubai, Ga10, Unbeständiges Weiß
附分   Fufen, Ha41, zusätzliche Unterteilung
腹結   Fujie, Mi14, Unterleibsknoten
腹痛谷   Futonggu, Ni20, Offenes Tal
復溜   Fuliu, Ni7, wiederkehrende Strömung
府舍   Fushe, Mi13, Palastgebäude
伏兔   Fútù, Ma32, versteckter Hase
扶突   Fútù, Di18, unterstützendes Rauschen
蹈陽   Fuyang, Ha59, eintretendes Yang

G

肝俞   Ganshu, Ha18, Leber Shu
膏肓   Gaohuang, Ha43, Shu des Lebenden
膈關   Geguan, Ha46, Zwerchfellhindernis
膈俞   Geshu, Ha17, Zwerchfell Shu
公孫   Gongsun, Mi4, Großvater und Enkelsohn
關衝   Guanchong, DE1, rauschendes Hindernis
光明   Guangming, Ga37, hellgrelles Licht
關門   Guanmen, Ma22, verschlossene Tür
關元   Guanyuan, Ren4, Ursprung des Hindernisses
關元俞   Guanyuanshu, Ha26, Ursprung des Hindernisses Shu
歸來   Guilai, Ma29, zurückkehren und ankommen

H

頷厭   Hanyan, Ga4, verachteter Rachen
合谷   Hegu, Di4, Vereinigtes Tal
和窌   (Ohr), Heliao, DE22, Knochen der Harmonie
橫骨   Henggu, Ki11, querlaufender Knochen
禾窌   (Nase), Heliao, Di19, Kornknochen
和陽   Heyang, Ga55, Wiedervereinigung des Yang
后頂   Houding, Du19, Hinterer Scheitel
后溪   Houxi, Dü3, Hinterer Strom
華蓋   Huagai, Ren20, hervorragender Deckel
肓門   Huangmen, Ga51, Tür des Lebendigen
肓俞   Huangshu, Ni16, Lebendiges Shu
環跳   Huantiao, Ga30, Kreishüpfen
滑肉門   Huaroumen, Ma24, reibungsloses Muskeltor
會陽   Huiyang, Ga35, Aufeinandertreffen des Yang

會陰	Huiyin, Ren1, Aufeinandertreffen des Yin
會宗	Huizong, DE7, Treffpunkt des Ursprünglichen
魂門	Hunmen, Ha47, Pforte der Seele
或中	Huozhong, Ni26, mögliche Mitte

J

頰車	Jiache, Ma6, Rachenkutsche
肩井	Jianjing, Ga21, Schulterbrunnen/-quelle
建里	Jianli, Ren11, gebaute Meile
肩窌	Jianliao, DE14, Schulterknochen
間使	Jianshi, P5, Zwischenverwendung
肩外俞	Jianwaishu, äußere Schulter/Shu
肩髃	Jianyu, Di15, Schulterknochen
肩貞	Jianzhen, Dü9, aufrechte Schulter
角孫	Jiaosun, DE20, Horn und Enkel(-sohn)
交心	Jiaoxin, Ni8, Neuigkeiten austauschen
解溪	Jiexi, Ma41, verlängerter Strom
急脈	Jimai, Le12, rasender Puls
箕門	Jimen, Mi11, Korbtor
京骨	Jinggu, Ha64, Hauptknochen
京門	Jingmen, Ga25, Haupttor
睛明	Jingming, Ha1, helleuchtender Stern
經渠	Jingqu, Lu8, Flußbett
金門	Jinmen, Ha63, goldenes Tor
筋縮	Jinsuo, Du8, zusammengezogener Muskel
極泉	Jiquan, He1, extreme Quelle
鳩尾	Jiuwei, Ren15, Turteltaubenschwanz
脊中	Jizhong, Du6, Rückgratmitte
厥陰俞	Jueyinshu, Ha14, Absolutes Yin-Shu
巨骨	Jugu, Di16, hervorragender Knochen
居窌	(Nase), Juliao, Ha29, hervorragender Knochen
巨闕	Juque, Ren14, großer Wachturm

K

孔最	Kongzui, Lu6, oberstes Loch
庫房	Kufang, Ma14, Lagerhaus
昆侖	Kunlun, Ha60, Kunlun (nach einem Gebirge im NW Chinas)

L

勞宮	Laogong, P8, Arbeitspalast
梁門	Liangmen, Ma21, Balkentür
梁丘	Liangqiu, Ma34, Balkenform
廉泉	Liangquan, Ren23, reine Quelle
歷兌	Lidui, Ma45, genaues Auswechseln
列缺	Lieque, Lu7, verschiedene Öffnungen
蠡溝	Ligou, Le5, Holzwurmgraben
靈道	Lingdao, He4, Weg/Pfad des Geistes
靈台	Lingtai, Du10, geheiligter Turm
靈墟	Lingxu, Ni24, Trümmer des Geistes
漏谷	Lougu, Mi7, löchriges Tal
絡却	Luoque, Ha8, Luo-Mangel
顱息	Luxi, DE19, ruhender Schädel

M

眉衝	Meichong, Ha3, stürzende Augenbraue
命門	Mingmen, Du4, Tor des Lebens
目窗	Muchuang, Ga16, Augenfenster

N

腦户	Naohu, Du17, Gehirnhaus
臑會	Naohui, DE13, Wiedervereinigung der Schultern
腦空	Naokong, Ga19, leeres Gehirn
内關	Neiguan, P6, inneres Hindernis
内庭	Neiting, Ma44, Innenhof

P

膀胱俞	Pangguang Shu, Ha28, Harnblase Shu
偏歷	Pianli, Di6, umgedrehter Durchgangsweg
脾俞	Pishu, Ha42, Milz Shu
魄户	Pohu, Ha42, Sitz des Lebensgeistes (Po)
僕參	Pucan, Ha61, beteiligter Diener

Q

前頂	Qianding, Du21, Vorderer Scheitel
強間	Qiangjian, Du18, stark dazwischen
前谷	Qiangu, Dü2, Vorderes Tal
氣衝	Qichong, Ma30, rauschendes Qi
氣海俞	Qihai Shu, Ha24, Meer des Qi Shu
氣户	Qihu, Ma13, Wohnstatt des Qi
氣海	Qihai, Ren6, Meer des Qi
曲垣	Quyuan, Dü13, gekrümmte Mauer
期門	Qimen, Le14, zeitlich gebundenes Tor
清冷淵	Qinglengyuan, DE11, durchsichtiger und kalter Abgrund
青靈	Qingling, He2, grüner Geist
氣舌	Qishe, Ma11, Unterkunft des Qi
丘墟	Qiuxu, Ga40, Hügeltrümmer
氣穴	Qixue, Ni13, Qipunktstelle
顴窌	Quanliao, Dü18, Wangenknochen
曲鬢	Qubin, Ga7, gekrümmte Seitenverbrennungen
曲差	Qucha, Ha4, gebogen und uneben
曲池	Quchi, Di11, gebogener Teich
缺盆	Quepen, Ma12, eingekerbtes Becken
曲骨	Qugu, Ren2, gekrümmter Knochen
曲泉	Ququan, Dü13, gekrümmte Quelle
曲澤	Quze, P3, gekrümmter Teich

R

然骨	Ran'gu, Ni2, brennendes Tal
人迎	Renying, Ma9, grüßender Mensch
日月	Riyue, Ha24, Sonne und Mond
乳根	Rugen, Ma18, Brustwurzel
乳中	Ruzhong, Ma17, Brustmitte/-zentrum

S

三間	Sanjian, Di3, Dritte Öffnung
三焦俞	Sanjiaoshu, Ha22, Dreifacher Erwärmer Shu
三陽絡	Sanyangluo, DE8, Netz der Drei Yang
三陰交	Sanyinjiao, Mi6, Aufeinandertreffen der Drei Yin
上關	Shangguan, Ga3, Oberes Hindernis

上巨虛	Shangjuxu, Ma37, Obere großartige Leere
上廉	Sahanglian, Di9, Oberer Seitenblick
上窌	Shangliao, Ha31, Oberer Knochen
商丘	Shangqiu, Mi5, Handelshügel
商曲	Shangqu, Ni17, Shang-Ton (chinesische Tonleiter)
上脘	Shangwan, Ren13, Obere Darmhöhle
商陽	Shangyang, Di1, Handelsyang
上星	Shangxing, Du23, Oberer Stern
少衝	Shaochong, He9, Unteres Rauschen
少府	Shaofu, He8, Unterer Palast
少海	Shaohai, He3, Unteres Meer
少商	Shaoshang, Lu11, Unterer Handel
少澤	Shaoze, Dü1, Unterer Teich
神藏	Shencang, Ni25, Unterkunft des Geistes
神道	Shendao, Du11, Weg des Geistes
神封	Shenfeng, Ni23, Siegel des Geistes
申脈	Shenmai, Ha62, schweres Gefäß
神門	Shenmen, He7, Tor des Geistes
神闕	Shenque, Ren8, Wachtturm des Geistes
腎俞	Shenshu, Ha23, Nieren Shu
神堂	Shentang, Ha44, Halle des Geistes
神庭	Shenting, Du24, Hof des Geistes
身柱	Shenzhu, Du12, Körperstütze/-säule
食竇	Shidou, Mi17, Nahrungsloch
石關	Shiguan, Ni18, Steinhindernis
石門	Shimen, Ren5, Steintor
手三里	Shousanli, Di10, Drei Meilen der Hand
手五里	Shouwuli, Di13, Fünf Meilen der Hand
率谷	Shuaigu, Ga8, Tal des Führers
俞府	Shufu, Ni27, Palast Shu
束骨	Shugu, Ha65, befestigter Knochen
水道	Shuidao, Ma28, Wasserweg
水分	Shuifen, Ren28, Wasserabteilung
水溝	Shuigou, Du26, Wassertrog
水泉	Shuiqan, Ni5, Wasserquelle
水突	Shuitu, Ma10, heraussprudelndes Wasser
四白	Sibai, Ma2, die vier Weißen
四瀆	Sidu, DE9, die vier Dachrinnen
四滿	Siman, Ni14, die vier Vollen
絲竹空	Sizhukong, DE23, Silberbambusleere
素窌	Suliao, Du25, einfacher Knochen

T

太白	Tabai, Mi3, Oberstes Weiß
太衝	Taichong, Le3, Oberstes Rauschen
太溪	Taixi, Ni3, Oberste Quelle
太乙(太一)	Taiyi, Ma23, Oberste Einheit
太淵	Taiyuan, Lu9, Oberster Abgrund
膻中	Tanzhong, Ren17, Brustmitte/-zentrum
陶道	Taodao, Du13, Ofenweg
天池	Tianchi, P1, Himmlischer Teich
天衝	Tianchong, Ga9, Himmlisches (göttliches) Rauschen
天窗	Tianchuang, Dü16, Himmlisches Feuer
天鼎	Tianding, Di17, Himmlische Urne
天府	Tianfu, Lu3, Himmelspalast
天井	Tianjing, DE10, Himmlischer Brunnen
天窌	Tianliao, DE15, Himmlischer Knochen
天泉	Tianquan, P2, Himmlische Quelle
天容	Tianrong, Dü17, Himmlische Erscheinung
天樞	Tianshu, Ma25, Himmlische Türangel
天突	Tiantu, Ren22, Himmlischer Auftrag
天溪	Tianxi, Mi18, Himmlischer Strom
天牖	Tianyou, DE16, Himmlisches Fenster
天柱	Tianzhu, Ga10, Himmlische Stütze/Säule
天宗	Tianzong, Dü11, Himmlischen (göttlichen) Ursprungs
條口	Tiaokou, Ma33, ausgleichender Mund
聽宮	Tinggong, Dü19, Hörpalast
聽會	Tinghui, Ga2, Hörtreffen
通谷	(Fuß), Tonggu, Ha66, offenes Tal
通谷	(Unterleib), Tonggu, Ni20, offenes Tal
通里	Tongli, He5, innere Verbindung
通天	Tongtian, Ha7, zum Himmel hinauf
瞳子窌	Tongziliao, Ga1, Knochen der Pupille
頭臨泣	Toulinqi, Ga15, Kopf über dem Stern
頭竅陰	Touqiaoyin, Ga11, Kopfhöhle Yin
頭維	Touwei, Ma8, befestigter Kopf

W

外關	Waiguan, DE5, Äußeres Hindernis
外陵	Wailing, Ma26, Äußerer Erdhügel

外丘	Waiqiu, Ga36, Äußerer Hügel
完骨	(Hand), Wangu, Dü4, ganzer Knochen
完骨	(Kopf), Wangu, Ga12, Handgelenkknochen
胃倉	Weicang, Ha50, Magen-Kornkammer
維道	Weidao, Ga28, befestigter Weg
胃俞	Weishu, Ha21, Magen Shu
委陽	Weiyang, Ha39, anvertrauter Yang
委中	Weizhong, Ha40, anvertrauende Mitte
温溜	Wenliu, Di7, warmer Umlauf
五處	Wuchu, Ha5, die fünf Stellen
五里	Wuli, Le5, Fünf Meilen
五樞	Wushu, Ga27, fünf Türangeln
屋翳	Wuyi, Ma15, Hausschirm

X

消濼	Xiaoluo, DE12, verschwundenes Vergnügen
俠白	Xiabai, Lu4, ritterliches Weiß
下關	Xiaguan, Ma7, Unteres Hindernis
下巨虛	Xiajuxu, Ma39, Untere große Leere
下廉	Xialian, Di8, Untere Seitenansicht
下窌	Xialiao, Ha34, Unterer Knochen
陷谷	Xiangu, Ma43, versunkenes Tal
小腸俞	Xiaochang Shu, Dünndarm Shu
小海	Xiaohai, Dü8, kleines Meer
下脘	Xiawan, Ren10, Untere Magengrube/-höhle
俠溪	Xiaxi, Ga43, ritterlicher Strom
膝關	Xiguan, Le7, Kniehindernis
郄門	Ximen, P4, klaffendes Tor
行間	Xingjian, Le2, dazwischengehen
囟會	Xinhui, Du22, Wiedervereinigung der Fontanelle
心俞	Xinshu, Ha15, Herz Shu
胸鄉	Xiongxiang, Mi19, in Richtung Brust
膝陽關	Xiyangguan, Ga33, Knie–Yanghindernis
璇璣	Xuanji, Ren21, rollende Perle
懸厘	Xuanli, Ga6, freigestellter Ausgleich
懸顱	Xuanlu, Ga5, freigestellter Schädel
懸樞	Xuanshu, Du5, freigestellte Türangel
懸鐘	Xuanzhong, Ga39, freigestellte Glocke
血海	Xuehai, Mi10, Blutmeer

Y

啞門	Yamen, Du15, Tor der Stummheit
陽白	Yangbai, Ga14, weißes Yang
陽池	Yangchi, DE4, Yangteich
陽輔	Yangfu, Ga38, Yangunterstützung
陽綱	Yanggang, Ha48, Yanggrundlage
陽谷	Yanggu, Dü5, Yangtal
陽交	Yangjiao, Ga35, Yangkreuzung
養老	Yanglao, Dü6, die Alten pflegen
陽陵泉	Yanglingquan, Ga34, Yang Hügelquelle
陽溪	Yangxi, Di5, Yang Strom
腰俞	Yaoshu, Du21, Lenden-Shu
腰陽關	Yaoyangguan, Du3, Lenden-Yang-Hindernis
液門	Yemen, DE2, flüssiges Tor
翳風	Yifeng, DE17, Windschirm
隱白	Yinbai, Mi3, verborgenes Weiß
陰包	Yinbao, Le9, Yinhülle
陰都	Yindu, Ni19, Yin-Hauptstadt
膺窗	Yingchuang, Ma16, Brustfenster
陰谷	Yingu, Ni10, Yin-Tal
迎香	Yingxiang, Di20, grüßender Duft
殷交	Yinmen, Ha37, reiches Tor
齦交	(Mund), Yinjiao, Du28, Zahnfleisch-Kreuzung
陰廉	(Unterleib), Yinjiao, Ren7, Yin-Kreuzung
陰陵泉	Yinlingquan, Mi9, Yin Hügelquelle
陰市	Yinshi, Ma33, Yin Markt
陰郄	Yinxi, He6, Yin-Lücke
意舍	Yishe, Ha49, Unterkunft des Denkens
意譆	Yixi, Ha45, Frohe Vorstellung
涌泉	Yongquan, Ni1, heraussprudelnde Quelle
幽門	Youmen, Ni21, merkwürdiges Tor (Magenausgang)
淵液	Yuanye, Ga22, Abgrund der Achselhöhle
魚際	Yuji, Lu10, Fischgrenze
雲門	Yunmen, Lu2, Wolkentor
玉堂	Yutang, Ren18, Jadehalle
玉枕	Yuzhen, Ha9, Jadekissen

Z

攢竹	Zanzhu, Ga2, Bambus sammeln
章門	Zhangmen, Le13, Kapiteltür
照海	Zhaohai, Ni6, schillerndes Meer
輒筋	Zhejin, Ga23, angrenzender Muskel
正營	Zhengying, Ga17, Hauptunternehmen
秩邊	Zhibian, Ha54, Ordnungsecke
支溝	Zhigou, Dü6, querlaufender Abfluß
志室	Zhishi, Ha52, Haus des Willens
至陽	Zhiyang, Du9, Yang erreichen
至陰	Zhiyin, Ha67, Yin erreichen
支正	Zhizheng, Dü7, Zweig zum Richtigen hin
中衝	Zhongchong, P9, Mittleres Rauschen
中瀆	(Oberschenkelknochen), Zhongdu, Ga32, Mitte des Grabens
中都	(Fuß), Zhongdu, Le6, Zentrale Hauptstadt
中封	Zhongfeng, Le4, Mittleres Siegel
中府	Zhongfu, Lu1, Hauptpalast
中極	Zhongji, Ren3, Zwischen den Polen
中窌	Zhongliao, Ha33, Mittlerer Knochen
中膂俞	Zhonglüshu, Ha29, Mittleres Rückgrat Shu
中樞	Zhongshu, Du7, Zentrale Türangel
中庭	Zhongting, Ren16, Hauptinnenhof
中脘	Zhongwan, Ren12, Mitte des Verdauungsgrabens
中渚	(Hand), Zhongzhu, DE3, mittlere Kleininsel
中注	(Unterleib), Zhongzhu, Ni5, mittleres Hervorquellen
肘窌	Zhouliao, Di12, Ellenbogenknochen
周榮	Zhourong, Mi20, alles umher blüht
築賓	Zhubin, Ni9, Baubank
紫宮	Zigong, Ren19, purpurfarbener Palast
資脈	Zimai, DE18, Unterstützendes Gefäß
足臨泣	Zulinqi, Ga31, Füße über den Tränen
足三里	Zusanli, Ma36, Fuß Drei Meilen
足竅陰	Zuqiaoyin, Ga44, Fuß-Yin-Höhle

Chinesische Maße und Gewichte

Chinesische Maßeinheit	Metrisches System
Fen 分	0,33 cm
Cun 寸	3,33 cm
Chi 尺	0,33 m
Zhang (1 丈 = 10 尺)	3,33 m
Li (1 里 = 150 尺)	500 m
pingfang chi 平方尺	0,11 m
pingfang zhang 平方丈	11,11 m
pingfang li 平方里	0,25 m
Mu 畝 (1 畝 = 60 平方丈)	0,06 ha
He 合	1 dl
Sheng 升	1 l
Dou 鬥	10 l
Shi 石	100 l
Qian 錢	5 g
Liang 兩 (1 兩 = 10 錢)	50 g
Jin 斤 (1 斤 = 10 兩)	500 g
Dan 擔	50 kg

Die Himmlischen Stämme
天干 Tiangan

Himmelsstamm	Zeichen und Pinyin-Umschrift	
Erster Himmlischer Stamm	甲	jia
Zweiter Himmlischer Stamm	乙	yi
Dritter Himmlischer Stamm	丙	bing
Vierter Himmlischer Stamm	丁	ding
Fünfter Himmlischer Stamm	戊	wu
Sechster Himmlischer Stamm	己	ji
Siebter Himmlischer Stamm	庚	geng
Achter Himmlischer Stamm	辛	xin
Neunter Himmlischer Stamm	壬	ren
Zehnter Himmlischer Stamm	癸	gui

Die Zwölf Erdzweige
地支 Dizhi

Erdzweig	Zeichen und Pinyin-Umschrift		Zeitentsprechung
Erster Erdzweig	子	zi	11 – 1 Uhr
Zweiter Erdzweig	丑	chou	1 – 3 Uhr
Dritter Erdzweig	寅	yin	3 – 5 Uhr
Vierter Erdzweig	卯	mao	5 – 7 Uhr
Fünfter Erdzweig	辰	chen	7 – 9 Uhr
Sechster Erdzweig	巳	si	9 – 11 Uhr
Siebter Erdzweig	午	wu	11 – 13 Uhr
Achter Erdzweig	未	wei	13 – 15 Uhr
Neunter Erdzweig	申	shen	15 – 17 Uhr
Zehnter Erdzweig	酉	you	17 – 19 Uhr
Elfter Erdzweig	戌	xu	19 – 21 Uhr
Zwölfter Erdzweig	亥	hai	21 – 23 Uhr

Dynastien
朝代
Chaodai

Vor der 1. Reichseinigung

Dynastie (Zeichen und Umschrift)	Dauer
Xia 夏	ca. 21. Jh. v. Chr. – 16. Jh. v. Chr.
Shang 商	ca. 16. Jh. v. Chr. – 11. Jh. v. Chr.

Zhou-Zeit

Dynastie (Zeichen und Umschrift)	Dauer
Zhou 周	ca. 11. Jh.v. Chr. – 221 v. Chr.
Westliche Zhou 西周	ca. 11. Jh.v. Chr. – 771 v. Chr.
Östliche Zhou 東周	770 – 256 v. Chr.
Frühlings- und Herbstperiode 春秋	770 – 476 v. Chr.
Periode der Kriegsführenden Staaten 戰國	475 – 221 v. Chr.

1. Reichseinigung

Dynastie (Zeichen und Umschrift)	Dauer
Qui 秦	22 v. Chr. – 207 v. Chr.
Westliche Han 西漢	206 v. Chr. – 24 n. Chr.
Östliche Han 東漢	25 – 220 n. Chr.

Periode der Drei Reiche 三國

Dynastie (Zeichen und Umschrift)	Dauer
Wei 魏	220 – 265
Shu-Han 蜀漢	221 – 263
Wu 吳	220 – 280

Jin-Zeit

Dynastie (Zeichen und Umschrift)	Dauer
Westliche Jin 西晉	265 – 316
Östliche Jin 東晉	317 – 420

Südliche und Nördliche Dynastien 南北朝

Südliche Dynastien 南朝

Dynastie (Zeichen und Umschrift)	Dauer
Song 宋	420 – 479
Qi 齊	479 – 502
Liang 梁	502 – 557
Chen 陳	557 – 589

Nördliche Dynastien 北朝

Dynastie (Zeichen und Umschrift)	Dauer
Nördliche Wei 北魏	386 – 543
Östliche Wei 東魏	543 – 550
Nördliche Qi 北齊	550 – 577
Westliche Wei 西魏	535 – 556
Nördliche Zhou 北周	557 – 581

2. Reichseinigung

Dynastie (Zeichen und Umschrift)	Dauer
Sui 隋	581 – 618
Tang 唐	618 – 907

Zeit der Fünf Dynastien 五代

Dynastie (Zeichen und Umschrift)	Dauer
Spätere Liang 后梁	907 – 923
Spätere Tang 后唐	923 – 936
Spätere Jin 后晋	936 – 946
Spätere Han 后漢	947 – 950
Spätere Zhou 后周	951 – 960

Dynastie (Zeichen und Umschrift)	Dauer
Nördliche Song 北宋	960 – 1127
Südliche Song 南宋	1127 – 1279

Dynastie (Zeichen und Umschrift)	Dauer
Liao 遼	916 – 1125
Jin (Tartaren) 金	1115 – 1234
Yuan (Mongolen) 元	1274 – 1368
Ming 明	1368 – 1644
Qing (Manchu) 清	1644 – 1911

Modernes China

Republik	Dauer
Republik China 中華民國	1912 – 1949
VR China (Festland) 中華人民共和國	ab 1949
Republik China (Taiwan) 中華民國	ab 1949

Literaturverzeichnis

A Barefoot Doctor's Manual. A Guide to Traditional Chinese and Modern Medicine. Revised and Enlarged Version, Seattle 1979 (chines.: 湖南赤脚醫生手冊, Hunan Chijiao Yisheng Shouce, dt.: Handbuch für Barfußärzte in der Provinz Hunan).

An Outline of Chinese Acupuncture. Peking 1975.

Beau, Georges: Chinese Medicine, New York 1972 (Paris 1965).

Benyuan Zhenjiu Dacheng (本原針灸大成, Kompendium der → Akupunktur und Moxibustion, Nachdruck des entsprechenden Werkes aus der Ming-Zeit), Taibei/Taiwan, o.J.

Chang, Stephen T.: Das Handbuch ganzheitlicher Selbstheilung. Handgriffe des medizinischen Tao-Systems (Qigong u.ä.), Genf 1990.

Cheng, Xinnong et al.: Chinese Acupuncture and Moxibustion, Peking 1987.

Ci Hai (辭海, enzyklopäd. Lexikon), Ausgabe Shanghai 1979.

Ci Yuan (辭源, enzyklopäd. Lexikon zur klassischen chinesischen Sprache und Kultur), Ausgabe Peking 1988.

Daeguk-ŏ Sajŏn (大國語辭典 (koreanisch), dt.: Großes Lexikon der koreanischen Nationalsprache), Seoul 1987.

De Morant, G. S.: Précis de la Vraie Acupuncture Chinoise, Paris 1934.

ders.: L'Acupuncture Chinoise, Paris 1939.

Dong-A Dae Okp'yon (東亞大玉篇 [koreanisch], dt.: Großes Schriftzeichenlexikon Ostasiens mit sinokoreanischen, sinojapanischen und chinesischen Lesarten der klassischen chinesischen Schriftzeichen), Seoul/Korea 1985.

Eberhard, Wolfram: Geschichte Chinas. 3., erweiterte Auflage, Stuttgart 1980 (1971).

ders.: Lexikon chinesischer Symbole. Die Bildsprache der Chinesen. 3. Auflage, München 1990.

Fu Weikang/Wu Hongzhou (傅維康/吳鴻洲): Huangdi Neijing Daodu (黃帝內經導讀, Einführung in die Lektüre des Klassikers des Gelben Kaisers zur Inneren Medizin), Chengdu 1987.

Gushudian Gucidian (古書典故辭典, dt.: Lexikon klassischer Schriften und Ereignisse), Hangzhou 1984.

Hanying Shuangjie Changyong Zhongyi Mingci Shuyu (漢英雙解常用中醫名詞術語, Chinese-English Terminology of Traditional Chinese Medicine, Changsha 1988 (1983).

Huangdi Neijing Suwen Jizhu (黃帝內經素問集注, Annotierte Fassung des Klassikers des Gelben Kaisers zur Inneren Medizin, Suwen-Teil), nach einer Qing-zeitlichen Ausgabe, Nachdruck Shanghai 1959.

Hunnius' Pharmazeutisches Wörterbuch. 7., völlig neu bearbeitete und stark erweiterte Auflage, Studienausgabe, Berlin 1993.

Jianming Zhongyi Cidian (簡明中醫辭典, Handlexikon zur Traditionellen Chinesischen Medizin), Hongkong 1979.

Kangxi Cidian (康熙字典, Schriftzeichenlexikon aus der Regierungszeit des Qing-Kaisers Kangxi, Regierungszeit ab 1662), Ausgabe Shanghai 1985.

Karlgren, Bernhard: Analytic Dictionary of Chinese and Sino-Japanese. New York 1974 (Paris 1923).

Li Yuhao (李玉浩): Changyong Hanzi Xing Yiyi (常用漢字形意義, dt.: Häufig verwendete chinesische Schriftzeichen in ihrer graphischen Form, Aussprache und Bedeutung [modernes etymologisches Schriftzeichenlexikon]), Jilin 1990.

Lu, H. (Übers.): A Complete Translation of the Yellow Emperor's Classic of Internal Medicine (Neijing Suwen und Neijing Lingshu-Teil, W. S.) and the Difficult Classic (Nanjing, W. S.). Mit chinesischer Urtextfassung und Kommentaren des Übersetzers. Vancouver 1978.

Myŏngmun Sin Okp'yŏn (明文新玉篇 [koreanisch], dt.: Neu bearbeitetes Schriftzeichenlexikon der sinokoreanischen Schriftzeichen mit ihren sinokoreanischen, sinojapanischen und chinesischen Lesarten), Seoul 1986 (1977).

Needham, J.: Wissenschaftlicher Universalismus. Über Bedeutung und Besonderheiten der chinesischen Wissenschaft, dt.: Frankfurt a. M. 1979.

Nguyen Duc Hiep: The Dictionary of Acupuncture and Moxibustion, Wellingborough 1987.

Porkert, M.: Klinische chinesische Pharmakologie, Heidelberg 1978.

ders.: Klassische chinesische Rezeptur, Zug/Schweiz 1984.

ders./Hempen, C.H.: Systematische Akupunktur, München 1985.

Pschyrembel, W.: Klinisches Wörterbuch. 256., neu bearbeitete Auflage, Berlin 1990.

Richter, H.-J. et al. (Hrsg.): Pharmazeutisch-medizinisches Lexikon, Band I–II, 1. Auflage, Berlin/DDR 1989.

Sangyong Han-Han Sajon (常用漢韓辭典 [koreanisch], dt.: Lexikon der sinokoreanischen Ausdrücke), Seoul 1979.

Schmidt, Wolfgang G. A.: Zur Entwicklung einer fachspezifischen Terminologie in den Sprachen der Dritten Welt in der nachkolonialen Periode. Dargestellt am Beispiel des Chinesischen und des Kiswahili. Magisterarbeit, FU Berlin 1981.

ders.: Einführung in die chinesische Schrift- und Zeichenkunde. Hamburg 1990a.

ders.: Einführung in die koreanische Schrift. Mit einem sprach- und landeskundlichen Abriß, Hamburg 1990b.

ders.: Grundzüge einer kontrastiven Valenzgrammatik für den Fremdsprachenunterricht. Deskriptive, sprachtypologische und curriculare Aspekte am Beispiel des Deutschen, Koreanischen und Chinesischen, Habilitationsschrift Bochum 1990c.

ders.: Daoismus und Traditionelle Chinesische Medizin, in: Naturheilpraxis 7/91, München 1991, S. 723–727.

ders.: Die alte Heilkunst der Chinesen. Ihre Kultur und Anwendung. Freiburg 1992.

ders.: Der Klassiker des Gelben Kaisers zur Inneren Medizin. Das Grundbuch chinesischen Heilwissens. Freiburg 1993.

ders.: Auf dem PC Chinesisch schreiben und drucken. Eine Einführung in die Eingabeverfahren der chinesischen Textverarbeitung. Mit einer Begleitdiskette, Stuttgart 1994.

Schnorrenberger, C.C. et al. (Übers.): Klassische Akupunktur Chinas. Li Kü-King (Ling-Shu Ching). Des Gelben Kaisers Lehrbuch zur inneren Medizin, 2. Teil, Stuttgart 1974 (der dieser Ausgabe zugrunde liegende chinesische Ausgangstext ist der in der modernen chinesischen Schriftsprache adaptierte Urtext des klassischen Originals in einer taiwanesischen Ausgabe und daher hinsichtlich der Authentizität des Urtextes eher fraglich).

Shaanxi Zhongcaoyao (陝西中草藥, Handbuch chinesischer Heilkräuter aus der Provinz Shaanxi), Peking 1971.

Shennong Bencao Jing (神農本草經, Klassiker des Shennong zur chinesischen Drogenkunde), Nachdruck einer Qing-zeitlichen Ausgabe, Peking 1991 (1982).

Shuowen Jiezi (説文解字, etymologisches Schriftzeichenlexikon von Xu Shen aus der Zeit um 100 n. Chr.), taiwanesische Ausgabe, Taibei 1987.

Stux, G. et al.: Akupunktur. Lehrbuch und Atlas. Berlin-Heidelberg 1987.

Unschuld, P. U.: Medizin in China. Eine Ideengeschichte, München 1980.

Veith, I.: The Yellow Emperor's Classic of Internal Medicine. Translated with an introductory study, Berkeley 1966 (1949).

Wang, Sh. M./Xie, R./Seidel-Garcia, R.: Analyse des Shanghan Lun, in: Naturheilpraxis 7/91, München 1991, S. 734–739.

Wieger, L.: Chinese Characters. Their Origin, Etymology, Classification And Signification. New York 1965 (Catholic Mission Press, o. O., 1927, 1915).

Wilder, G. D./Ingram, J. M: Analysis of Chinese Characters, New York 1974 (Peking 1934, 1922).

Wiseman, N./Boss, K.: Glossary of Chinese Medical Terms And Acupuncture Points, Brookline 1990.

Yang Li (楊力): Zhouyi yu Zhongyixue (周易與中醫學, Das Zhouyi [= Yijing, Buch der Wandlungen und die Traditionelle Chinesische Medizin]), Peking 1989.

Yijing Jinghua (易經精華, Auslese aus dem Buch der Wandlungen, editorisch überarbeitete Fassung des Yijing [Buches der Wandlungen] aus der Qing-Zeit), Nachdruck Peking 1991.

Zhang Daqian (張大千) et al: Zhongguo Zhenjiu Da Cidian (中國針灸大詞典, Großlexikon zur chinesischen Akupunktur und Moxibustion), Peking 1988.

Zhenben Yishu Jicheng (珍本醫書集成, Sammlung seltener Schriften zur Traditionellen Chinesischen Medizin u. a. aus der Ming- und Qing-Zeit), 14 Bände, Nachdruck Shanghai 1985.

Zheng, Chantal: Mythes et Croyances du monde chinois primitif (Mythen und Glaubensvorstellungen in der chinesischen Urgesellschaft), Paris 1989 (dt.: Mythen des alten China, München 1990).

Zhongyao Da Cidian (中藥大詞典, Großes Lexikon chinesischer Heilpflanzen, Shanghai 1992 (1986).

Zhongyiyao Cidian (中醫藥詞典, Dictionary of Traditional Chinese Medicine), Hongkong 1991 (1984), 4. Auflage.

Bildanhang

Bild 1   Lungenmeridian Hand Taiyin
Bild 2   Dickdarmmeridian Hand Yangming
Bild 3   Magenmeridian Fuß Yangming
Bild 4   Magenmeridian Fuß Yangming
Bild 5   Milzmeridian Fuß Taiyin
Bild 6   Milzmeridian Fuß Taiyin
Bild 7   Herzmeridian Hand Shaoyin
Bild 8   Dünndarmmeridian Hand Taiyang
Bild 9   Dünndarmmeridian Hand Taiyang
Bild 10 Harnblasenmeridian Fuß Taiyang
Bild 11 Harnblasenmeridian Fuß Taiyang
Bild 12 Nierenmeridian Fuß Shaoyin
Bild 13 Nierenmeridian Fuß Shaoyin
Bild 14 Herzbeutelmeridian Hand Jueyin
Bild 15 Dreifacher-Erwärmer-Meridian Hand Shaoyang
Bild 16 Dreifacher-Erwärmer-Meridian Hand Shaoyang
Bild 17 Gallenblasenmeridian Fuß Shaoyang
Bild 18 Gallenblasenmeridian Fuß Shaoyang
Bild 19 Lebermeridian Fuß Jueyin
Bild 20 Ren-Meridian
Bild 21 Du-Meridian
Bild 22 Du-Meridian
Bild 23 Hua Tuos Punktstellen im Bereich der Spinalnerven

Quellenverzeichnis Bild 1 bis Bild 23:
nach: Klaus Richter und Horst Becke: Akupunktur, Tradition, Theorie. Verlag Gesundheit GmbH, Berlin 1990.

Bild 1   Lungenmeridian Hand Taiyin (Lu) mit insgesamt 11 Punktstellen

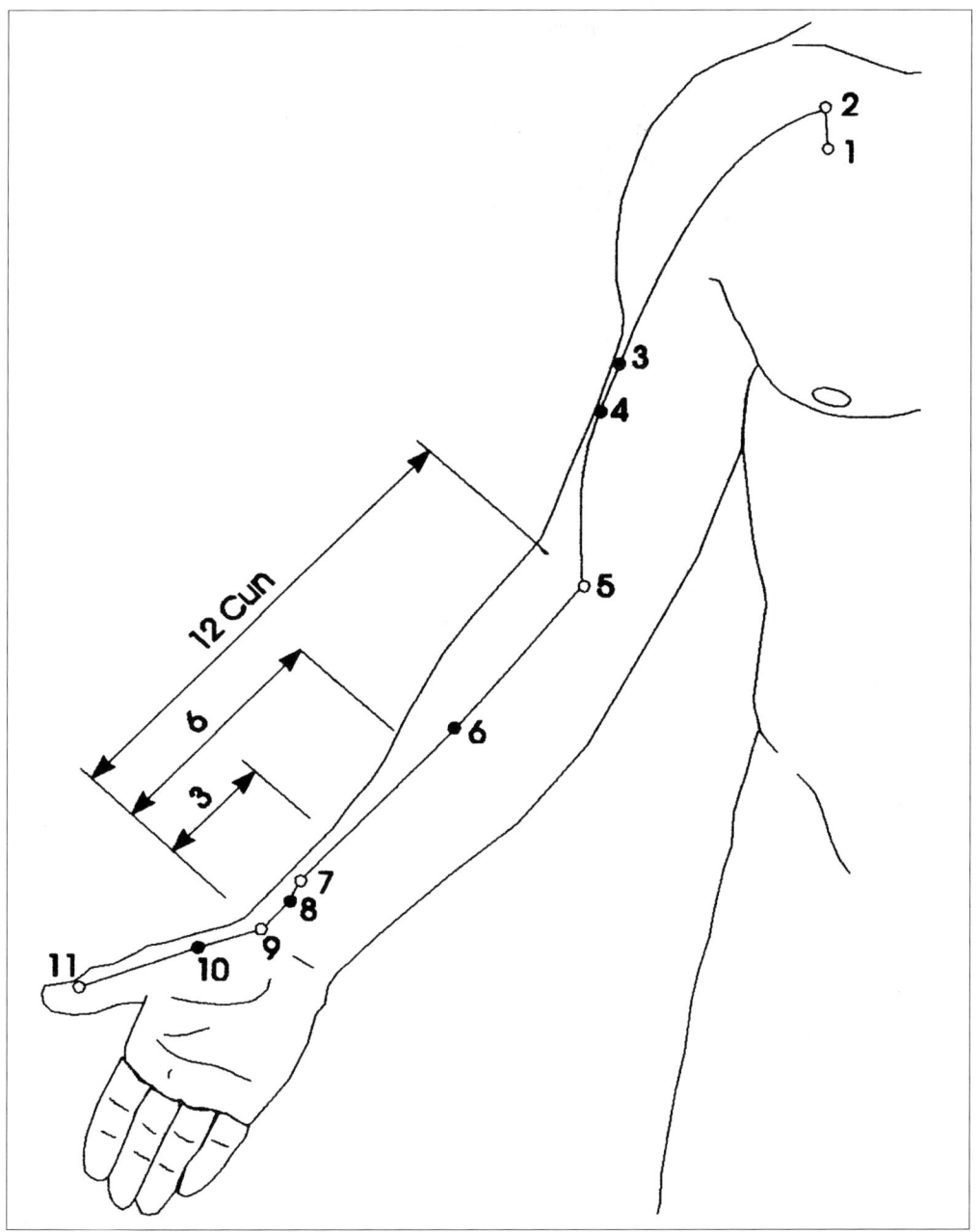

Bild 2   *Dickdarmmeridian Hand Yangming (Di) mit insgesamt 20 Punktstellen*

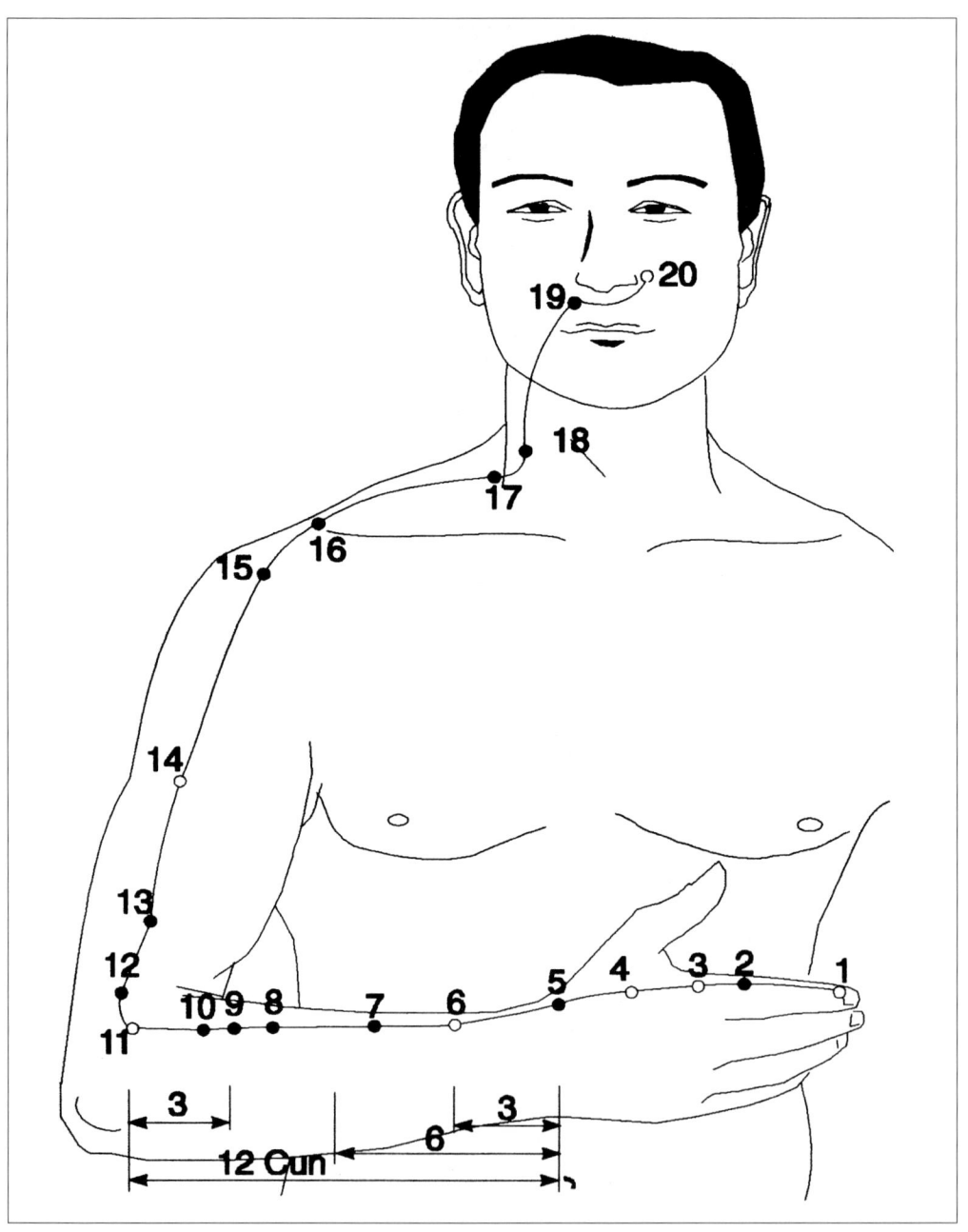

Bild 3   Magenmeridian Fuß Yangming (Ma) mit insgesamt 45 Punktstellen

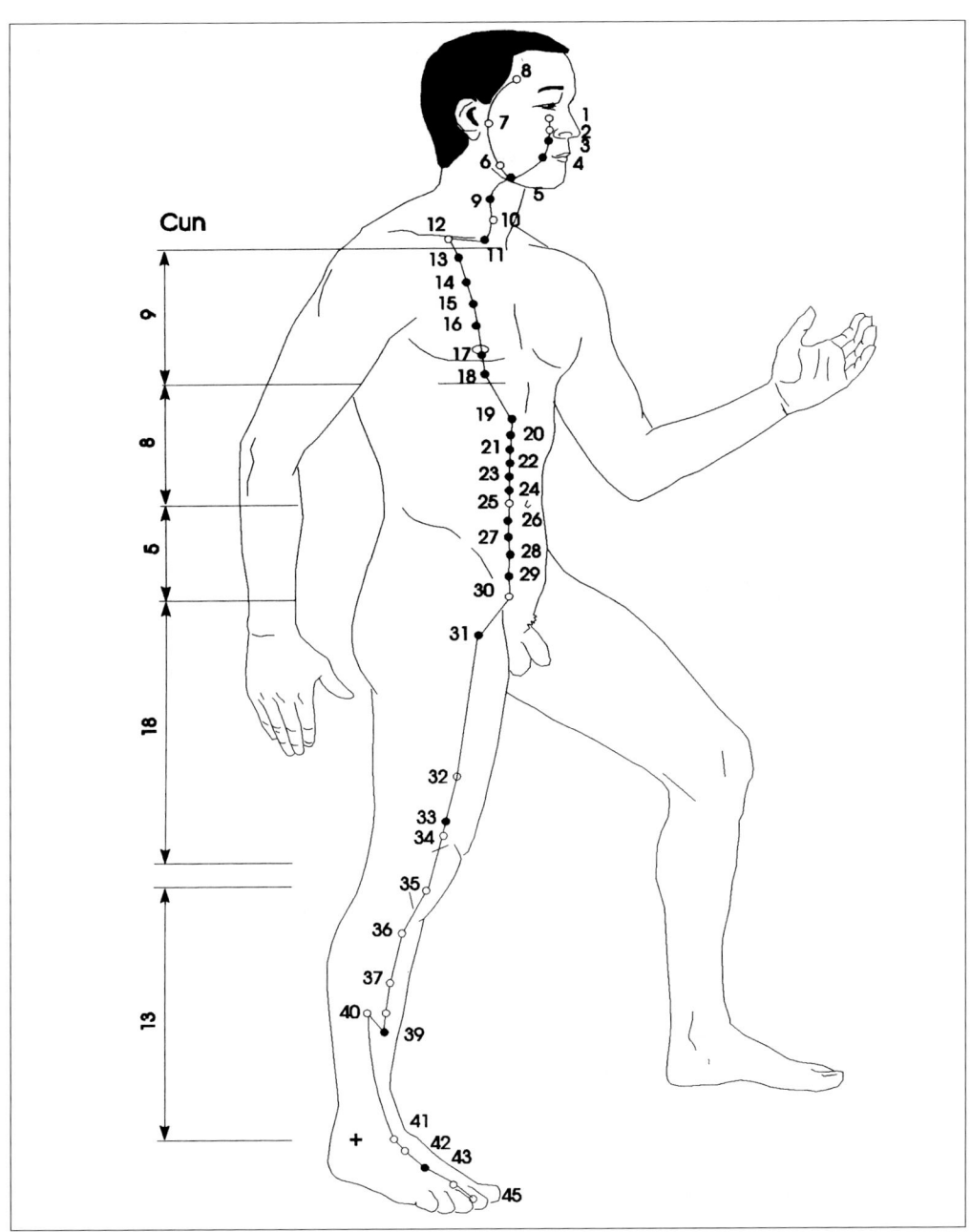

Bild 4   *Magenmeridian Fuß Yangming (Ma): Lage der Punktstellen 1–10 in Kopf-und Halsbereich*

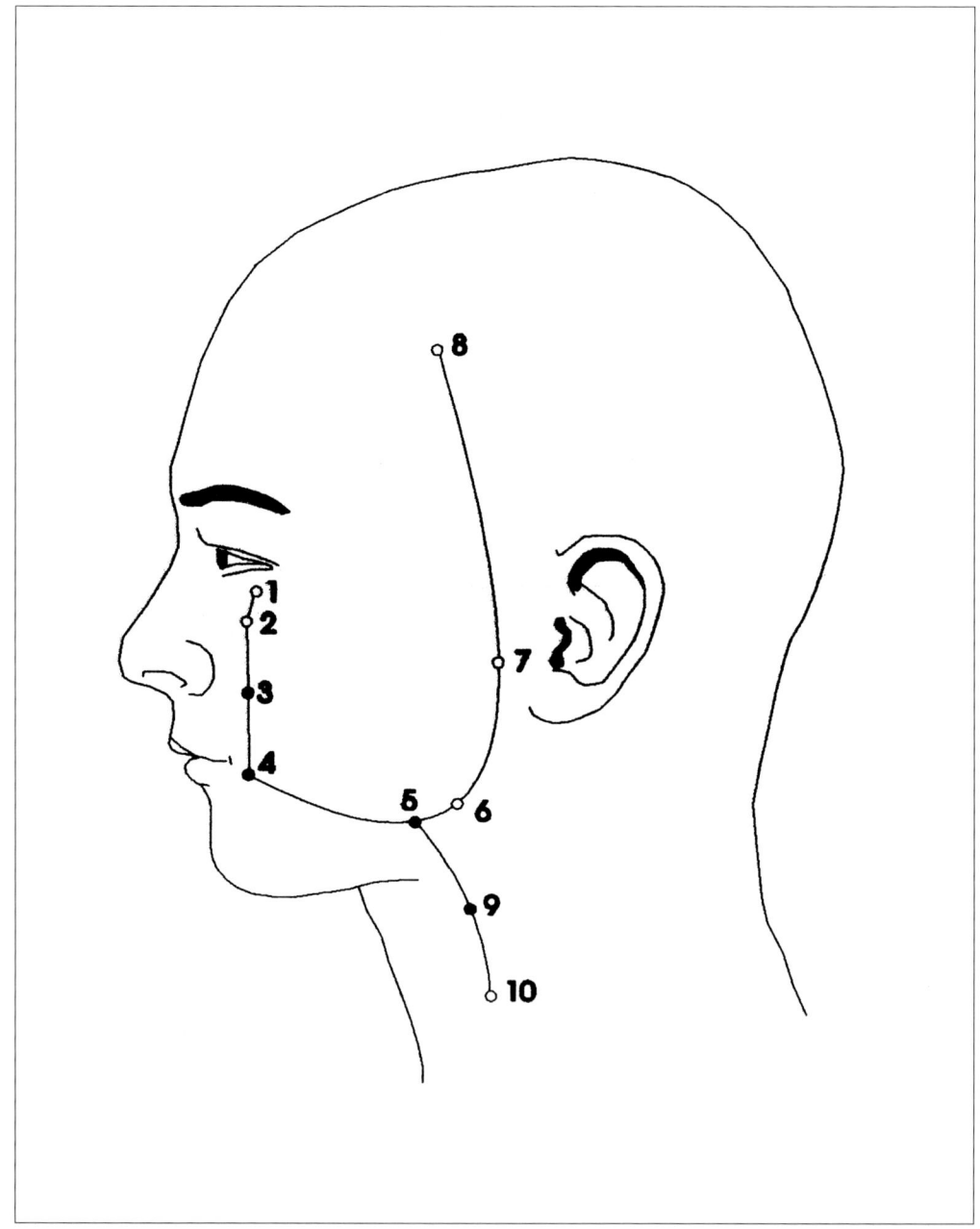

Bild 5   Milzmeridian Fuß Taiyin (Mi) mit Lage der insgesamt 22 Punktstellen

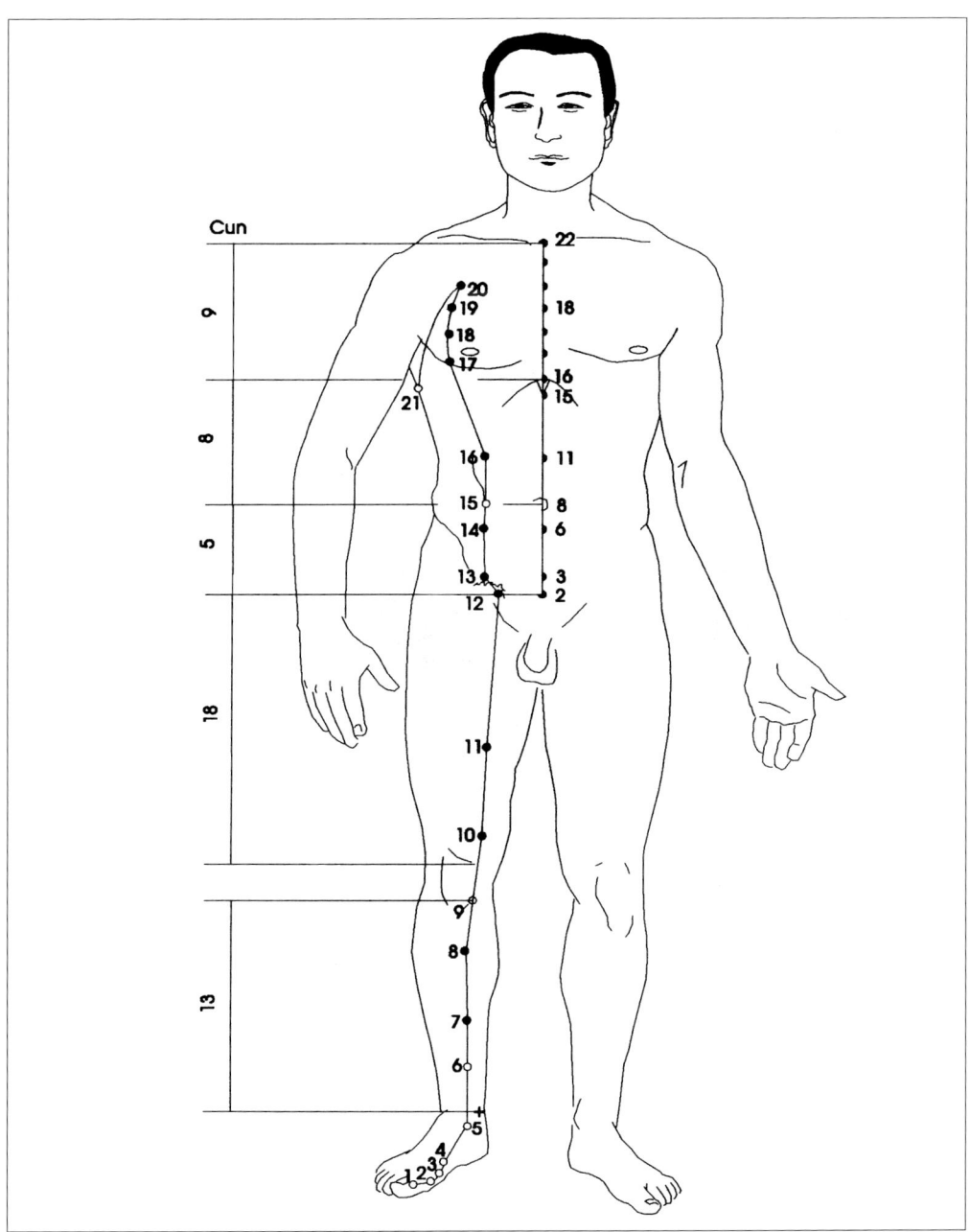

Bild 6   Milzmeridian Fuß Taiyin (Mi) mit Lage der Punktstellen 1–10 im Fuß- und Beinbereich

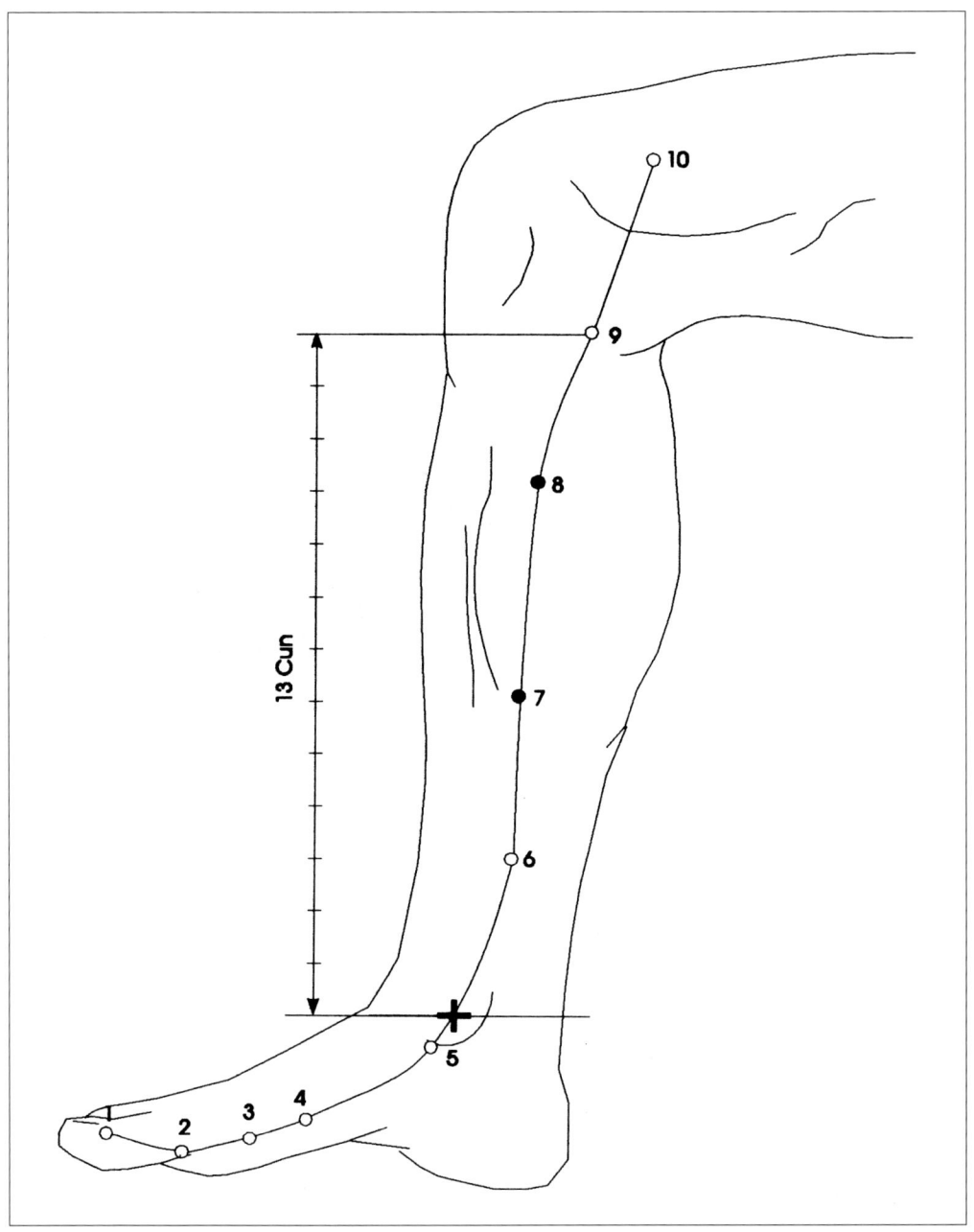

Bild 7   Herzmeridian Hand Shaoyin (He) mit insgesamt 9 Punktstellen

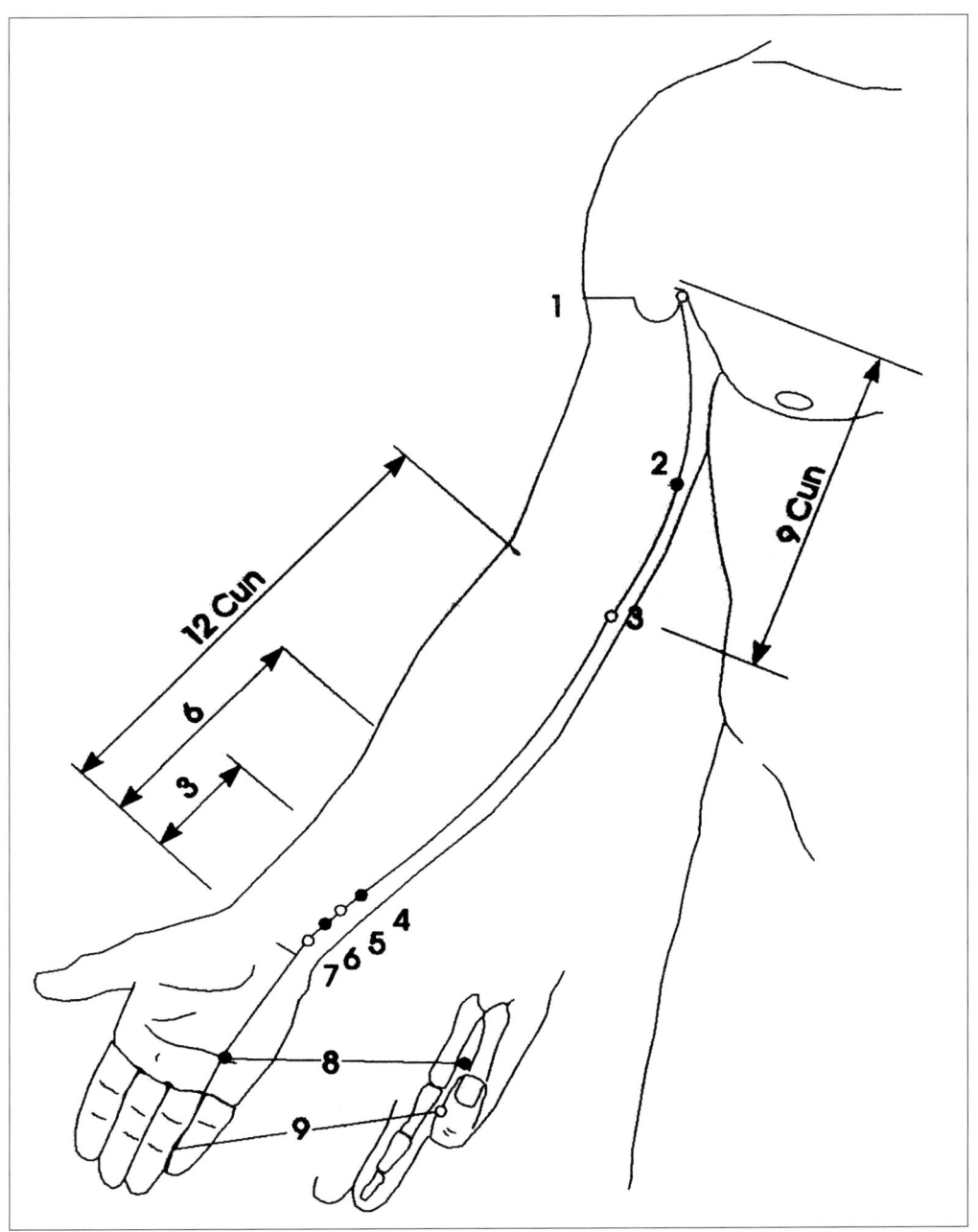

Bild 8   Dünndarmmeridian Hand Taiyang (Dü) mit insgesamt 19 Punktstellen

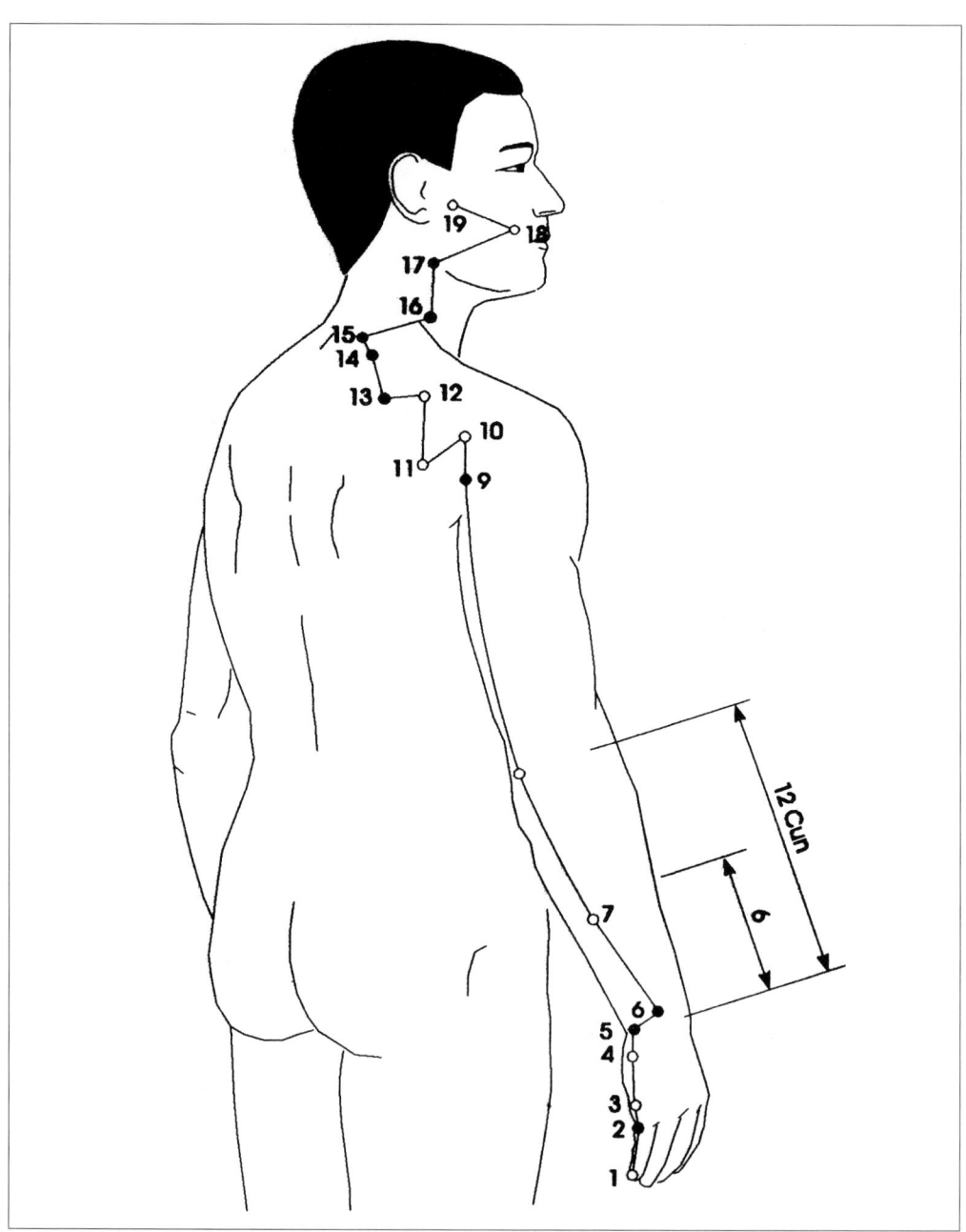

Bild 9   *Dünndarmmeridian Hand Taiyang (Dü) mit Lage der Punktstellen 16–19 in Kopf- und Halsbereich*

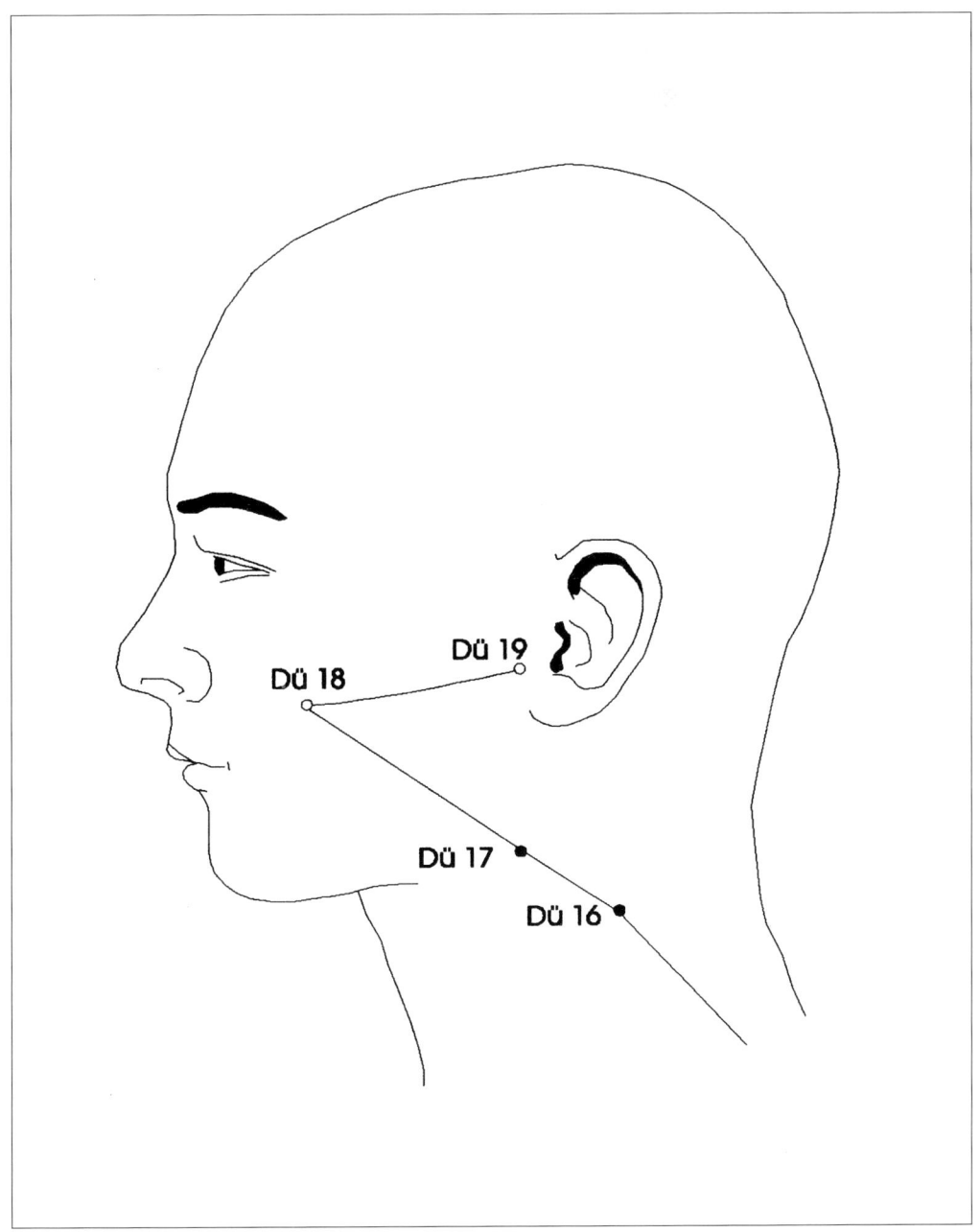

Bild 10   Harnblasenmeridian Fuß Taiyang (Ha) mit insgesamt 67 Punktstellen

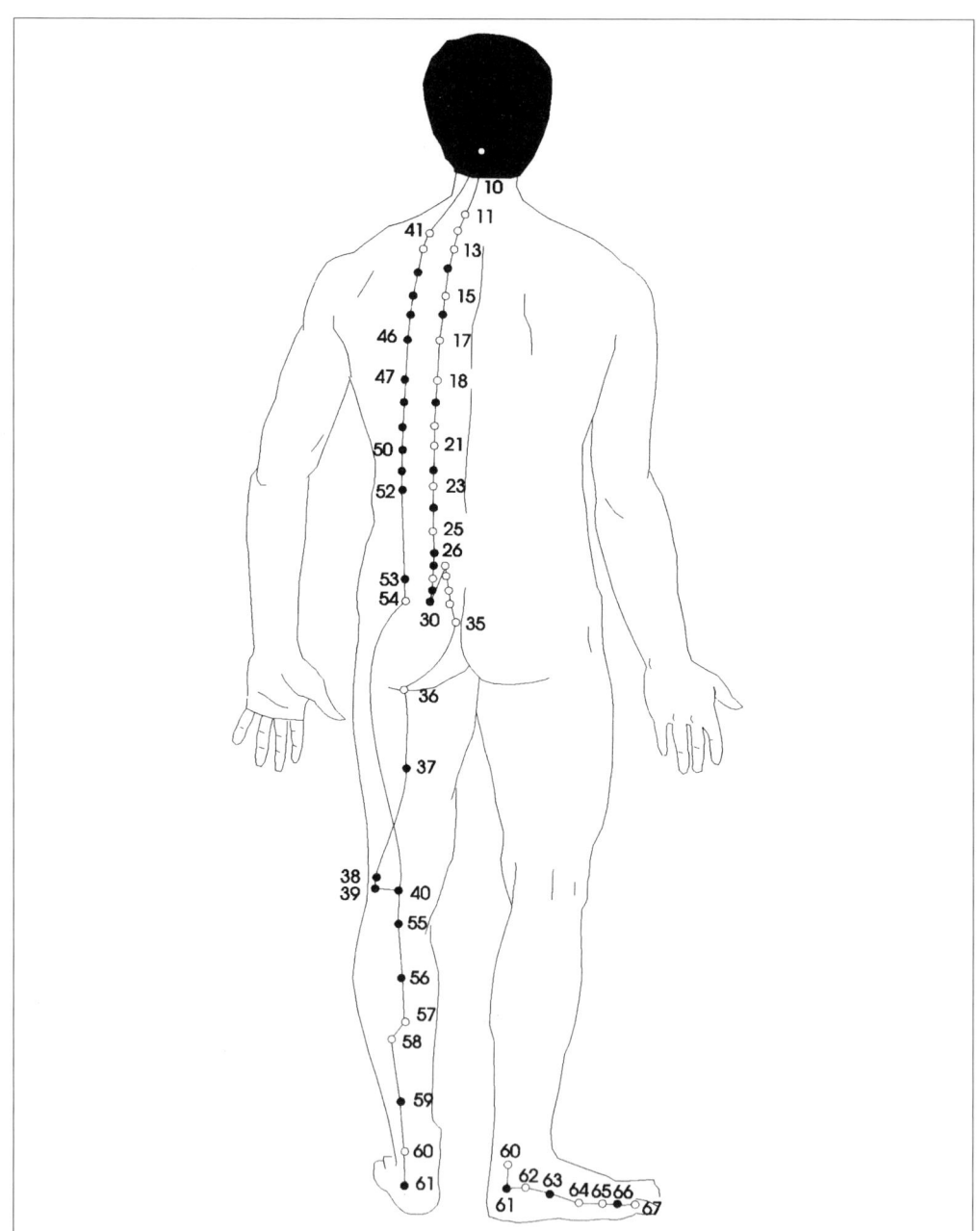

Bild 11   Harnblasenmeridian Fuß Taiyang (Ha) mit Lage der Punktstellen 1–10 in Kopf- und seitlichem Hinterkopfbereich

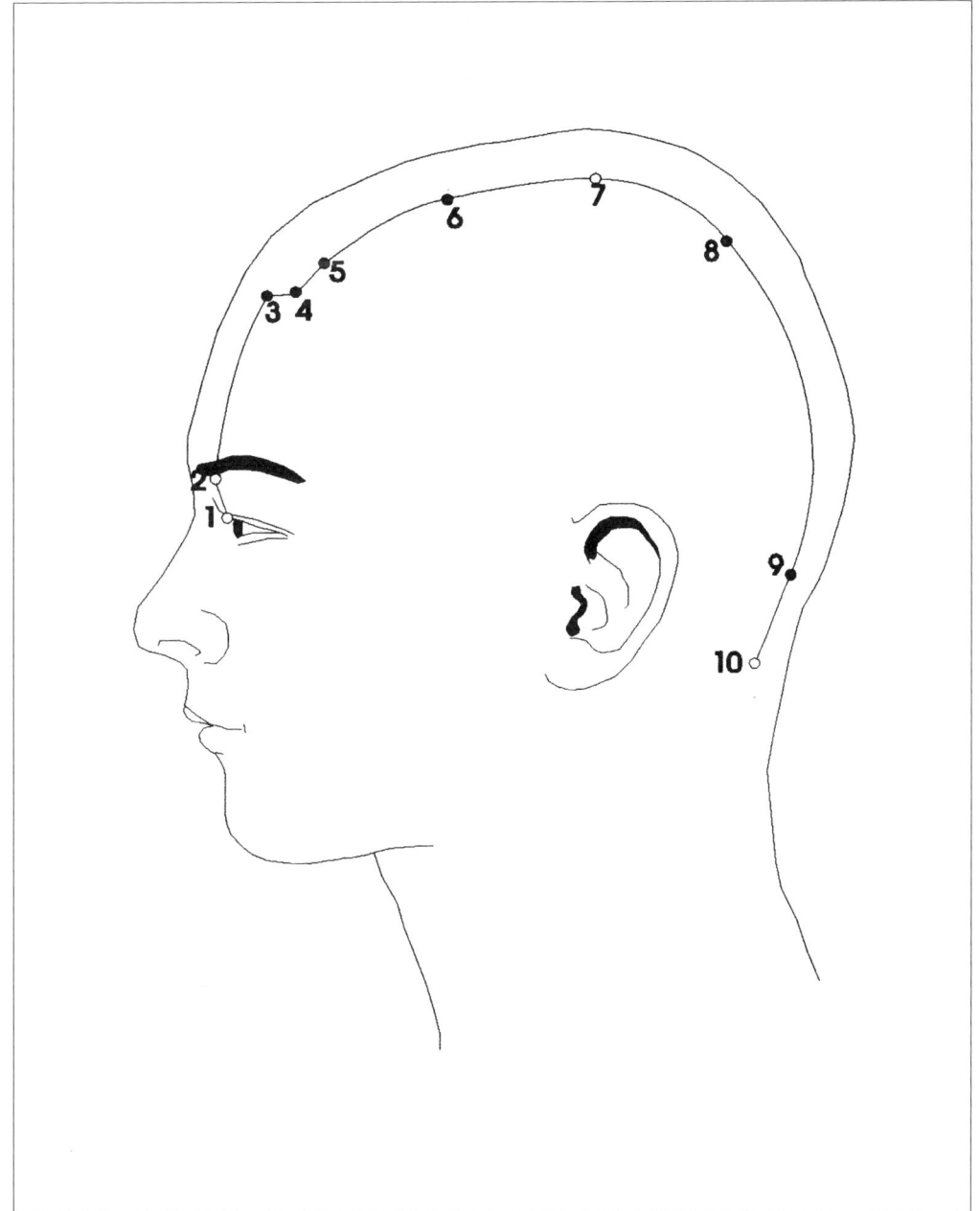

Bild 12   Nierenmeridian Fuß Shaoyin (Ni) mit insgesamt 27 Punktstellen

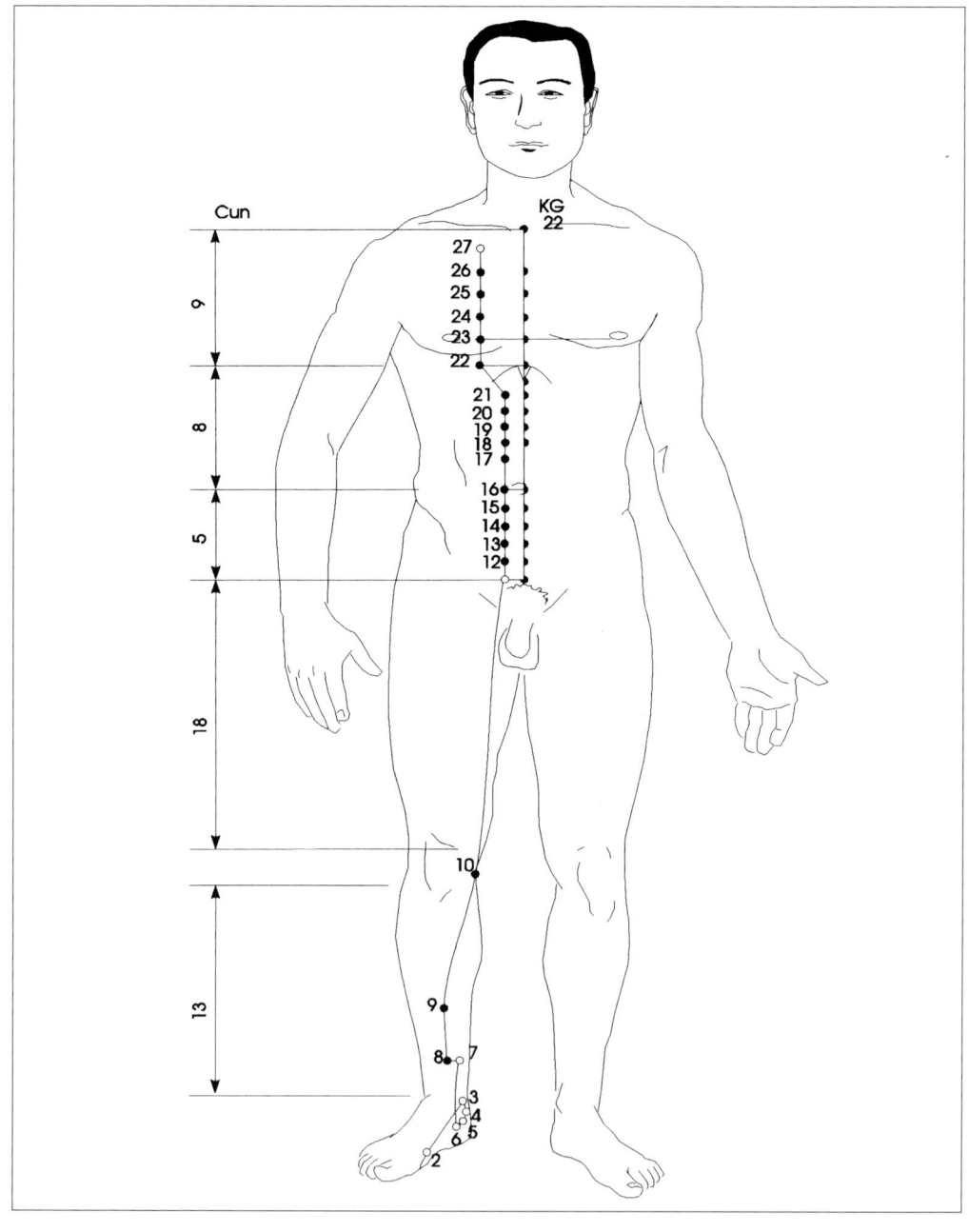

Bild 13   *Nierenmeridian Fuß Shaoyin (Ni) mit Lage der Punktstellen 2–10 in Fuß- und Beinbereich (Punktstelle 1 liegt in der Fußsohlenmitte, in der Zeichnung wegen aufgesetztem Fuß nicht sichtbar)*

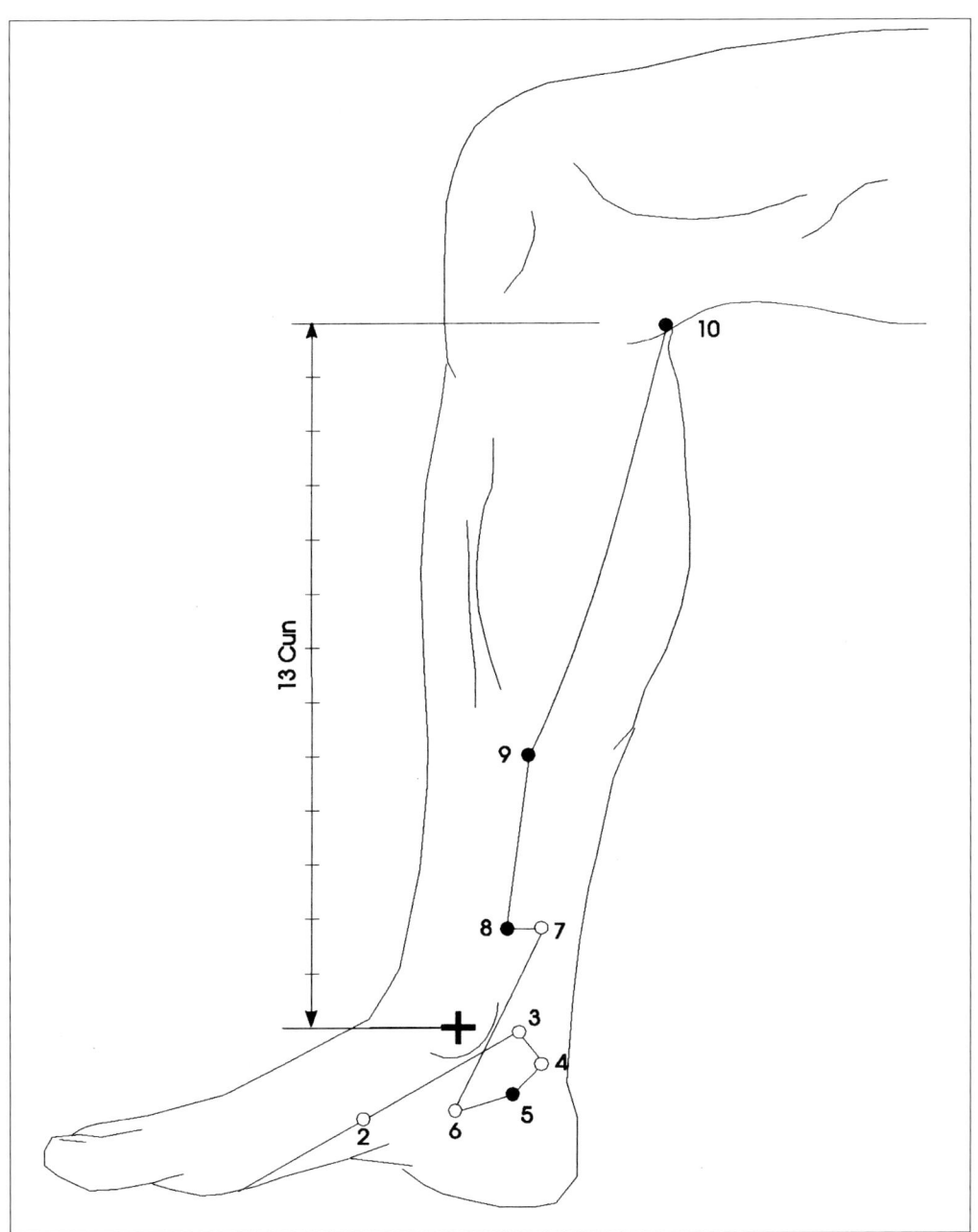

Bild 14   Herzbeutelmeridian Hand Jueyin (P) mit insgesamt 9 Punktstellen

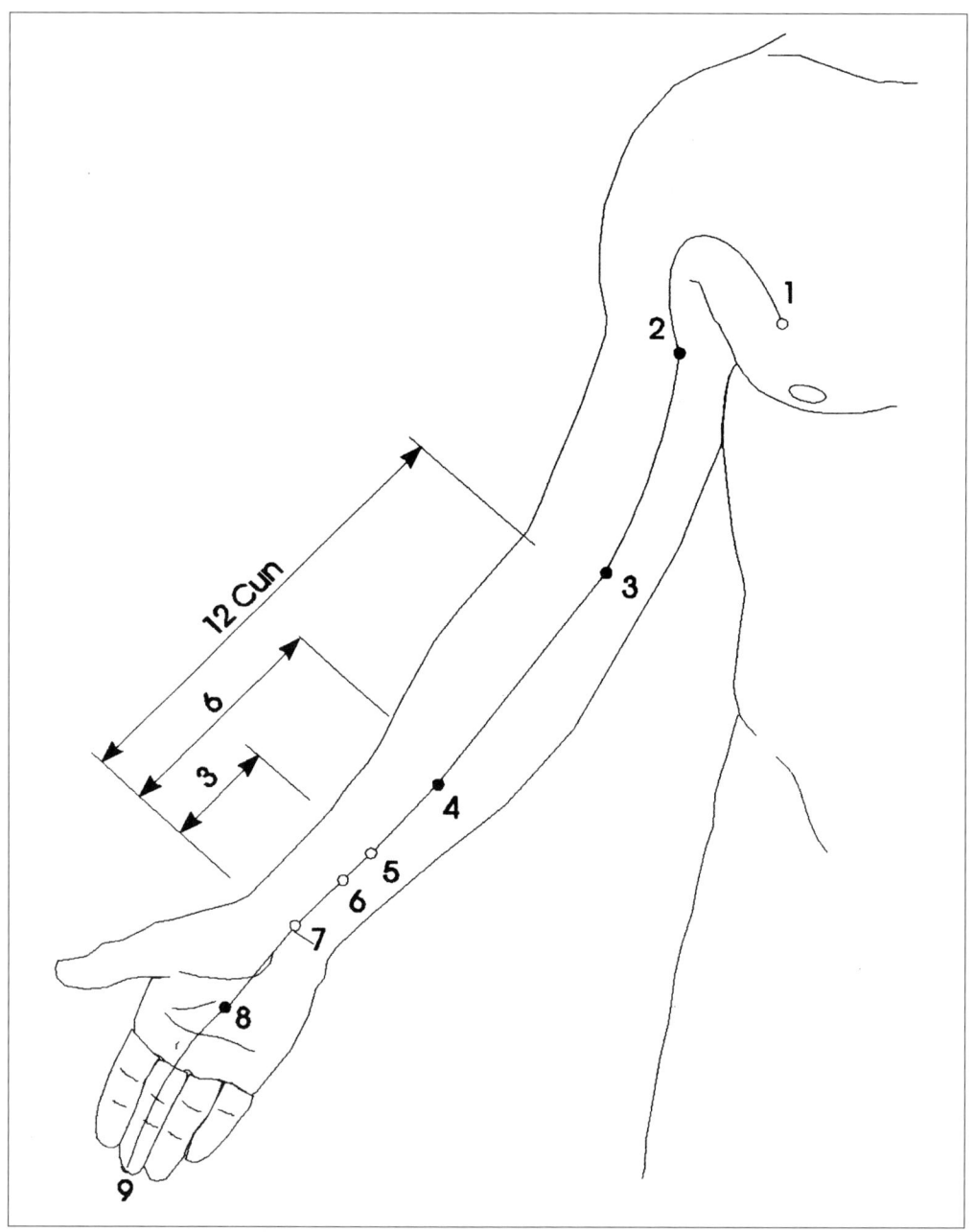

Bild 15   *Dreifacher-Erwärmer-Meridian Hand Shaoyang (DE) mit insgesamt 23 Punkt-stellen*

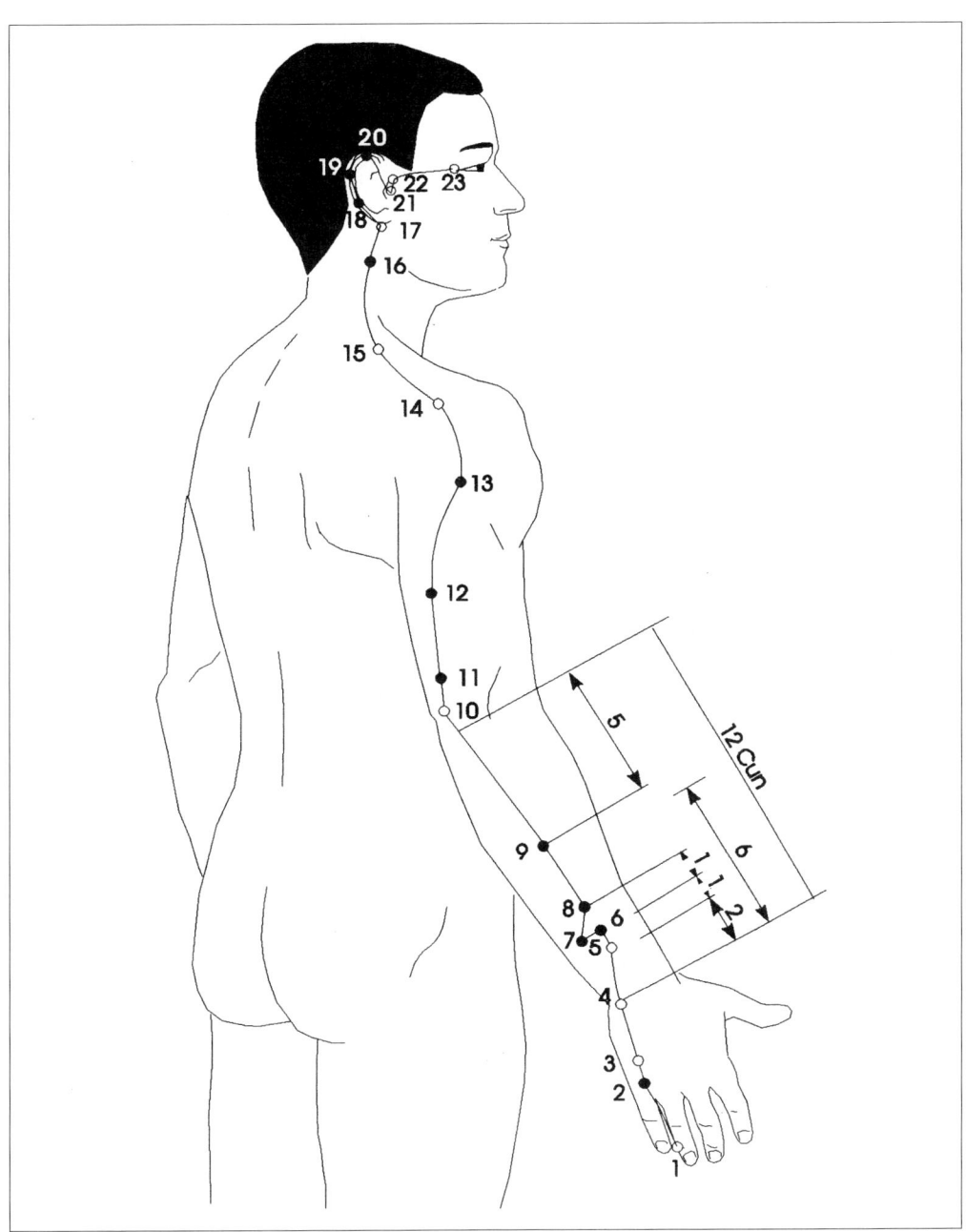

Bild 16 *Dreifacher-Erwärmer-Meridian Hand Shaoyang (DE) mit Lage der Punkt-stellen 16–23 in seitlichem Kopf-, Ohr- und Halsbereich*

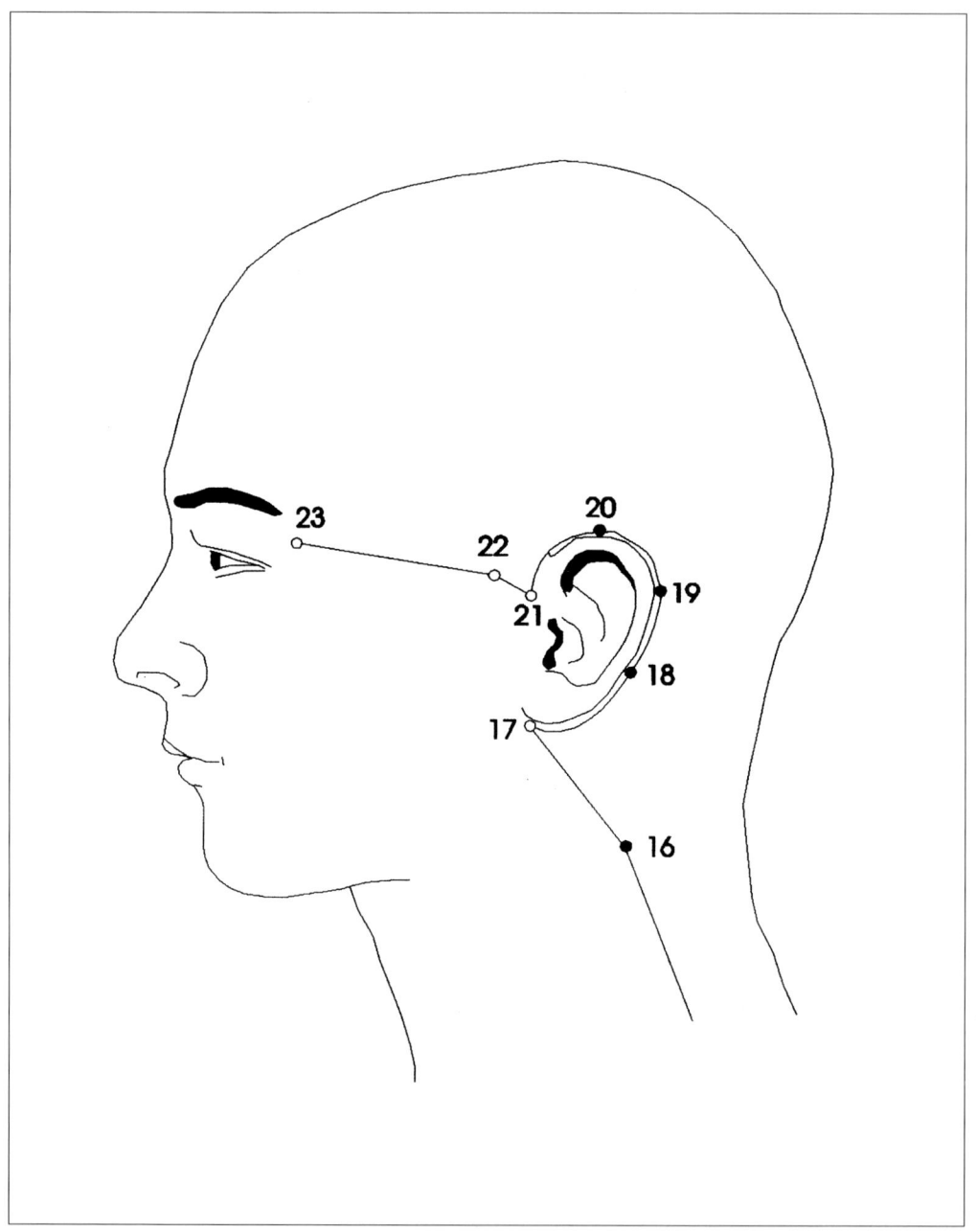

Bild 17   Gallenblasenmeridian Fuß Shaoyang (Ga) mit insgesamt 44 Punktstellen

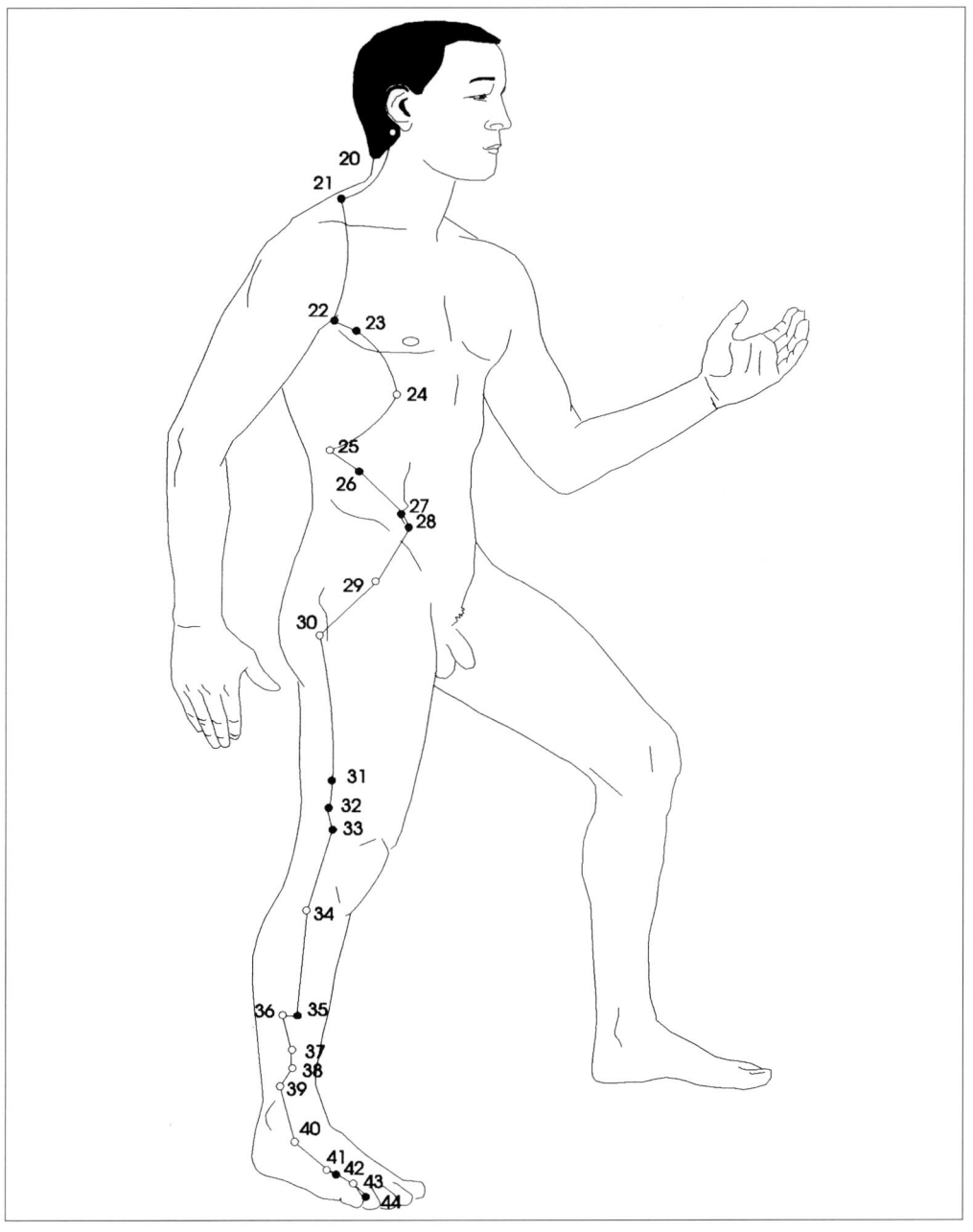

Bild 18 Gallenblasenmeridian Fuß Shaoyang (Ga) mit Lage der Punktstellen 1–21 in Kopf- und Halsbereich

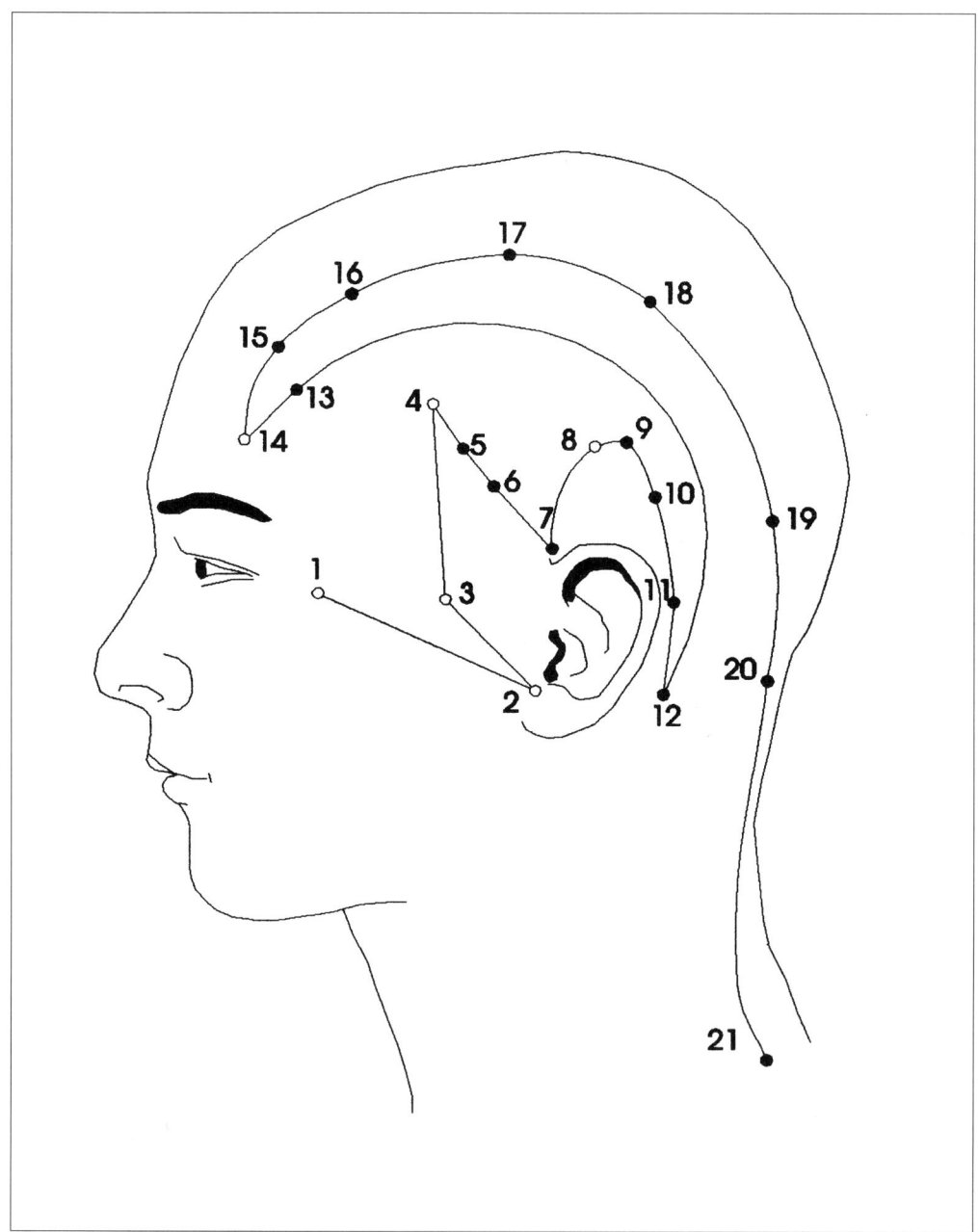

Bild 19   Lebermeridian Fuß Jueyin (Le) mit insgesamt 14 Punktstellen

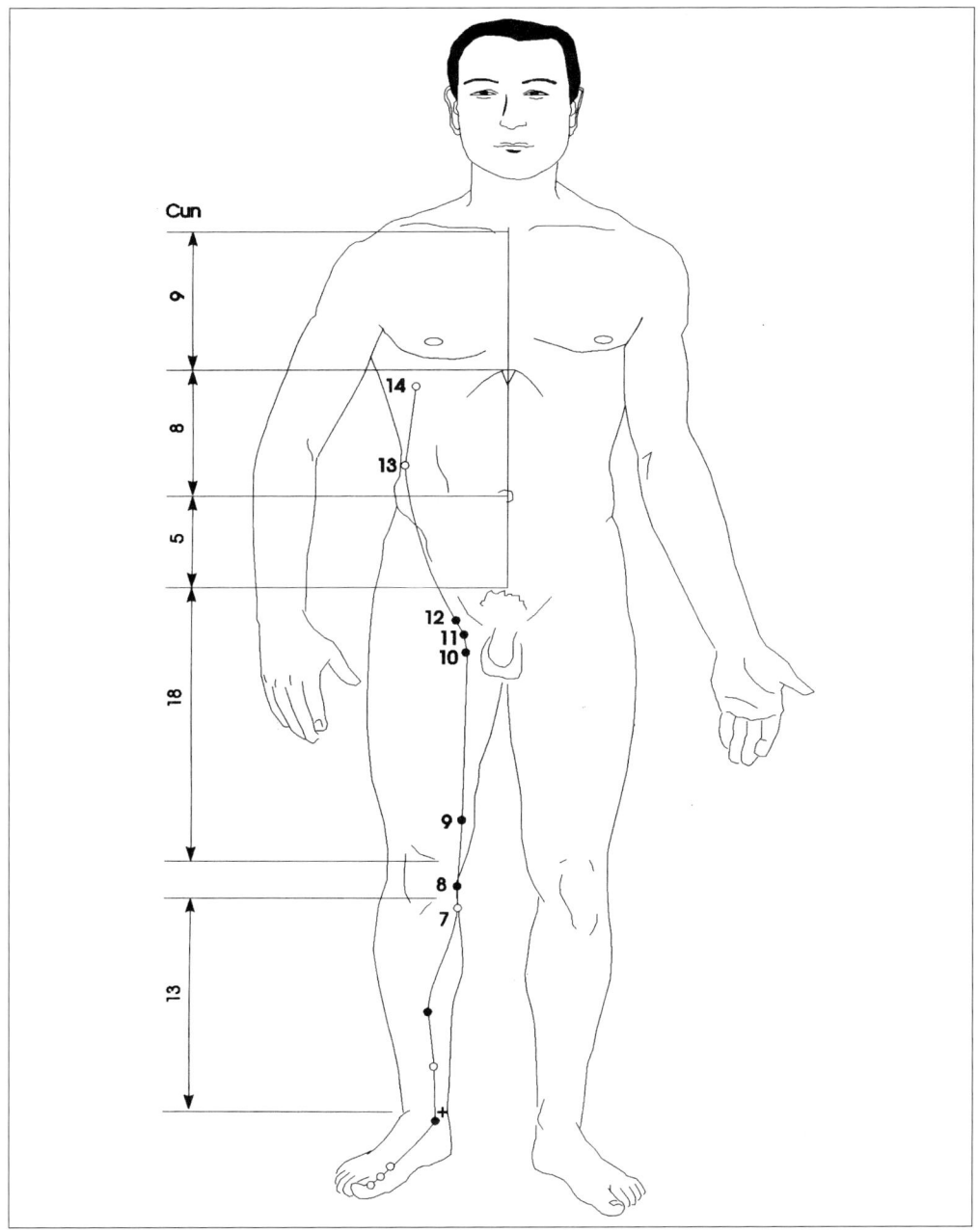

Bild 20   Ren-Meridian (Ren) mit insgesamt 24 Punktstellen

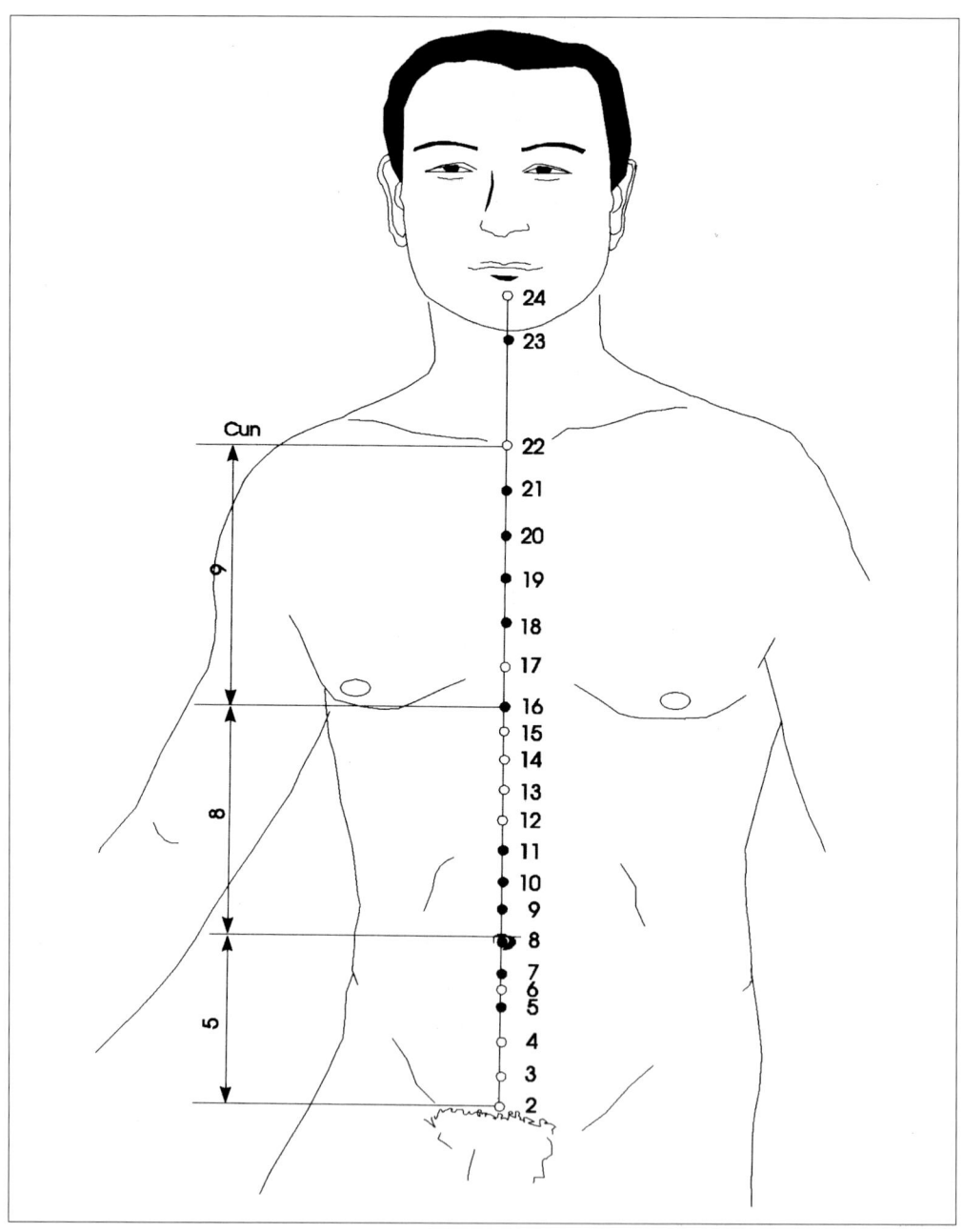

Bild 21   *Du-Meridian mit insgesamt 28 Punktstellen, hier Lage der Punktstellen 1–21*

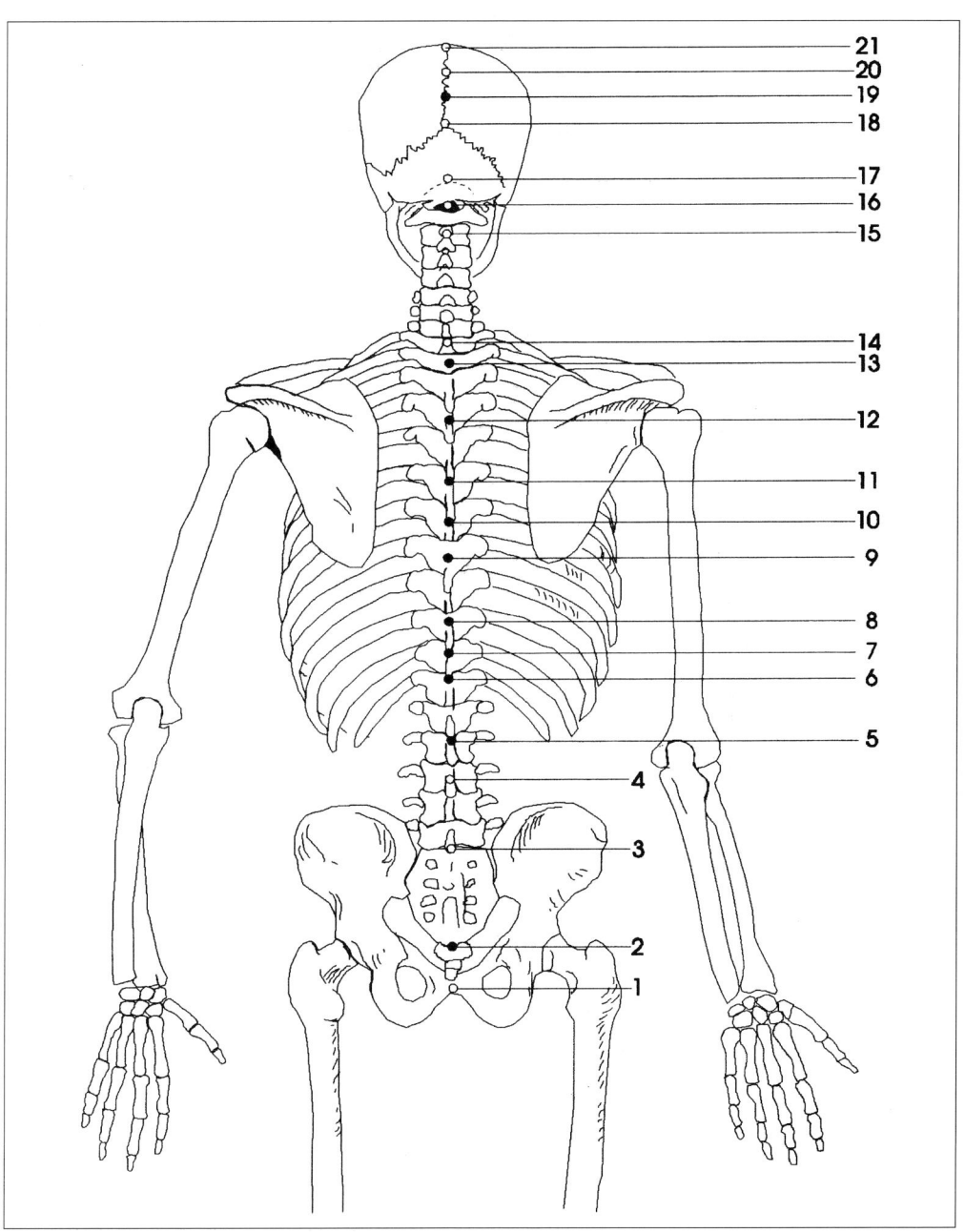

Bild 22   Du-Meridian (Du), hier die Lage der Punktstellen 15–28

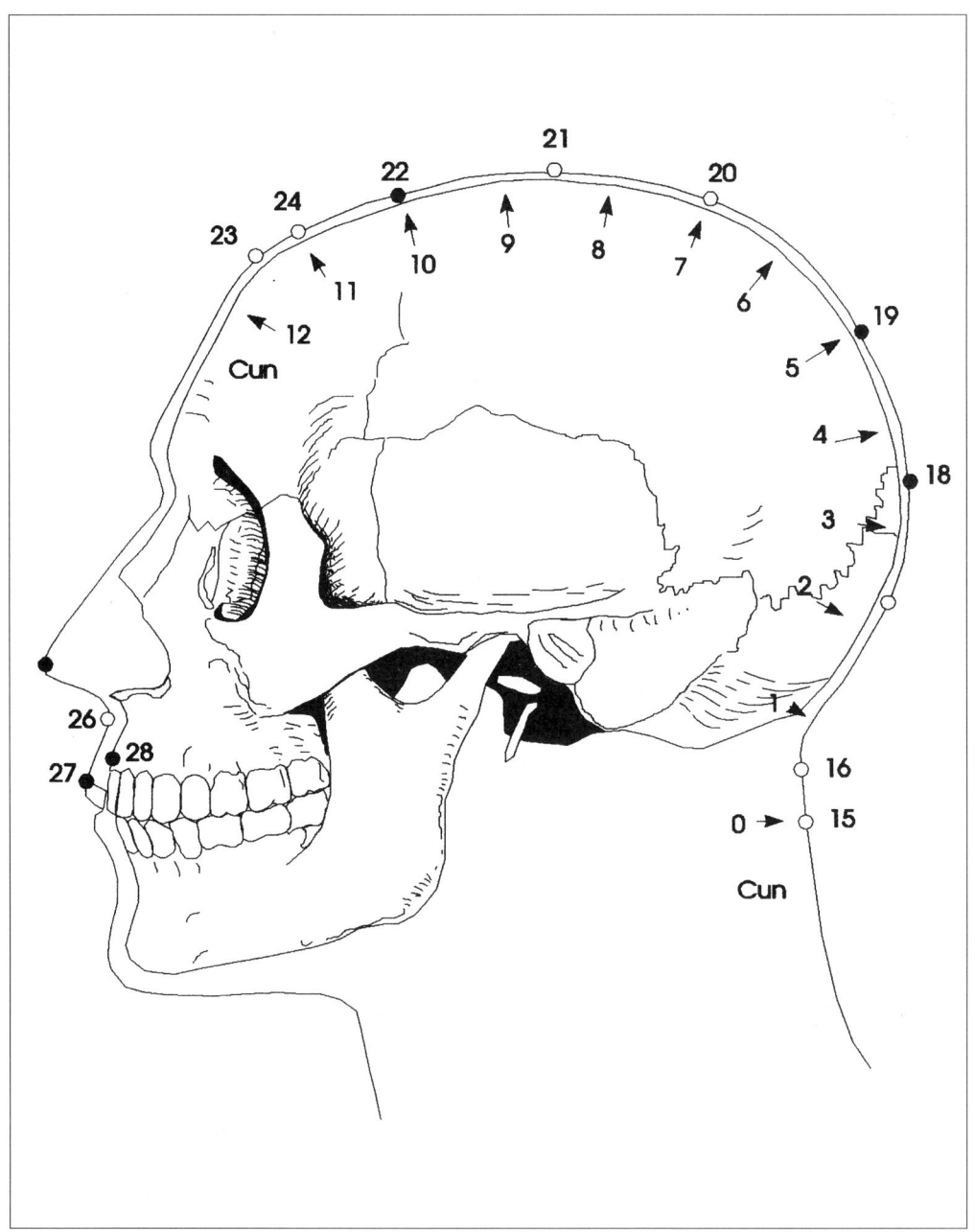

Bild 23   *Hua Tuos Punktstellen (HT) im Bereich der Spinalnerven, insgesamt 34 Punkt-*
stellen im Halswirbel-, Brust-, Lendenwirbel- und Kreuzbeinbereich

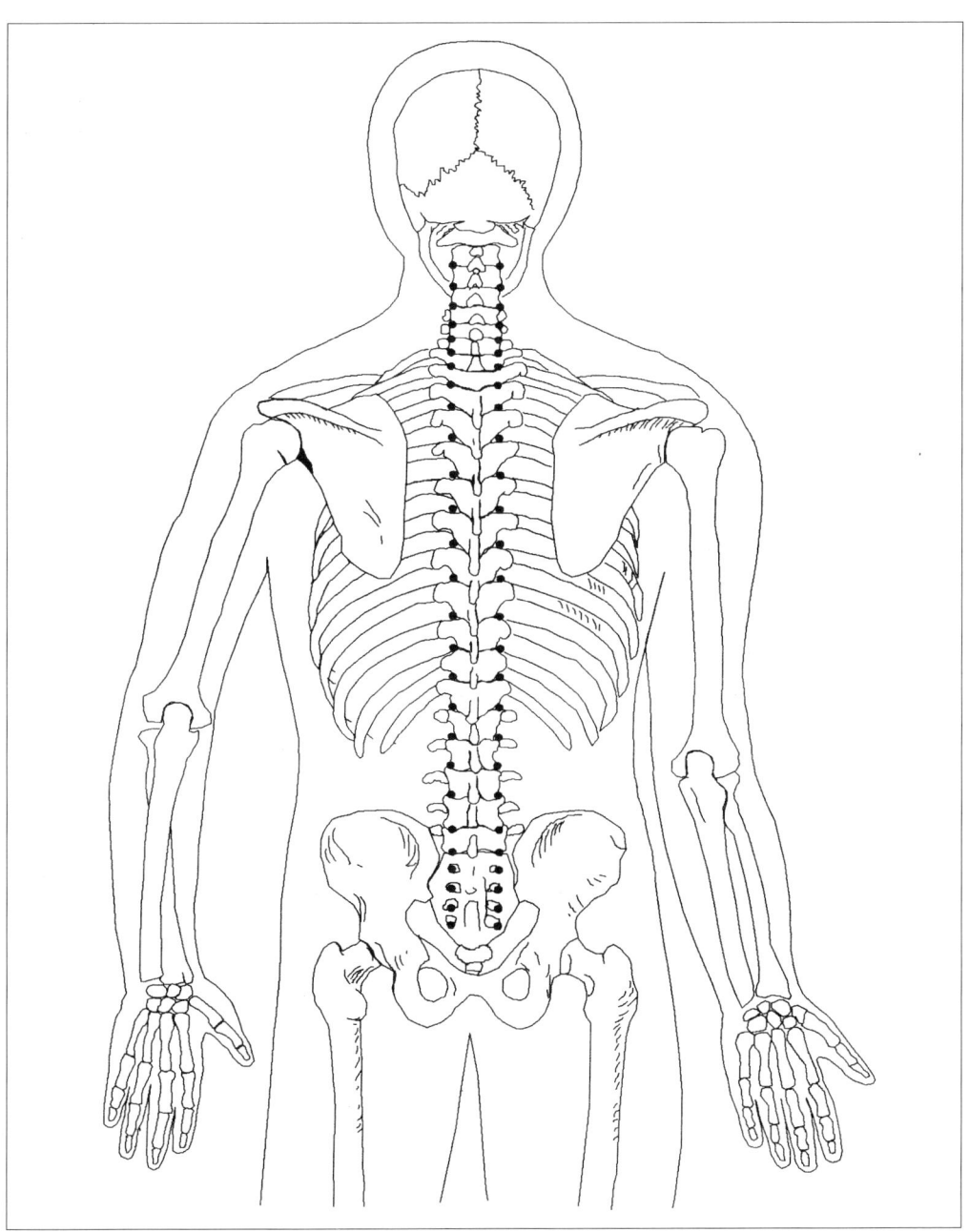